Kobe Classification for Diabetic Foot Ulcers in Asian Diabetes
——100 Patients of Data——

糖尿病性足潰瘍の100例

あなたの患者さんはどのType？

神戸大学形成外科 **寺師 浩人** 著
Hiroto Terashi, M.D.

克誠堂出版

序　文

　私は，研修医の頃から「創傷治癒」という分野に興味を抱き，臨床も研究もそれを生業としてきました。医師生活30年のうち前半15年を癌患者と，後半15年を下肢潰瘍患者と対峙する運命を辿りました。若い頃には，糖尿病があり足に創傷を有する患者さんに1年に1人出会うかどうかという状況でしたが，今では毎週どこに行っても遭遇する世情に移ってきています。かつては，既存の治療に抵抗する病態に出会い，容易に下肢大切断へと移行していくのを目の当たりにしても，「創傷治癒」専門としながら糖尿病のせい？　血流不足のせい？　感染のせい？　であって，私の力量不足のせいではない，と思い込んでいました。それは全く身勝手な考えで，あまりにも病態を把握していなかったことに気づいた時には戦慄が走り，動揺しました。そして2002年頃，米国足病医との出会いは，「創傷治癒学」専門の私を根本から塗り替え，既存の医学・医療では太刀打ちできないことを思い知らされました。戦慄が自己啓発を呼び，創造を産んでいくことになります。欧米とは異なった，アジア人固有の糖尿病足の病態把握へと関心は進みました。その後，糖尿病性足潰瘍の治療は，血流改善を目的とするのではなく，創傷治癒のみを目指すのでもないことに気づきます。いま，治療の目的は患者さんの「歩行を守る」ことであるとはっきり言えます。血流改善や創傷治癒は，あくまでもそのための手段に過ぎない，との結論に至りました。

　本書では，100人の糖尿病性足潰瘍の治療歴を述べ，すべて一旦は創傷を治癒せしめているわけですが，それは決して100例のbest wayではなく，こうして治すというバイブルでもありません。癌患者とはまた異なった喪失感を経験するかもしれない，生身の人間に触れる医療記録です。この本を手にした医療人が，この100例とは全く別の足潰瘍を有す糖尿病患者に対峙した時にも，その道標が，この本のどこかにきっと潜んでいるはずだと思っています。

　糖尿病性足潰瘍の診断学と治療学，そして摩訶不思議な歩行メカニズムの解明は，今後大いに発展していくに違いありませんが，これまでわたしたちが日本で習練してきた医学の域では解決していく方途が見つかりません。例えば，潰瘍発生予防のための腱延長術・腱切り術・腱移行術や骨格を変える手術である prophylactic surgery は，その適応患者数が潰瘍を有す患者数よりもはるかに多い。神戸分類は，この全く未知の世界への導入ツールです。これからの若い医療人が足病医学という未知の分野に入っていき，闇の世界を開拓し，多くのアジア人の脚を救う。本書がそのための指南書となれば，望外の喜びです。

　2015年　晩秋

神戸大学医学部形成外科　寺師 浩人

謝　辞

　本書は，糖尿病を患い何らかの原因で下肢に潰瘍が生じた100人の患者さんの治療記録ではありますが，私自身の手のみによって治癒へと導いた方は一人もありません。これほどまでに多くの医療者にお世話になった経験が，私にはありません。関与してくださった，あまりにも多くの方々に感謝申し上げます。
　私の座右の銘は"一期一会"です。お付き合いいただいた数えきれない"一期一会"に心より感謝申し上げます。

　2001年に住み慣れた九州を離れ神戸へ移転してすぐに新須磨病院外科の北野育郎先生に声をかけられました。同病院で「創傷治療センター」を立ち上げるので神戸大学形成外科の誰かに手伝って欲しい，とのご依頼でした。神戸に来て未だ多くの仕事を手がけていなかった私には渡りに舟で，自身が行くことになったのが，そもそもの始まりです。北野先生は，その直前に米国で足病医が働く「創傷治療センター」を見学してきたばかりでした。そこから北野先生と私は糖尿病性足潰瘍，重症下肢虚血，静脈うっ滞性潰瘍などの下肢慢性創傷を怒濤のように診ていくことになります。この「一期一会」がなければ，全てが始まっていません。その後，神戸大学形成外科に勤務していた辻依子先生がたいへんな興味を持って我々に付いてきてくれます。もし彼女のフォローがなく二人だけだったなら，断念していたに相違ありません。彼女はそのまま新須磨病院で働くことになります。お二人に心から感謝申し上げます。

　この動きを見守り応援してくださった神戸大学形成外科初代教授（現 神戸赤十字病院形成外科・創傷治療センター長）の田原真也先生に深くお礼申し上げます。そして，その後も次々に押し寄せる患者さんの波に応えてくれた神戸大学形成外科教室員各位に感謝申し上げます。その流れはまた，2003年本邦におけるフットケアに関わる研究会の先駆けとなった「神戸podiatryミーティング」結成に繋がります。多くの診療科，多くの職種からなる烏合の衆は，その後，全国の研究会の目指すところとなりました。この繋がりは，循環器系の病院，透析病院などあらゆる病院，クリニック，各施設との連携を生み出した結果，神戸を中心とした地域医療ネットワークへと発展していきます。ここに改めて，関わりを持つことになった医療関係者の方々と患者さんに感謝申し上げます。

　また話は米国に飛びますが，足病医の立場から，また友人として，下肢創傷や歩行メカニズムをご指導いただき，何よりも足病医学の世界へと導いてくださった米国足病医 李家中豪先生とDavid G. Armstrong先生に感謝申し上げます。お陰さまで，私

は形成外科という枠に捉われることなく創傷治療を俯瞰することができました．

　本書の構想を練り，克誠堂出版㈱の大澤王子さんにお話ししたのは，約3年前の福島での日本形成外科学会基礎学術集会の時でした．100例執筆の筆はなかなか進まず何度も挫折しかけましたが，そのつど母のように叱咤激励してくれた大澤女史に，深甚なる感謝の意を伝えたいと思います．

　最後になりましたが，初期の頃から我々の下肢創傷治療を見守り，また日本と米国の架け橋ともなってひたすら応援して下さった㈱ミレニア創設者の故 垂井博紀氏に，最初の1冊を捧げたいと思います．

目　次

序　文……iii
謝　辞……iv

第1章　救え！アジアの人の糖尿病足 …… 2

1. アジアにおける糖尿病性足病変の背景 … 2
2. アジアと欧米の違い … 4
3. なぜ，「神戸分類」が必要なのか … 5

第2章　糖尿病性足潰瘍の病因 …… 6

1. 末梢神経障害 … 6
2. 末梢血行障害 … 8
3. 感染症 … 9

第3章　糖尿病性足潰瘍の病態：神戸分類TypeⅠ～Ⅳ …… 10

COLUMN … 12

第4章　症例集 …… 13

用語の解説 … 14
用語・略語 14／足の部分切断法（小切断法）14／フットウェア 15／足関節 15

■ TypeⅠ …… 16

001　典型的な神経障害性潰瘍 ……… 16
002　神経障害性潰瘍は"歩く褥瘡"である ……… 18
003　感覚神経障害では，創傷の原因がわからないことが多い ……… 20
004　原因不明の時は，生活環境を探る ……… 22
005　強直（強剛）母趾は，第1趾底に潰瘍を生じる ……… 24

- 006　第5中足骨を失うと内反変形を来たす ……… 26
- 007　低温熱傷は，時に骨まで壊死となる ……… 28
- 008　フットウェアで治し，予防する ……… 30
- 009　安全靴，靴の中では要注意！ ……… 32
- 010　感覚神経障害の患者は，外傷に気づかない ……… 34
- 011　典型的なシャルコー関節症 ……… 36
- 012　立位の単純X線所見を参考にする ……… 38
- 013　体重負荷を考慮する ……… 40
- 014　通院が途絶えた時が，危険である ……… 42
- 015　糖尿病の運動療法は，適切なフットウェアで行う ……… 44
- 016　繰り返す神経障害性潰瘍 ……… 46
- 017　再建においては，主要血管を犠牲にしない ……… 48
- 018　膝も，シャルコー関節症を発症する ……… 50

Type II　52

- 019　皮膚灌流圧（SPP）測定は重要である（1） ……… 52
- 020　皮膚灌流圧（SPP）測定は重要である（2） ……… 54
- 021　足趾切断後，隣接趾は Hammer（Claw）toe 変形を起こす ……… 56
- 022　歩行しなくても，足趾の変形は進む ……… 58
- 023　小さな皮膚潰瘍を，保存的治療で治す ……… 60
- 024　糖尿病は PAD の危険因子である ……… 62
- 025　外果の創は治りにくい ……… 64
- 026　安易な陥入爪治療は危険である ……… 66
- 027　踵部の褥瘡からの CLI は難治である ……… 68
- 028　地域連携を前もって確立しておく ……… 70
- 029　PAD は両側とも進行する，と考えた方がよい ……… 72
- 030　CLI は，心血管疾患で死亡することが多い ……… 74
- 031　血管内治療は，再狭窄率が高い ……… 76
- 032　血管内治療ができない場合，すぐにバイパス術に移行する ……… 78
- 033　遠位バイパス術では angiosome を考慮しない ……… 80
- 034　特殊なバイパス術を要することもある ……… 82
- 035　急性下肢虚血では前脛骨筋部の壊死が起こる ……… 84
- 036　人工血管の感染は，創傷治癒阻害因子である ……… 86
- 037　Heloma molle から始まる CLI がある ……… 88
- 038　CLI の急性増悪は，進行が早い ……… 90
- 039　PAD に慢性静脈不全症（CVI）が合併することがある ……… 92
- 040　CLI では，血行再建術ができない場合がある ……… 94
- 041　長期保存的治療のみで治すことも可能である ……… 96
- 042　バージャー病は，血管造影所見で診断する ……… 98
- 043　耐え難い疼痛は，大切断の適応である ……… 100

044　陰茎壊疽は，予後不良因子である …………102

TypeⅢ　104

045　感染創は，原則的に開放創とする …………104
046　感染は，腱や腱膜に沿って上行する …………106
047　感染は，足底腱膜へ移行しやすい …………108
048　ガス壊疽は，緊急デブリードマンで開放する …………110
049　踵部の亀裂から感染が始まる …………112
050　原因は不明でも，容易に感染性潰瘍になる …………114
051　溶血性連鎖球菌には気をつけろ …………116
052　敗血症から糖尿病治療が始まることがある …………118
053　中間趾に発症した感染は，切断後，縫合しない方がよい …………120
054　骨髄炎にまで進行した症例 …………122
055　趾間から central plantar space へ感染する …………124
056　術中臨床所見でも，骨髄炎を見分ける …………126
057　ゾンデ法で骨髄炎を知る …………128
058　バニオネットは感染を来たしやすい …………130
059　左右で病態の異なる潰瘍を生じる …………132
060　感染沈静後の wound bed preparation に局所陰圧閉鎖療法を利用する …………134
061　足背方向にも感染は波及する …………136
062　時に腓腹皮弁は有用である …………138
063　肥満では，足底の単位面積当りの負荷が増す …………140
064　土踏まずの形状が，歩行には重要である …………142
065　リウマチの潰瘍の好発部位は，外果とアキレス腱である …………144
066　Blue toe syndrome から末梢骨骨髄炎を併発した症例 …………146
067　骨髄炎に HBO は有効である …………148
068　急性シャルコー関節症を見逃すな！ …………150
069　腐骨が自己排出されて骨髄炎が治癒することがある …………152
070　抗生物質含有骨ペーストによる骨髄炎治療 …………154

TypeⅣ　156

071　TASC Ⅱ typeA short lesion では，長期開存が期待できる …………156
072　第 1 趾切断後，隣接趾は内側に偏位する …………158
073　血液の流れを考慮した局所手術治療 …………160
074　急性感染が制御されてから末梢血行再建術を行う …………162
075　露出した関節を動かさない …………164
076　中足骨を残し，歩行を守る …………166
077　TMA では中足骨の長さの比が，歩行に大切である …………168
078　末梢血行再建術とデブリードマンを繰り返して救肢しなければならないことがある …………170
079　糖尿病のコントロールが悪化した時が危ない …………172

- 080　Rutherford 5 の遠位バイパス術後は創治癒を得やすい …………174
- 081　PAD＋感染を遠位バイパス術で制覇する …………176
- 082　Rutherford 6 は，遠位バイパス術の良い適応である …………178
- 083　感染が慢性化した，救肢困難な症例 …………180
- 084　中間趾から発症する感染は，局所手術が重要 …………182
- 085　第 2 〜 4 趾の壊疽には deep plantar space に感染巣が残っていることが多い …………184
- 086　糖尿病のコントロール不良で PAD は悪化する …………186
- 087　心筋梗塞が絡む …………188
- 088　踵骨全体の骨髄炎は，遊離筋皮弁の適応である …………190
- 089　外傷患者の中にも，DM や PAD をもつ患者が増えつつある …………192
- 090　1 年以上にわたる保存的治療で治癒させる創傷がある …………194
- 091　末梢血行再建術の適否を誤ると… …………196
- 092　耐え難い痛みは大切断の適応である …………198
- 093　制御不能の感染症は大切断の適応である …………200
- 094　Type Ⅱ →血行再建術→ blue toe syndrome →感染→ Type Ⅳ …………202
- 095　両側大切断では仙骨部に褥瘡を生じる …………204
- 096　シャント肢のスティール現象で生じる手指壊疽 …………206

番外編　208

- 097　Blue toe syndrome（1. 自然脱落）…………208
- 098　Blue toe syndrome（2. 予後が悪い）…………210
- 099　壊疽性膿皮症（Pyoderma gangrenosum）…………212
- 100　Werner syndrome（早老症候群）…………214

第5章　歩行の意義　216

Kobe Classification for Diabetic Foot Ulcers in Asian Diabetes
──100 Patients of Data──

糖尿病性足潰瘍の100例

第1章
救え！
アジアの人の糖尿病足

1. アジアにおける糖尿病性足病変の背景

2006年の世界糖尿病白書では，2025年に世界の糖尿病人口が4億人に達し，その半数がアジアに集中すると言われました。しかし，2013年の発表においては大きく上方修正されました。なぜなら同年，すでに世界の糖尿病人口は3.8億人を超え，アジアではすでに2億人を超えていたためです。中国では1億人に到達し，いずれインドがこれを抜くだろうと予想されています。つまり，2025年に到達すると目されていた糖尿病人口は，爆発的に増加した結果，12年も前倒しされたことになります。

ご存じのように，本邦でも糖尿病人口は1,000万人（現時点での成人の4人に1人）に到達しています。これに呼応するように，本邦の透析人口も増加し2013年末で31万人を超えています。全世界に150万人と言われる透析患者のうち，約1/5を本邦が占め，毎年約1万人弱が純増している状況です。日本が透析大国と言われる所以です。

本邦の透析導入の原因疾患の第1位は糖尿病で，全透析患者の中でも第1位を占めています。これらの患者では血管の石灰化のため末梢動脈疾患（Peripheral Arterial Disease：PAD）の合併率が高いと考えられます。一方で，この合併しやすいPADの状況はどうでしょうか。超高齢化社会を迎え動脈硬化症患者が増えているわけですので，現在400万人（60歳以上の20％）と言われるPAD人口も当然増加していくことが容易に想像されます。問題は，糖尿病はPADを伴って透析へ移行しやすく，かつ

第1章 救え！アジアの人の糖尿病足

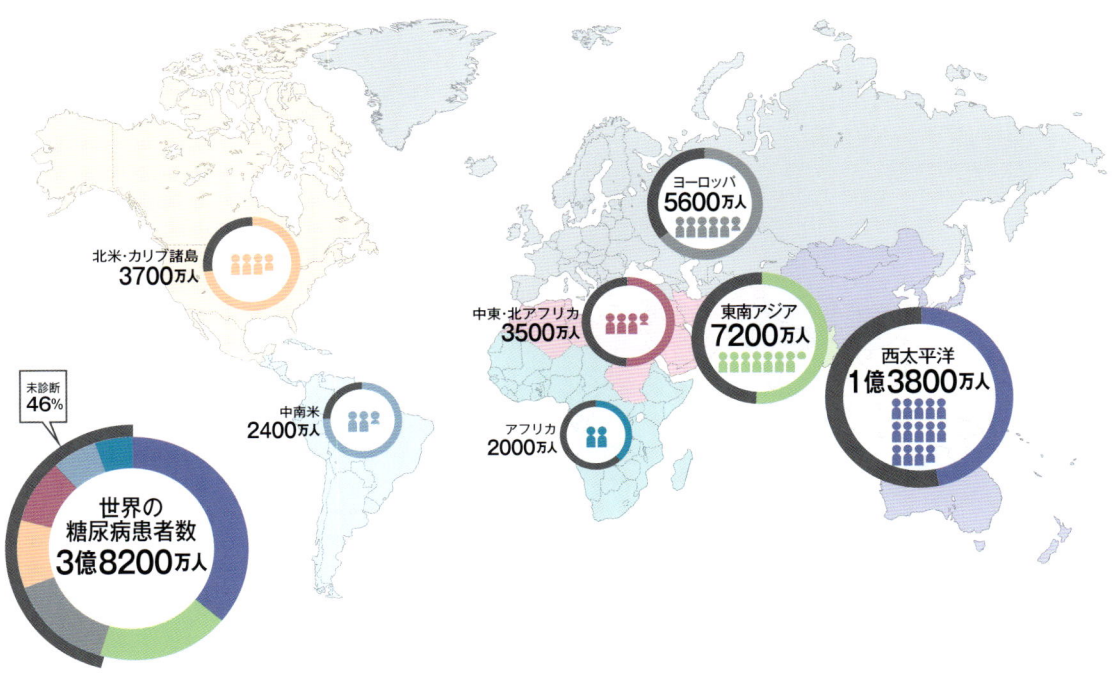

図1 世界の糖尿病患者数（2013年）

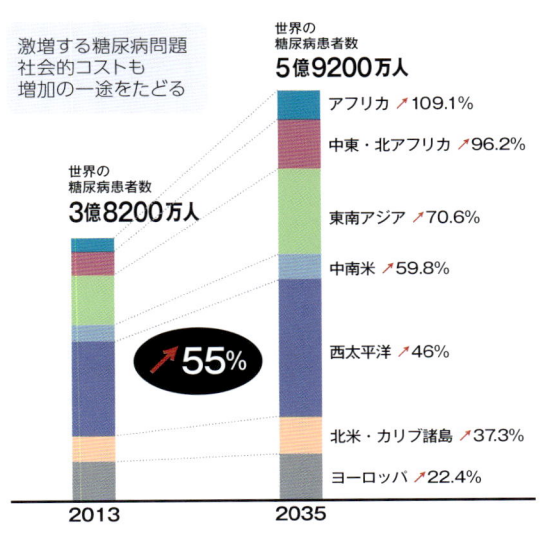

図2 世界の糖尿病患者数の推移
(International Diabetes Federation: IDF Diabetes atras 6th edition. pp 11-12, 2013 より引用改変)

すべて増加していることにあります。加えて日本の人口は減少の一途でありながら，これらの疾患をもつ可能性の高い75歳以上の人口は2025年までに約500万人の増加が見込まれています。当然ながら，下肢（特に足）に慢性的に創傷を持つ患者さんが鰻上りに増えていく実態がわかります。

2. アジアと欧米の違い

　私は，2002年頃から糖尿病性足潰瘍と称される足に創傷を持つ糖尿病患者さんの治療に数多く携わってきました。短期間で，多くの糖尿病性足潰瘍の患者と接する機会に恵まれ，そのおかげで多くのことを学んできました。その間多くの脚を救ってきたつもりですが，その分多くの脚を救うことができなかった。救えなかった原因を1人1人フィードバックして考えてみますと，何をすべきであるのかが浮かび上がってきます。そして，ある時にアジア人の糖尿病足と欧米人の糖尿病足とが異なること，かつ，それを請け負う医療体系も大きく異なることに気づいたわけです。アジア人の糖尿病足は西洋人のそれとは異なる病態と考えた方が，ここアジアでは与し易いと考えるに至りました。また，西洋から導入された医療体系では彼らの脚を救うことが困難なことに気づきました。そのことを以下に箇条書きに説明したいと思います。

アジア人は
生涯のインスリン産生が少ない

　これには遺伝的な背景があります。韓国人の統計では，インスリン産生は欧米人の約半分と言われています。つまり同じ食事を摂取していたらアジア人では早く糖尿病に罹患することになります。そして当然ながら糖尿病の罹患期間が長くなります。そのことはPADの合併率が高くなることにも繋がります。世界のグローバル化で欧米食が浸透してゆけば，例えば数千年にわたって粗食で生活してきたインドや東南アジアの人々では，容易に糖尿病やPADに罹患していくことが予想されます。確かに，欧米の学会における重症下肢虚血（Critical Limb Ischemia：CLI）の報告をみても，明らかに本邦では糖尿病の合併率が高く重症例が多いようです。本邦で，末梢血行再建術を要するCLI患者の7割が糖尿病で，5割が透析患者です。これは欧米での報告と明らかに異なっています。

アジアには
血管外科医が少ない

　欧米では心臓外科医と血管外科医が別ですが，本邦では，心臓血管外科医と言われています。そのうえ，特に末梢血管を専門とする血管外科医が明らかに少ないと感じます。「末梢血行再建術を必要とする患者さんがこれだけ存在しているにも関わらず，血管外科医が少ない」と多くの医療者が実感しているのではないでしょうか。近年，従来心臓や大血管を診ていた循環器内科医が末梢血管を診てくれつつあり，創傷を治療する医療者はずいぶんと助けられています。

アジアには
肥満者が少ない

　欧米諸国を訪問すれば肥満者が多いことがすぐにわかります。一方，アジアでは欧米のような肥満者は少ない。このことから，両足にかかる体重負荷量がアジアと欧米では全く異なることがわかります。つまり，末梢神経障害による足の障害（後述）が，アジアでは欧米よりも少ないことが予想されます。欧米では末梢神経障害による糖尿病性足潰瘍患者が多く，アジアでは末梢血行障害による糖尿病性足潰瘍患者が多い図式となります。

アジアには
足病医がいない

　欧米では第3の医師である足病医が存在しています。例えば米国では，すでに100年以上，米国足病学会の歴史があります。ところが，この制度はアジアには全くありません。つまり医師と歯科医師の2種しかないわけです。欧米の足病医と話していると，わたしたちアジアの医

師には，正常足の機能，糖尿病足の病態，歩行のメカニズムなどの知識があまりにも不足していることがわかります。

現時点で，米国では15,000人ほどの足病医がいます。足病医が働く創傷センターの存在が集学的治療を可能にしています。本邦を含め他のアジア諸国においても，足の慢性創傷を担う集学的治療のできる創傷センターがどれほど存在しているでしょうか。

アジアには
糖尿病性足病変の教育がない

以上のように，急速に増加していて，かつ社会問題にもなっている糖尿病性足病変や足潰瘍に対する教育制度がアジア諸国にはありません。現時点においても，医学教育になく，看護教育にもなく，理学療法士や義肢装具士の教育にもこれらはありません。そもそも教育できる人材すら不在なのがアジアの現状であると言うことができます。

3. なぜ，「神戸分類」が必要なのか

このように見てくると，アジア諸国において糖尿病性足潰瘍にいったん罹患すると，集学的治療どころか適切な治療を受けるにはほど遠い社会構造にあることがわかります。頭に浮かぶのは，インドや東南アジア諸国での裸足やスリッパ，サンダル履きの光景です。このような靴文化が希薄な社会において，糖尿病がパンデミックに増えている状況に，私は恐怖を覚えるわけなのです。これらのことを考慮しますと，糖尿病性足潰瘍の病因である末梢神経障害，末梢血行障害，感染症から構成される潰瘍の病態がアジア人と西洋人では異なり，さらにその診療システムも全く異質なものであることがわかってきます。したがって，アジア人の体質に合った，またアジアの教育水準と生活様式に沿った，簡便で理解しやすい分類によるアセスメントと治療が必要なのだと考えるに至りました。

アジア諸国の大学で新たに，欧米にあるような足病学部をつくるようなことはどう考えても非現実的です。集学的治療が叶う創傷センターの設立にも時間がかかりそうです。いま必要なのは，糖尿病性足潰瘍の間違った治療が万遍なく行われ多くの脚が失われることを防ぐことだと感じています。そのためには足病学の教育を受けていなくとも，どの医療者でもゲートキーパーたり得ることが重要です。簡便な分類のもと，優先すべき治療を早く行うことです。例えば，「取りあえず軟膏を処方する」，「取りあえず血流改善のための内服薬を処方する」等々の治療があまりに多くなされている現状を排除し，治療の王道を外れず，最初に必要とする治療のレールに乗せることが大切です。そのために糖尿病性足潰瘍の「神戸分類」を立ち上げた次第です。そして，日本が主導的立場となりアジア人の糖尿病足を救う気概をもち，簡便な「神戸分類」を武器に展開していくことを提唱したいと思っています。

また，日本褥瘡学会が「褥瘡」という1つの創傷に対してあらゆる多職種が一堂に会して成功したことに習い，「糖尿病性足潰瘍」においても，糖尿病内科，循環器内科，放射線科，腎臓内科，透析科，形成外科，血管外科，整形外科，皮膚科などの医師のほか，看護師，理学療法士，作業療法士，各種検査技師，義肢装具士からなる多職種によるInterprofessional Work（IPW）とInterprofessional Education（IPE）の概念を導入しなければならないと考えます。これは，それぞれのプロフェッショナルの仕事が他者を補完し合い，チームワークという役割分担概念を超え自他ともにレベルを高める「診療体系」です。シームレスであり，お互いにお互いの役割を尊重し，切磋琢磨しながら治療水準を高める「意識」です。その単純明解なる統一骨子が「神戸分類」と言えます。

第2章

糖尿病性足潰瘍の病因

糖尿病性足潰瘍の病因は，以下に挙げる3つです。
1. 末梢神経障害
    自律神経障害，運動神経障害，感覚神経障害
2. 末梢血行障害
    末梢動脈疾患（PAD）
3. 感染症

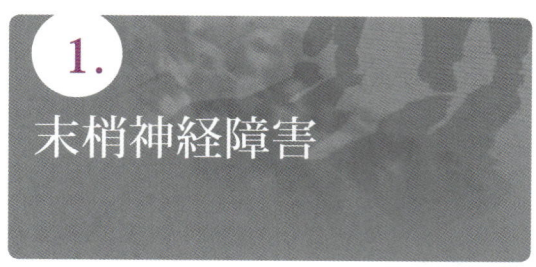

1. 末梢神経障害

一般に，末梢神経障害は，感覚神経障害が取り沙汰されがちですが，自律神経，運動神経，感覚神経それぞれの障害が創傷治癒を阻害します。

自律神経障害

❶ A-V shunt 機能不全による皮膚代謝低下

本来，足底や足趾の皮膚真皮層の最深部である網状層〜皮下には多くの動静脈シャント A-V シャントがあり体温の調整を担っていますが，自律神経障害になれば直接細動脈から細静脈へ血液が流れやすくなることにより血流分布異常が起こり，皮膚の血流障害と代謝障害が引き起こされます。したがって，触診で生温かく感じてはいるものの，表面の血流は障害されていることになります。

❷ 骨の血流増多による骨・関節の破壊

上記❶による足の血流の分布異常によって皮

下のみでなく骨の血流増多と骨温度上昇を招き，骨の代謝障害から骨吸収が促進されます。さらに，高血糖による骨・関節代謝障害（最終糖化代謝産物 advanced glycation end product：AGE の沈着による）も加味されて，体重負荷のかかる骨と関節が破壊されるシャルコー足（症例 002, 011, 012, 013, 015, 068 など）が引き起こされます。

発赤・腫脹・熱感を伴いますが非感染症です。急性期では足全体が腫れ，感染症と間違えられて切開されることがあります。これが逆に医原性に感染症を招くこともあるので注意を要します。疼痛がない（深部知覚障害）ため，骨折していても歩行が可能です。腫脹のために当初は変形に気づきません。早期に単純X線撮影して診断し脚を固定し安静にすることが重要です。骨折がなく関節や靱帯障害のみの場合，単純X線所見でわからないため MRI 所見で診断がつくこともあります。

シャルコー足が完成すれば足が変形治癒しているため足底の分布圧が変わり，知覚障害も加わり足底に潰瘍が生じる結果となります。それは，足の変形の程度によって異なりますが足底の土踏まず辺りに多いようです。

また，症例によっては膝関節が破壊されるシャルコー膝も足の創傷の原因となります（症例 018）。

❸ エクリン汗腺・汗管機能低下

足底において正常な創傷治療は，エクリン汗管から起こります。足底はエクリン汗腺・汗管の豊富な部位なので，もともと創傷治癒が良好に働きます。自律神経障害になれば汗腺機能が障害され乾燥状態となり上皮化が遅れ，足底皮膚に亀裂などが生じやすくなります。加えて，汗の成分中にある上皮細胞成長因子（Epidermal Growth Factor：EGF）の放出が少なくなるため足底表皮を形成するはずの汗管上皮の EGFR（上皮細胞成長因子受容体）も働く機会を失い，上皮化現象が阻害されると考えられます。

表　糖尿病性足潰瘍の病因：大きく3つに分けられる

- 末梢神経障害
    (peripheral neuropathy：PN)
    自律神経，運動神経，感覚神経
- 末梢血行障害
    (peripheral arterial disease：PAD)
    いわゆる虚血性潰瘍
- 感染症 (infection)

潰瘍の病態は，上記3つの病因の複合と考えられる。

運動神経障害

運動神経麻痺による足内筋（特に虫様筋と骨間筋）の麻痺は，足趾の変形を招きます（intrinsic minus foot）。その変形は形態上，Hammer toe 変形や Claw toe 変形（症例 003, 004, 013, 022, 051, 054, 061, 072 など）と呼ばれています。ともに MTP 関節伸展位，PIP 関節屈曲位で，前者が DIP 関節伸展位で，後者が DIP 関節屈曲位となります。その結果，PIP 関節の背面に靴擦れによる潰瘍が生じやすくなり関節が露出しやすくなります。足底では中足骨遠位端の歩行時踏み返す部分が潰瘍好発部位です。

また，歩行することにより中足骨表層の脂肪層が遠位に移動するため薄くなりやすく，同部位に胼胝から潰瘍が形成されると MTP 関節底面が露出しやすくもなります。

また，背側骨間筋麻痺による第2趾を中心とした外側趾の外転機能障害は小趾内反を招きます。足底内筋群の障害と足底反射消失により足趾のふんばりが効かず，外反母趾にも繋がります。

感覚神経障害

感覚神経障害により足底に胼胝が生じる結果，胼胝による潰瘍が生じやすくなります。胼胝下に潰瘍ができると出血が胼胝を通して透けて見えることがあります。これは皮膚への傷害が生じた証拠で black heel と呼びます（症例 001, 005, 006 など）。したがって，胼胝は必ず削る必要があり，削るのみならず，胼胝形成を

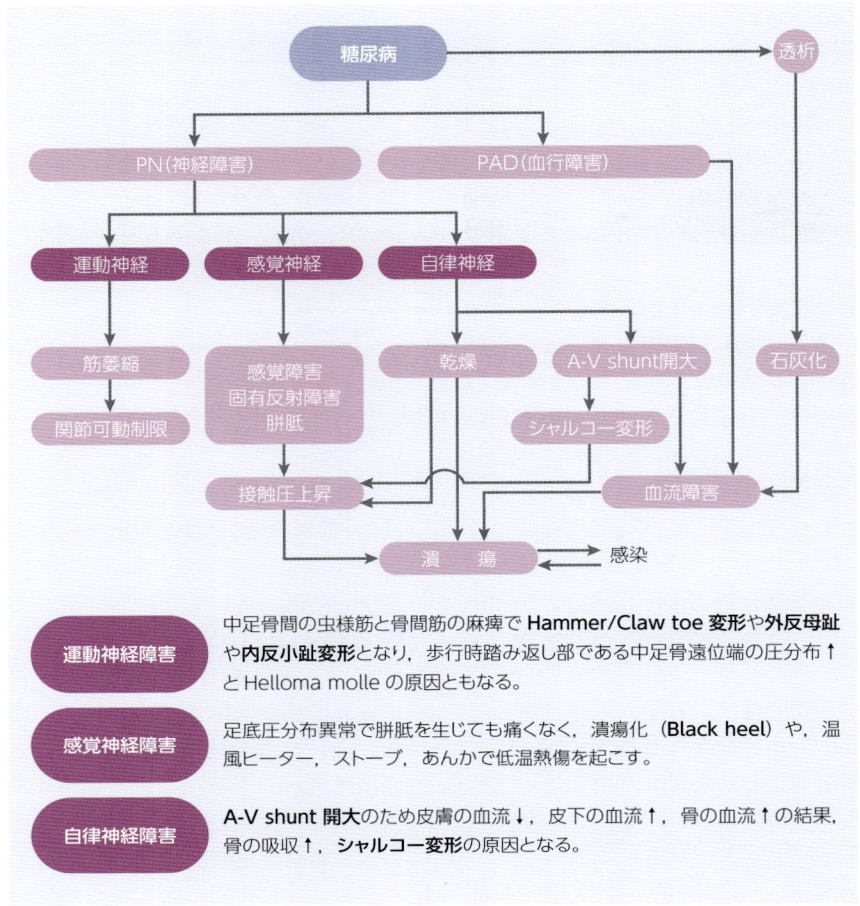

図1 潰瘍の成り立ち

予防するために患肢に合った足底板を作製しなければなりません。胼胝下の潰瘍を放置していれば、いつかは感染症を引き起こします。

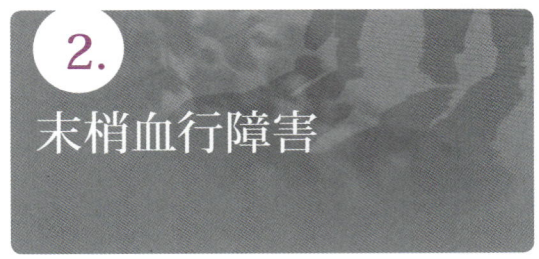

2. 末梢血行障害

先述したように、糖尿病ではPADの合併が多く見られ、特にアジア人において高率となります。PADのFontaine分類ではⅢ度とⅣ度をCLIと定義しています。CLIになれば、末梢血行再建術の絶対適応ですので創傷治療は後回しになります。下肢の動脈分布・支配を知る必要があります。いずれにしても、まず外から拍動の触れることのできる大腿動脈、膝窩動脈、足背動脈、後脛骨動脈を触診することから始めなければなりません。触れなければドップラー聴診器で動脈音を確認すべきで、その後にABI、SPP、TcPO2、CTA、MRA、血管造影などの検査を行い、末梢血行再建術の適否を調べる必要があります。末梢血行再建術には、血管内治療とバイパス術があります。その選択は、血管外科医、循環器内科医、放射線科医に委ねなければなりません。

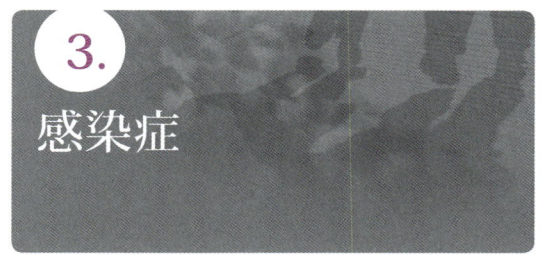

3. 感染症

潰瘍に対する不適切な処置で感染症が併発します。感染症は，蜂窩織炎，化膿性リンパ管炎から壊死性筋膜炎まで様々です。感染そのものも創傷治癒遅延の要因です。さらに，感染状態は血管の血栓を招き血流をも阻害することに繋がります。潰瘍に感染を併発すれば，滲出液が増え異臭を放ちます。

細菌培養の結果を基にした適切な抗生物質の選択が必要です。軟部組織感染症が骨に及べば骨髄炎へと進展します。抗生物質は骨髄への移行が悪いため，骨髄炎罹患部の摘出を要します。適切な骨髄炎診断には，骨の単純X線撮影のみならずMRI撮影が有用です。骨髄炎の適確な診断が正しいレベルの骨切断手術を可能にします。

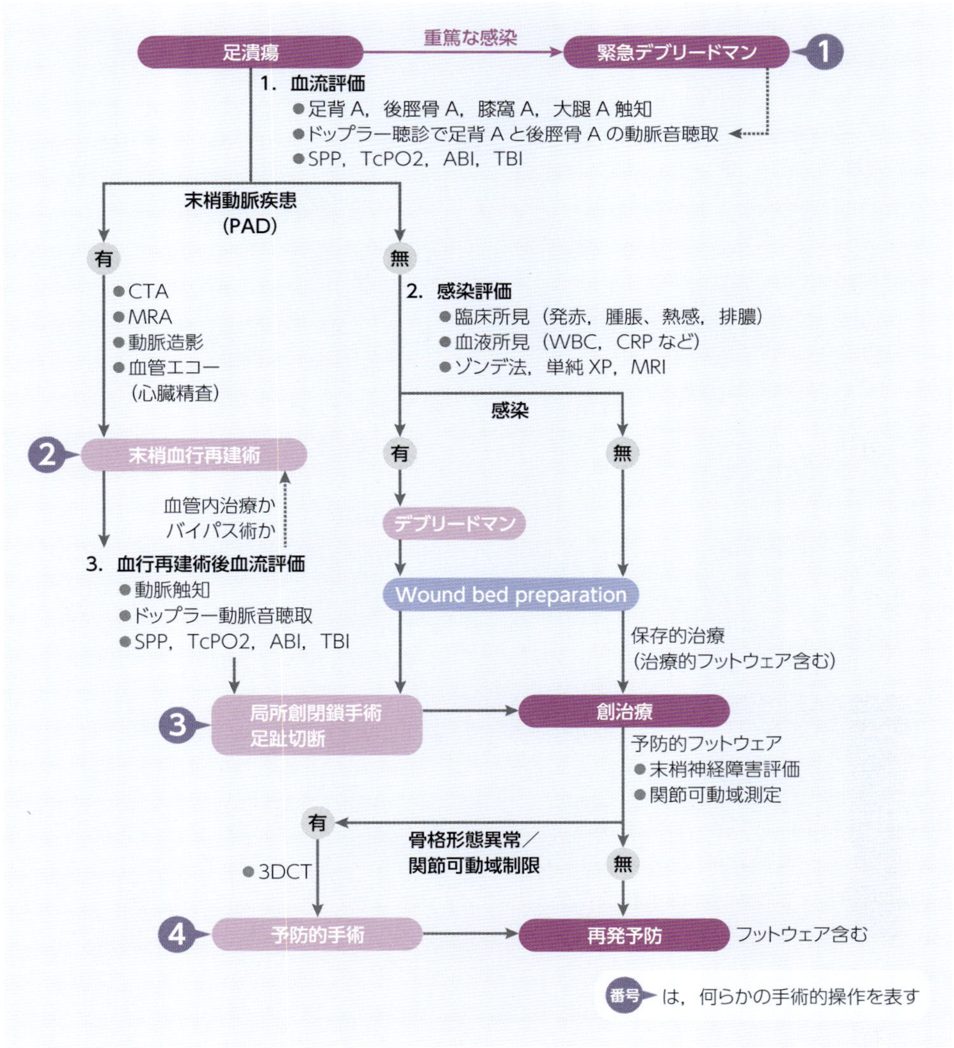

図2 一般的な治療アルゴリズム

第3章

糖尿病性足潰瘍の病態：神戸分類 Type Ⅰ〜Ⅳ

　前章に述べた病因によって生じた潰瘍を，4つのタイプに分類し，それぞれのタイプ別に治療にあたって何が最も重要か述べたものが，神戸分類です。
　間違った医療行為が数週間，時に数カ月も続き，ようやく正しい治療介入が行われることが多いと感じています。最初に何をすべきか，最初に敷くレールは何かを，病態別に述べました。それを外さなければ脚を失うことは余程のことがない限り，ありません。
　大切なことは単純です。最初に敷くレール（病態別の治療の方法）を間違えないことです。

- Type Ⅰ
末梢神経障害を主体とする創傷

- Type Ⅱ
末梢血行障害を主体とする創傷

- Type Ⅲ
感染を主体とする創傷

- Type Ⅳ
末梢血行障害と感染を伴う創傷

Type I

【病態】
末梢神経障害を主体とする創傷

- 多くは圧負荷のかかる足底に生じる。Hammer（Claw）toe やシャルコー変形などの骨格異常のため足底の圧分布が変化し，潰瘍が発症する
- 感覚神経障害が潰瘍をつくる直接の原因となる（"歩く褥瘡"と言われる所以）
- 低温熱傷も比較的多く見られる

治療の最初のレール **除圧**

- 足の形態・関節可動域・歩容に応じたフットウェア（足底板など）を用意する
- 「取りあえず軟膏」では意味がない

Type II

【病態】
末梢血行障害を主体とする創傷

- 虚血性潰瘍
- 重症下肢虚血の Fontaine 分類 IV
- いわゆるミイラ化が起きる。潰瘍ならば red ring sign が特徴的

治療の最初のレール **末梢血行再建術**

- 創傷治癒が叶う量の血流を得る末梢血行再建
- 「取りあえず内服」では意味がない
- 末梢血行再建術をしないで壊死組織のデブリードマンや壊疽趾を切断すると創の悪化を招くため要注意
- 血管内治療の場合，どの血管を治療するかは angiosome が参考になる

Type III

【病態】
感染を主体とする創傷

- Type I からの波及
- 壊死性筋膜炎やガス壊疽で始まる急性軟部組織感染症が主体
- 進行すれば骨髄炎に陥る

治療の最初のレール **適切なデブリードマン**

- 一日でも早いデブリードマンを優先する
- 抗生物質の投与は重要だが，「取りあえず抗生物質」で局所保存的治療を続けると，瘢痕や過剰肉芽が適切なデブリードマンを鈍らせる
- 感染は腱膜や腱に沿って上行するため，創に及ぶ腱膜や腱を動かさない処置を行う
- 歩行や運動を止める。時にはベッド上であっても関節固定のためのシーネ固定を行う
- 足浴や入浴は禁忌
- 逆に，創の洗浄（シャワー浴）は毎日必要

Type IV

【病態】
末梢血行障害と感染を伴う創傷

- 末梢神経障害の有無は問わない
- もともと PAD があり，感染することで CLI が進行した状態
- 血流不全のため，感染の炎症兆候がはっきりしない

治療の最初のレール **末梢血行再建術と適切なデブリードマン**

- 末梢血行再建術とデブリードマン，両者の時期設定が重要
- 末梢血行再建術のみでは感染を悪化させ，デブリードマンのみでは壊疽の進行を招く
- どちらを先に選択するかは，ケースバイケース
- 血流を診る医師と創傷を診る医師の連携が重要
- 時宜を得たチームワーク医療がなければ，救肢が困難となる

COLUMN 6
医療連携とチームワーク

　第1章で詳細しましたように，アジアには足病医という制度がありません。つまり医師，歯科医師，足病医がそろう欧米と比べてアジアは，もともと足病の教育を受けていない地域です。糖尿病性足病変や糖尿病性足潰瘍の医療教育を受けていませんし，図に示す◯部分の医療そのものがアジアには存在しないことを意味します。糖尿病性足潰瘍の治療・予防の教育を受けていない医療従事者が治療している構図となります。それは，わたしたちがこれまでに受けた医学教育・看護教育・理学療法士の教育・義肢装具士の教育の知識のみで糖尿病性足潰瘍の治療と予防をしていては所詮不十分な治療を患者さんに施すことを意味します。それではどのように立ち向かっていけばよいのでしょうか。

　それは，自身がこれまでに受けた教育の枠を超えることだと考えています。図に示すように，それぞれがこれまでに経験してきた基盤をもとに，糖尿病性足潰瘍の患者さんに何ができ得るかを逡巡しながらも未知の足病の世界に入っていくことだと思います。

　形成外科医ならば，形成外科の分野のみで解決しようとすれば，それこそ足を掬われかねない。日本の形成外科を基盤にして未知の世界を切り拓いていくことだと考えています。「創傷」の知識があるから治療できると考えれば解決には至りませんし，自分の領分を考えた瞬間から進歩は望めません。それは潰瘍を持つ糖尿病患者にとって不幸の始まりに他なりません。

　患者さんの「歩行を守る」ために自身の力では及ばない人種を探すことがこの分野の医療連携のスタートであり，本当の意味でのチームワークだろうと考えています。自身の世界のみではとても解決できないほど相手は手強い。日本の全診療科，看護，理学療法，義肢装具や靴文化が結集してこれに立ち向かって，はじめて欧米に伍してアジアにおける真の治療体系を構築することができます。

　ですから，自身が働いている病院で，その地域で必要な人材は様々であろうと考えられます。患者さんの「歩行を守る」ために何が必要であるかを，その地域での他職種との交流を深め考えていくことが求められています。

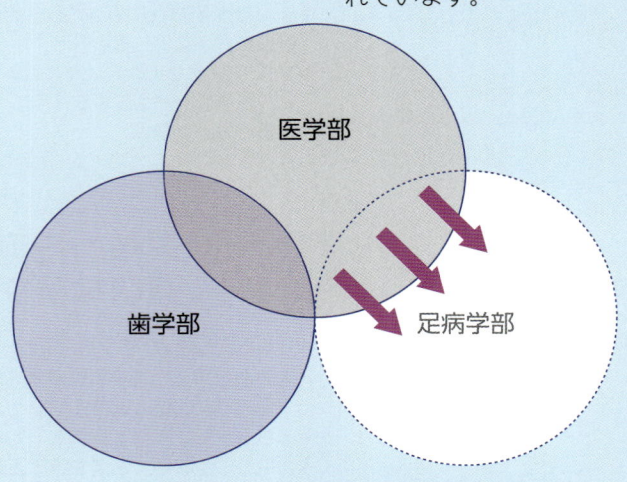

図　医師・歯科医師・足病医師の関係

第4章

症例集

Type I

Type II

Type III

Type IV

番外編

用語の解説

用語・略語

メンテナンス・デブリードマン	外科的デブリードマンの一種で、ベッドサイドにて毎日のように壊死組織の一部を少しずつ切除していくこと。	
Angiosome	主要血管の皮膚支配領域をさす。	
AGE	Advanced glycation end product（最終糖化代謝産物）のことで、タンパク質の糖化反応によって作られ、身体に様々な老化に関与する。	
one vessel run off	血管内治療により、1つの主要血管が通過したことを示す。	
red ring sign	虚血性潰瘍の臨床所見で、潰瘍周囲の毛細血管拡張と中心部の壊死を示す。肉芽組織は見あたらない。	
wound brush	血管造影所見の1つで、創が存在する部位に向けて"はけ(brush)"のように造影所見が描写されること。創へ血流が届いている所見である。	
CLI	critical limb ischemia	重症下肢虚血
SPP	skin perfusion pressure	皮膚灌流圧
TcPO2	transcutaneous oxygen tension (pressure)	経皮的酸素分圧
PAD	peripheral arterial disease	末梢動脈疾患

足の部分切断法（小切断法）

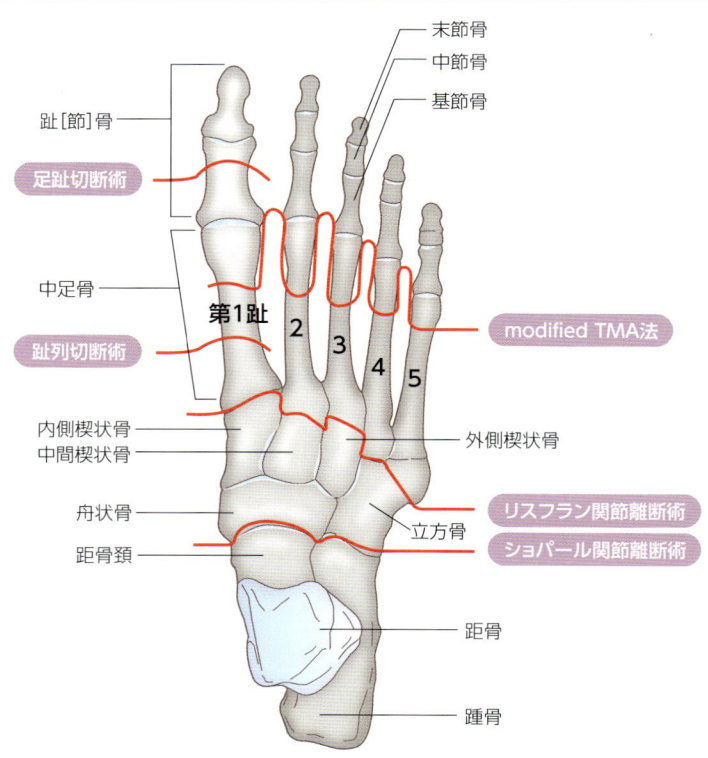

第4章 症例集

フットウェア

除圧サンダル（ダルコサンダル）
治療中の足部に使用することで，足趾の踏み返しの制限や部分の除圧・免荷する。サンダル型でカスタマイズして装着する。

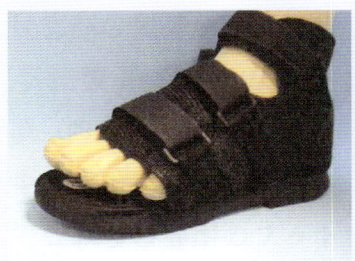
スタンダードタイプ

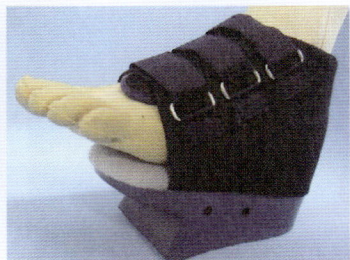
前足部免荷タイプ

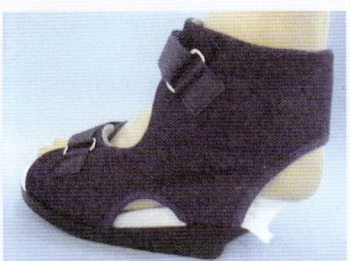
踵免荷タイプ

治療後のフットウェア

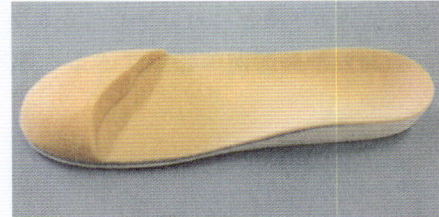
フィラー付き足底装具
足趾欠損部分を補う免荷・除圧専用足底装具。

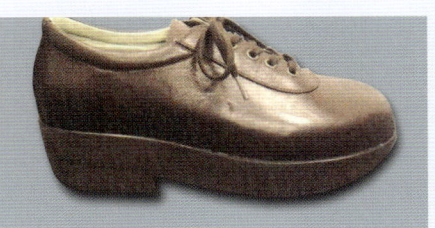
ロッカーソール
足部の部分切断や神経障害などによる足趾の変形を伴った症例で，関節や傷など局所にかかる圧を分散させるための，靴底の加工方法。

（大平吉夫：潰瘍治療・予防のためのフットウェア．足の創傷をいかに治すか．市岡滋，寺師浩人編，p222，克誠堂出版，東京，2009 より引用改変）

足関節

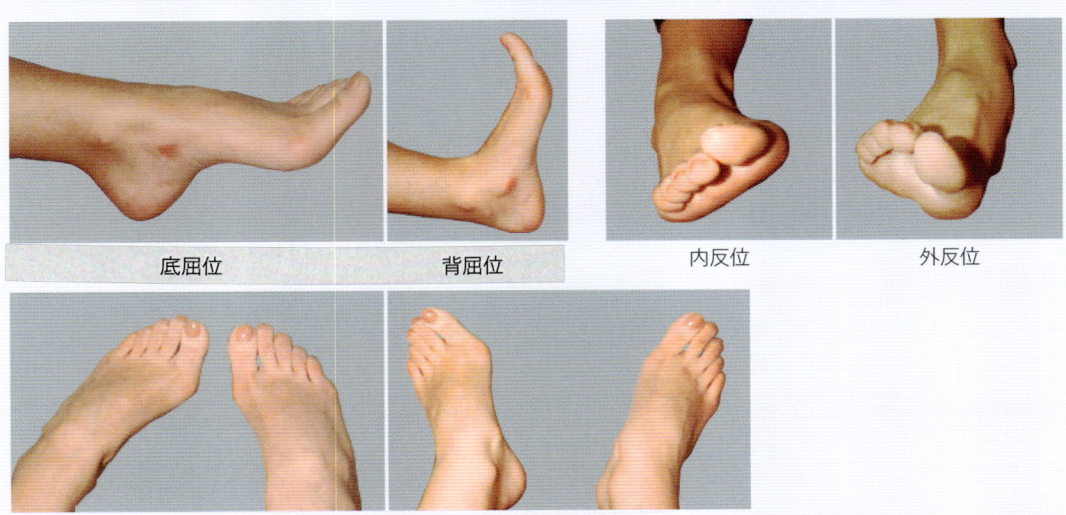

底屈位　　背屈位　　内反位　　外反位

内転位　　外転位

Type I

001 典型的な神経障害性潰瘍

■形成外科／義肢装具士／理学療法士　■治癒期間：3週間
■Key Word：胼胝　black heel　除圧　足底板

外反扁平足のために第1趾側により荷重がかかり，疼痛がないために胼胝となり潰瘍に至る。病識に乏しく，繰り返しがちの症例である。歩行による荷重とズレが足底前荷重部に過剰な応力となる。いわば「歩く褥瘡」とも言える。

症例

患者：67歳，女性
病歴：10年前から糖尿病。数年前から左足底前荷重部に胼胝を繰り返し，近医で削っていた。時に胼胝内が潰瘍化したが，疼痛がないために外用剤を塗布するのみであった。
現症：左足底前荷重部の第1趾中足骨遠位（歩行時踏み返し）部に胼胝とその中心に潰瘍がある。外反母趾，内反小趾があり，外反扁平足でもある（図1）。足背動脈，後脛骨動脈ともに触知可能であった。5.07モノフィラメントテストは陰性であった。
画像検査：血行のための画像検査は不要である。血管の石灰化の程度とシャルコー足の履歴を把握するために単純X線所見で確認する程度でよい。

治療方針

除圧を優先する。
①胼胝けずり
②フェルトによる除圧
③創治癒後に，足底板を作製

治療経過

胼胝は創傷の誘因なので，削るのが原則である。Black heelが存在した（図1）ため，これが消失するまで胼胝を削った（図2）。削った後はフットウェアによる除圧を行った（図3）。治療開始後1カ月かからないうち治癒した。潰瘍が治癒した後には，義肢装具士が足型を採り，足底板による胼胝形成を防ぐことがその後の予防的治療であるため，内履き用と外履き用の両方の足底板を作製した。

しかし，部屋履きを履かない習慣のため後に再発し，手術を要した。（→症例016）

POINTS

「取りあえず軟膏」は意味がない！

局所治療をする前に，原因を排除する（除圧をする）ことが最も重要である。歩行時に胼胝や潰瘍形成部位に圧をかけないことが治療の第一である。

第4章　症例集

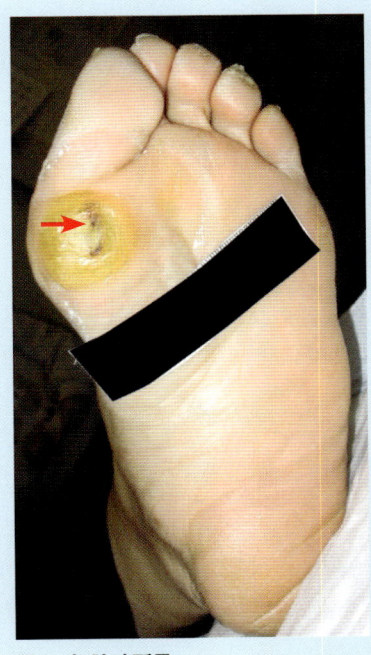

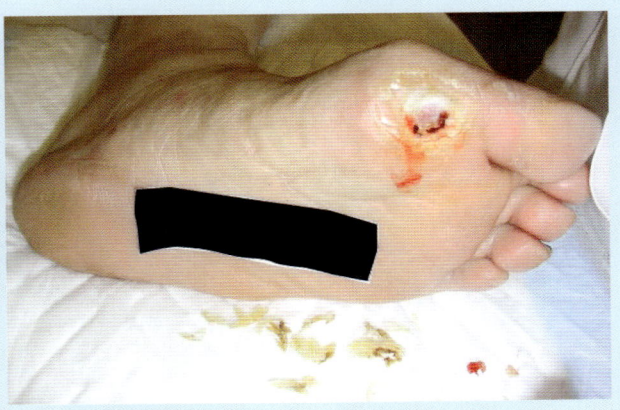

図2　胼胝けずり
Black heel を除去した後に，潰瘍が露出した。

図1　初診時所見
第1趾中足骨遠位部（踏み返し部）に胼胝と black heel を生じている（→）。

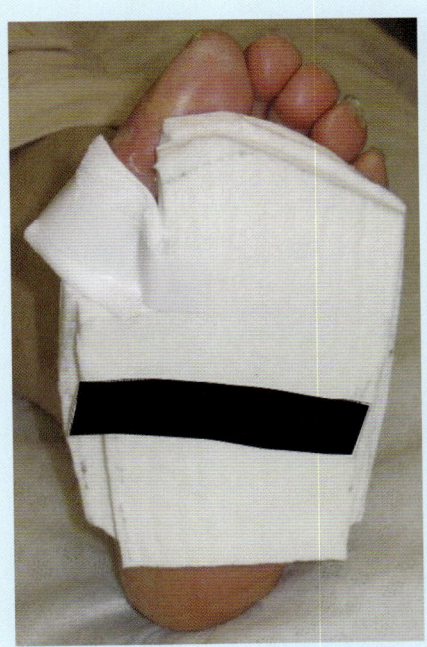

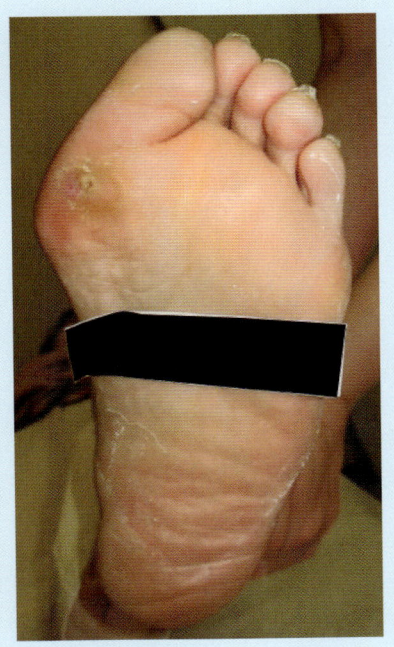

図3　フェルトを用いた除圧
ガーゼは薄くするか創傷被覆材を用いる方がよい。

図4　治療6カ月の状態
治癒後には足型を採り，足底板（インソール）を作製し再発を予防する。

Type I

002 神経障害性潰瘍は"歩く褥瘡"である

■義肢装具士／理学療法士／形成外科／糖尿病内科　■治癒期間：3週間
■Key Word：感覚神経障害　胼胝下潰瘍　除圧

典型的な神経障害性潰瘍は患者が歩行しなければ発症しない。最も多いパターンは，踏み返す部位にずれ応力が働き胼胝を生じて潰瘍化する。これはいわば"歩く褥瘡"とも言えるため，基本的治療は"除圧もしくは圧分散"であり，外用剤や創傷被覆材の使用よりも先にこれらを考えなければならない。

症例

患者：67歳，男性
病歴：数年前から糖尿病のためインスリン治療中であった。数年前から右足底前荷重部に胼胝を繰り返し，時に胼胝下に潰瘍化していたが疼痛がないために放置していた。
現症：右足底前荷重部の第1趾中足骨遠位（歩行時踏み返し）部に胼胝とその中心に潰瘍があった。また第5趾基部にもわずかな潰瘍を認めた（図1）。足背，後脛骨動脈とも拍動を触知した。また，5.07モノフィラメントテストは陰性であった。HbA1c=7.4%であった。

治療方針

除圧と免荷を最優先する。
胼胝は悪化要因なので，削るのが原則である。削った後は，外用剤や創傷被覆材の選択を考えるよりもまず，除圧が重要である。その観点は褥瘡治療と同じといってよい。荷重や応力による繰り返す潰瘍であるという認識のもとに，フットウェアによる除圧を行う（図2）。歩行時に胼胝や潰瘍部位に圧をかけないことが治療の第一である。潰瘍が治癒した後には義肢装具士が足型を採り，足底板によって胼胝が生じるのを防ぐ。予防的治療が大切である。
①フェルトで除圧しロッカーソールサンダル使用で歩行する
②理学療法士による歩行指導
③創の自己処置指導（洗浄と軟膏処置）

治療経過

治療開始後約3週間でいったん治癒したが，治療後1週間で再発した（図3）。再教育後に足底板を作製して予防に努めた（図4）が，その6カ月後に風呂場で左第2趾の腫れに気づいて来院した。単純X線所見で骨折を認めた（図5）。シャルコー関節症と診断し，アルフェンスシーネによる固定のみの治療で骨折は治癒したが，以後来院していない。

> **POINTS**
>
> **患者指導は定期的に行う必要がある**
>
> 除圧指導の教育もしくは患者の理解が不足していればすぐに再発する。末梢神経障害は基本的には非可逆的であるため，除圧による予防的治療は生涯にわたって続ける必要がある。

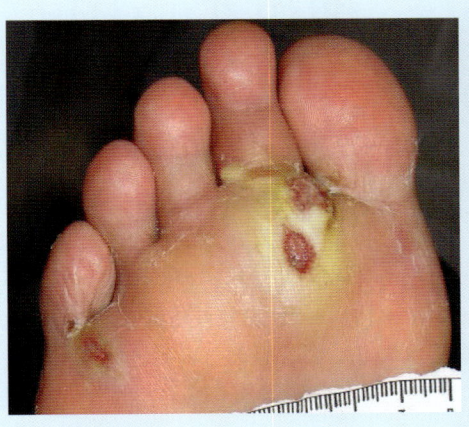

図1 初診時所見
右足底前荷重部に2カ所の潰瘍を認める。潰瘍周囲には胼胝がある。

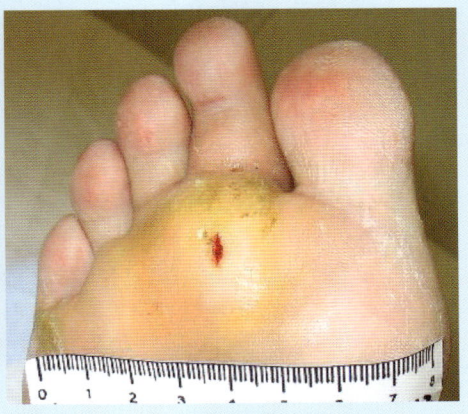

図2 フェルトによる除圧を始めて2週後の状態
潰瘍が縮小している。

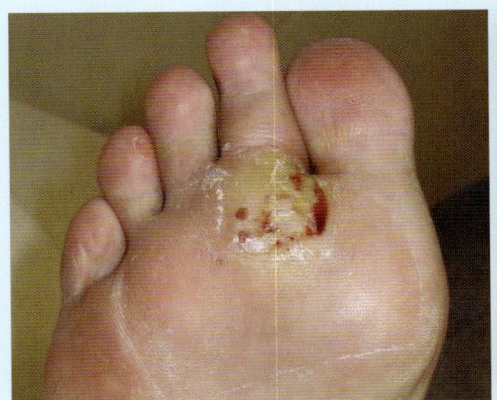

図3 治癒後1週間で再発した状態
再びフェルトを用いて除圧した。

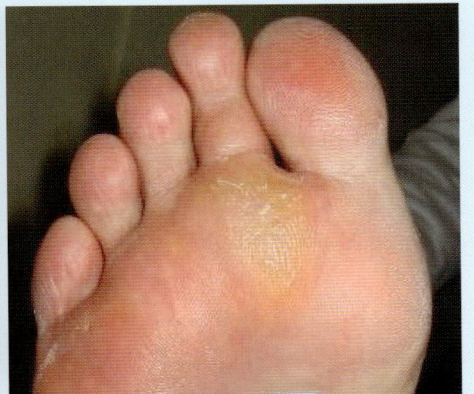

図4 再発が治癒して3カ月の状態
治癒後に足型を採り、足底板を使用して再発を予防した。

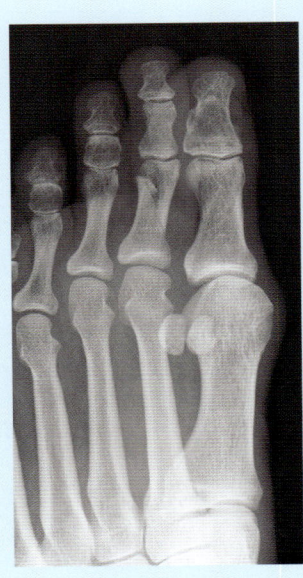

図5 治療後6カ月の骨折の状態
体重負荷した際、第2趾の基節骨骨折を起こした（シャルコー関節症のPatternⅠ：前荷重部）。

Type I

003 感覚神経障害では，創傷の原因がわからないことが多い

■形成外科／糖尿病内科／義肢装具士　■治療期間：1カ月
■Key Word：感覚神経障害　靴擦れ

知覚神経障害があると，いつどこで足を傷つけたか本人がわからないことが多い。血流障害があれば虚血性の痛みがある場合が多いので，創傷ができる前から自覚があるが，血流障害のないType I の場合は，創傷に気づかない。原因の多くは通常，無防備な状態の自宅にある。そうでなければ靴擦れが多い，という印象である。

症例

患者：59歳，男性
病歴：いつ頃からか不明の糖尿病と高血圧で内服治療中である。12年前から糖尿病性腎症のため透析を導入されていた。HbA1cはおよそ7％台を維持していた。1週間前に右第1趾内側に水疱形成ができ，その後，潰瘍化したため受診した。何が原因で水疱ができたか，本人はわからない。
現症：右第1趾内側に皮膚潰瘍がある（図1）。両足趾の知覚麻痺で，両側とも大腿動脈，膝窩動脈，足背動脈後脛骨動脈は拍動を触知できた。

治療方針

保存的治療を行い，予防する。
①デブリードマン（出血の認める深さまで）
②保存的治療
③予防

治療経過

格子状に壊死組織に切開を加え，ゲーベンクリーム®処置を施行し，1回／週に外来受診しメンテナンス・デブリードマンを施行していく計画を立てた。壊死組織が少しずつ取れ，次第に創が収縮し始めた（図2）。
治療後約1カ月で創は治癒し，以後は装具を履き予防に努めた（図3）。

〈メンテナンス・デブリードマンとは〉
外科的デブリードマンの一つであり，最も非侵襲的方法のことである。周囲健常組織を必ず残し，壊死組織の一部を少しずつメスやハサミで切除していくことで，およそ1～2回／週続ける。徐々に肉芽組織に置き換っていく。

POINTS

糖尿病性足潰瘍の最も多いのはType I の神経障害性潰瘍であるが，本来は，予防的処置が治療そのものである

血流障害がないため，治癒・発症を繰り返していると考えられるが，実際に病院受診する人は少ないことが予想される。糖尿病性足潰瘍の治療，予防ともガイドラインでは装具の推奨度が高い。米国の創傷治癒学会のガイドラインでは，装具は，治療も予防もLevel I（推奨度が最も高い）である。

第4章　症例集

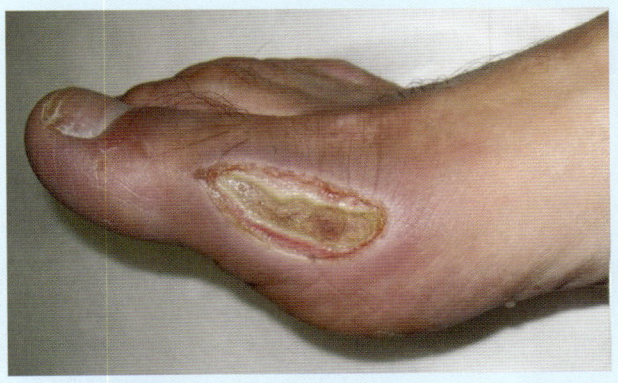

図1　初診時所見
中心部に壊死を伴う潰瘍がある。

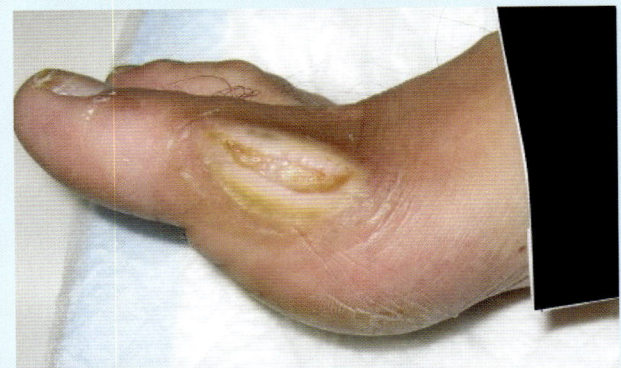

図2　治療開始後2週の状態
創が収縮し始めている。

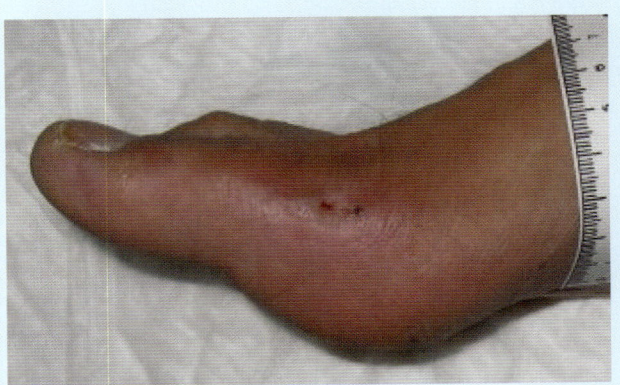

図3　治療開始後約2カ月の状態
屋内用と屋外用の装具を履き予防に努めている。
Hammer toe があり、運動神経障害もある。

参考文献1：Liza Braun, et al: What's new in the literature: An update of new research since the original WHS diabetic foot ulcer guidelines in 2006. Wound Rep Reg 22: 594-604, 2014
参考文献2：Steed DL, et al: Guidelines for the prevention of diabetic ulcers. Wound Rep Reg 16: 169-174, 2008
参考文献3：Steed DL, et al: Guidelines for the treatment of diabetic ulcers. Wound Rep Reg 14: 680-692, 2006
参考文献4：寺師浩人：糖尿病潰瘍治療のガイドライン，糖尿病潰瘍予防のガイドライン．足の創傷をいかに治すか．（市岡滋，寺師浩人 編著），克誠堂出版，東京，2009

TypeⅠ

004 原因不明の時は，生活環境を探る

■看護師／義肢装具士／形成外科／糖尿病内科　■治癒期間：50日
■Key Word：感覚神経障害　生活環境　低温熱傷

TypeⅠの糖尿病性足潰瘍の場合，原因が不明なことがある。その際には，患者の生活環境（特に自宅での生活）に原因が潜んでいることが多い。履き物，低温熱傷，褥瘡などを一つ一つ列挙しながら考え，家族も交えて探ることが必要となる。原因がわからなければ再発する可能性が高いからである。本人と家族に自覚をもってもらうことで，外来初日にわからなくても後になって原因を発見することがある。

症例

患者：71歳，女性
病歴：20年前に糖尿病になりインスリン療法と内服治療中である。2年前から高血圧で内服治療中である。約1カ月前に両側第1趾先端に原因不明の潰瘍ができ，治癒しないため来院した。
現症：両側第1趾内側に潰瘍があった（図1）。疼痛はなく，炎症所見もなかった。足背動脈と後脛骨動脈の拍動を触知できた。5.07モノフィラメントテストは陰性であった。HbA1c=8.0%であった。

治療方針

原因を追究し，フットウェアを調整して保存的治療を行う。
①原因追究と原因除去
②フットウェア調整
③保存的治療
　遅延すればMRIで骨髄炎を精査する。

治療経過

家族を交えて生活環境の中の原因を追究したが最終的にわからず，保護目的で室内履きを作製した。局所処置は，毎日の洗浄とユーパスタ®軟膏塗布を継続してもらい，左は約1カ月，右は50日で創は治癒した（図2）。
その後，転倒による脊椎圧迫骨折で他院に入院し，車椅子生活となり来院しなくなった。臥床時間も長くなった。
約2年後に右第1趾水疱形成のため来院した（図3）。今回は，ホットパック（湯たんぽに類似したもの）を足の部分に置いてあったと家族より原因を教えられた。糖尿病は，HbA1c=6.7%と改善していた。軟膏による保存的治療で治癒した（図4）。

POINTS

TypeⅠの潰瘍は，生活の中に原因が潜む

原因追究には，本人のみならず，必ず家族や介助者も交えて行わなければならない。原因不明のまま局所の治療のみでは予防することはできない。

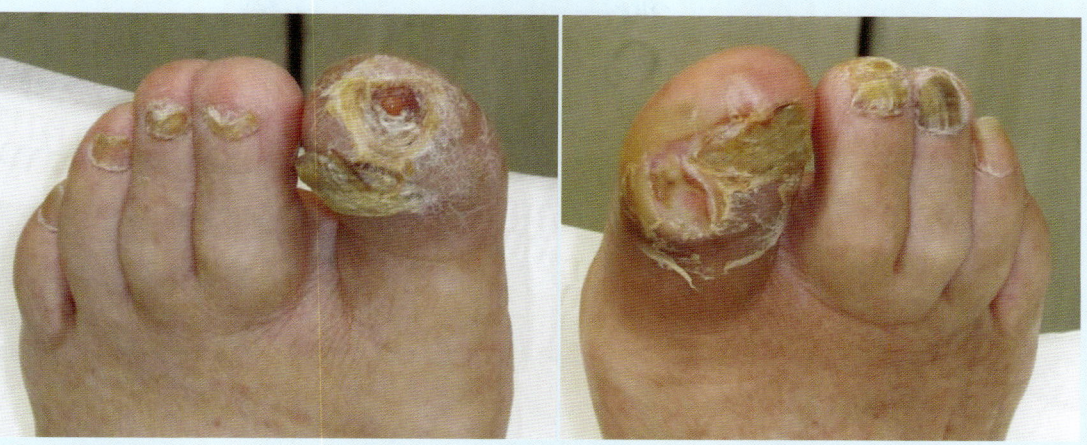

図1 初診時所見
両側第1趾に深達性潰瘍がある．骨には達していない．両側第2, 3趾はHammer toeを呈している．

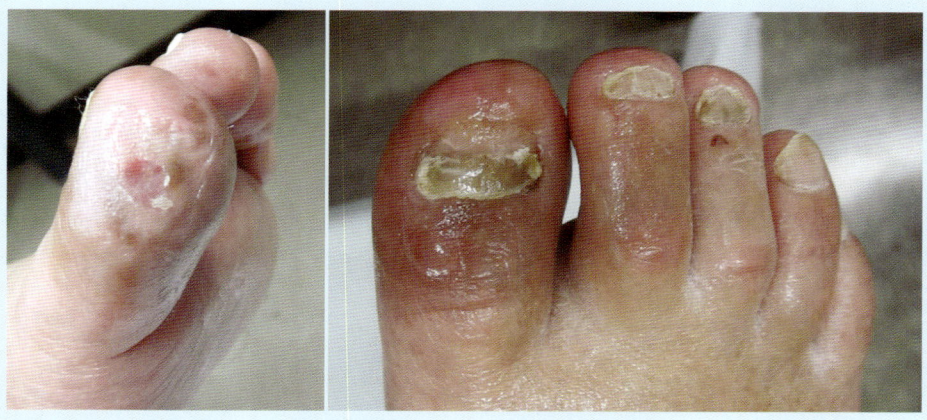

図2 両側とも保存的治療で治癒した状態
保湿につとめている．室内履きで予防した．

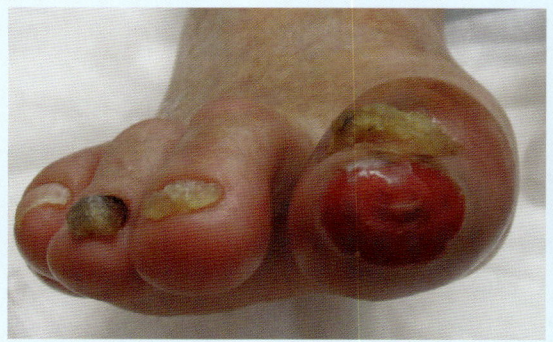

図3 治癒後2年，右第1趾先端の血疱を除去した状態

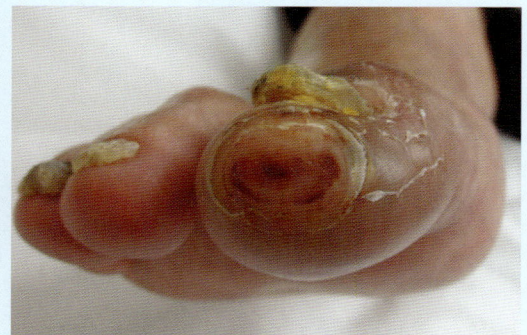

図4 図3の1カ月後
保存的治療で約1カ月後に治癒した．

Type I

005 強直（強剛）母趾は，第1趾底に潰瘍を生じる

■義肢装具士／理学療法士／形成外科／糖尿病内科　■治癒期間：3カ月
■Key Word：強直母趾　感覚神経障害　胼胝下潰瘍　除圧

糖尿病性足病変で外反扁平足や外反母趾が重なると，第1中足趾節関節（MTP関節）の変形性関節症で関節軟骨がすり減り第1趾背屈制限がかかるため，強直（強剛）母趾となりやすい。その結果，踏み返し時の第1趾背屈ができず，第1趾底に胼胝下潰瘍ができやすくなる。

症例

患者：59歳，男性
病歴：数年前から糖尿病のため内服治療中で，第1趾底に潰瘍と感染を繰り返していた。骨髄炎の既往もある。喫煙歴はタバコ40本／日を40年で，配達の仕事をしている。
現症：右第1趾背屈・底屈不可で（図1-a），右第1趾底踏み返し部に胼胝下潰瘍がある（図1-b）。HbA1c=6.9％で，足背動脈と後脛骨動脈は拍動を触知し，末梢血流障害はなかった。5.07モノフィラメントテストは陰性であった。単純X線所見では，第1趾末節骨に融解像とMTP関節の破壊を認める。強直母趾と診断した（図1-c）。

治療方針

除圧と免荷を最優先する。
①フェルトで除圧しロッカーソールサンダル使用で歩行する
②理学療法士による歩行指導
③禁煙指導，清潔指導，創の自己処置指導

治療経過

ロッカーソールサンダルを使用して，配達の仕事中においても，健側脚を前に出さないような歩行で患側の踏み返しを制限する指導を行った。
2週間に1度の外来受診で胼胝を削り，創処置の方法を本人に指導した。創処置は入浴を禁止し毎日の創洗浄とワセリン塗布を続行し，滲出液の多い際にはユーパスタ®を使用した処置へ変更した。
約3カ月で創は治癒し，足の採型をして靴型装具を作製した（図2）。
定期的に単純X線撮影を行い，骨融解像に変化がなかったため骨髄炎はないと判断した。定期的に胼胝を削っている（図3）。（→症例069）

POINTS

神戸分類Type Iでは，"歩く褥瘡"が多い
歩容を見て歩行指導を行い，関節可動域を見て装具を作製する。

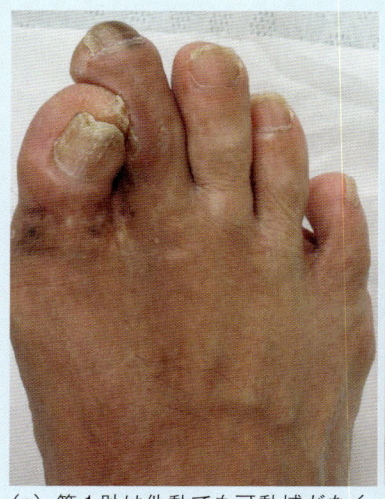

(a) 第1趾は他動でも可動域がなく，第2趾と重なっている。

(b) 第1趾底踏み返し部位に胼胝とblack heelを認める。第1趾は短縮しており，過去に骨髄炎があったことを想起させる。

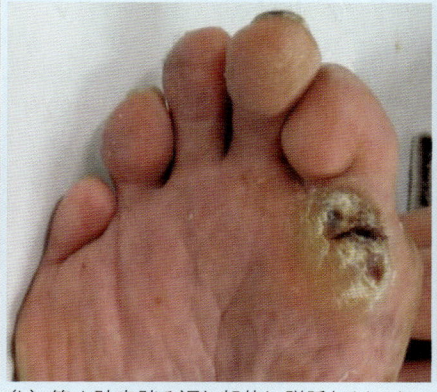

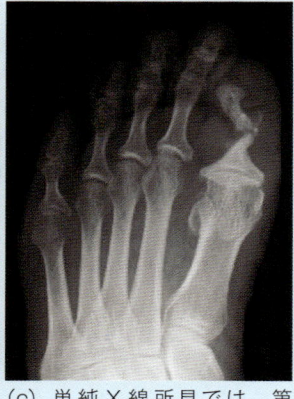

(c) 単純X線所見では，第1MTP関節の破壊と第1趾末節骨の融解像を認める。

図1　初診時所見

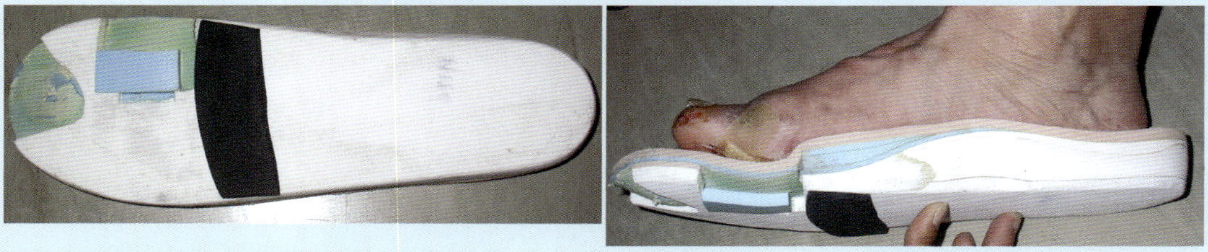

図2　靴型装具
第1趾背屈制限のため，第1趾踏み返し部には，柔らかい素材を使ったインソールを使用している。

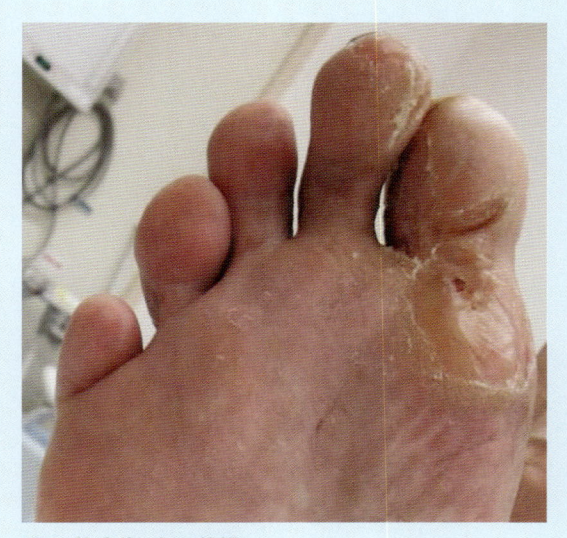

図3　治癒後1年の状態
第1趾底踏み返し部には適切なフットウェアを使用しても胼胝をつくることが多い。定期的な胼胝けずりは必須である。

Type I

006 第5中足骨を失うと内反変形を来たす

■糖尿病内科／形成外科／義肢装具士／理学療法士　■治癒期間：5ヵ月
■Key Word：内反変形　腓骨筋群　除圧　胼胝下出血（black heel）　VSLDN

第5中足骨の近位端には足部外返し機能（外反位）に関与する短腓骨筋と第3腓骨筋が付着しているため，第5中足骨を全切除すると内反変形が必発である。内反変形は足底外側部に胼胝を作り，それが潰瘍発生へと繋がることが多い。このため，できる限り第5中足骨基部を残すように心がける。

症例

患者：57歳，男性
病歴：10年来の糖尿病のため内服およびインスリン治療をしていた。6年前に左足底外側部の潰瘍治療のため，近位で第5中足骨を切除された。いったんは治癒したが，1年前より同部の胼胝から潰瘍が発生した。糖尿病性網膜症にて当院眼科に入院したことを契機に当科へ紹介された。
現症：左足は内反変形が強く，外側部に周囲の胼胝を伴う潰瘍があった（図1-a）。両側とも前脛骨動脈と後脛骨動脈の拍動を触知した。HbA1c=8.2％，CRP=0.12mg/dlであった。単純X線所見にて左第5趾骨は無く，第4趾骨と立方骨は変形・硬化していた（図1-b）。SPPは，左足背/足底=74/89mmHgであった。MRI所見で骨髄炎は認められなかった。冠動脈バイパス術後のためアスピリンを，高血圧のため降圧薬を内服中であった。

治療方針

外来にてフットウェアを用いた除圧でコントロールを行う。治癒しなければ入院させ，デブリードマンで創の新鮮化を図る。
①糖尿病のコントロール
②除圧と歩行指導
③①②にて治癒傾向を示さなければ，入院して治療する

治療経過

除圧と歩行指導を3ヵ月施行したが大きな改善に至らなかったため，入院治療に変更して創の新鮮化を図ることにした。

潰瘍部をピオクタニンで染色し一塊にデブリードマンを施行すると，立方骨が骨膜を残さず完全に露出した。骨表面は不整で硬化が著しかったが，骨ノミにて表面を掻爬すると良好な出血を認めたため開放創のまま手術を終了した（図2）。

その後，局所陰圧閉鎖療法でwound bed preparationを図り，以後2ヵ月の保存的治療にて創は閉鎖した。

外来にて除圧しながら3年間経過をみている（図3）が，時に胼胝下潰瘍を繰り返している（図4）。また，最近verrucous skin lesions on the feet in diabetic neuropathy（VSLDN）を認めたため液体窒素による凍結療法を試みたが，改善していない。

POINTS

糖尿病性足病変に内反変形はつきものであるが，内反を防ぐため第5中足骨基部をできる限り残したい

VSLDNは神経障害のある足に発生しやすいことがわかっているが，極めて難治である。植皮片周囲や，上記のように応力が強くかかる部位に生ずる。

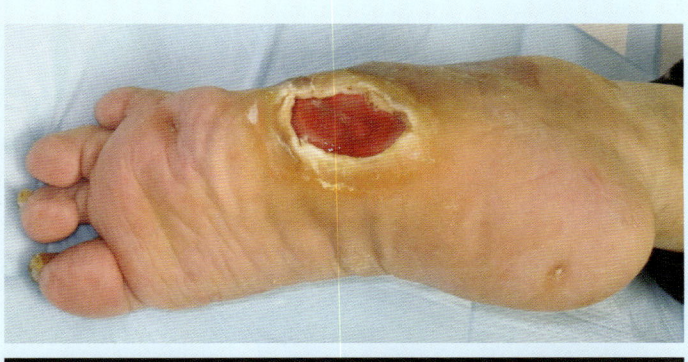

(a) 左足外側の胼胝を伴う潰瘍

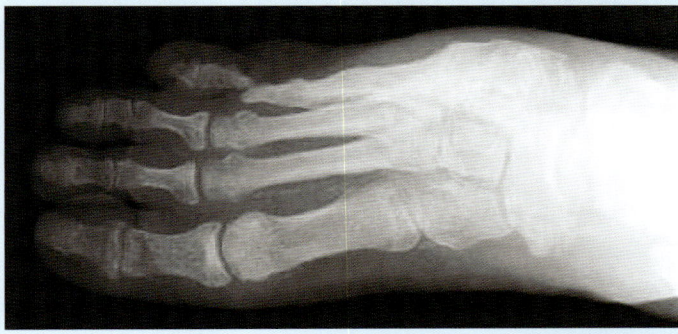

(b) 単純 X 線所見で，第 5 趾骨は無く，第 4 趾骨と立方骨に変形・硬化を認める。

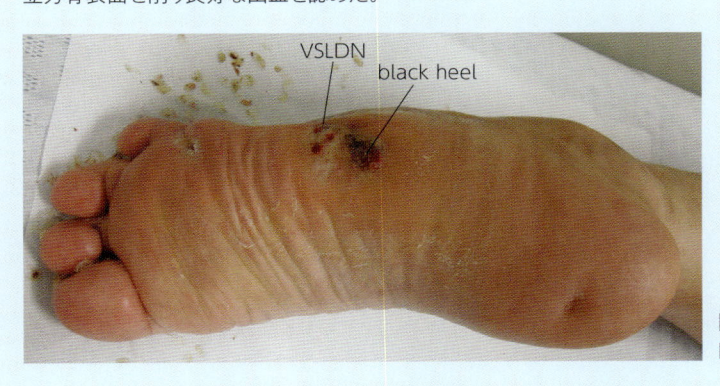

図1 初診時所見

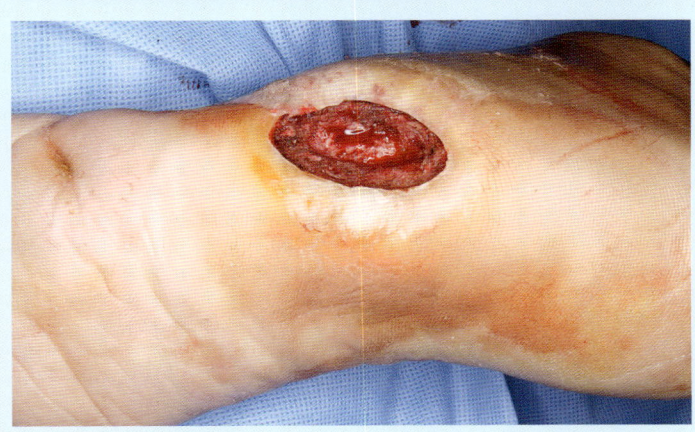

図2 デブリードマン直後の状態
立方骨表面を削り良好な出血を認めた。

VSLDN　black heel

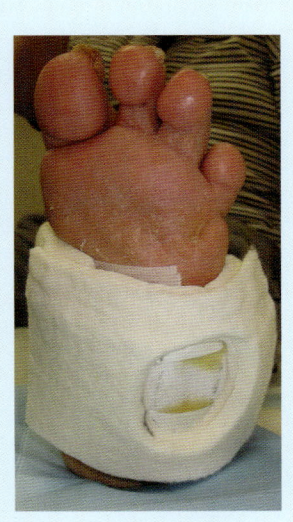

図3 フェルトによる除圧

図4 術後3年の状態
Black heel と VSLDN を認める。

Type I

007 低温熱傷は，時に骨まで壊死となる

■ 形成外科／糖尿病内科　■ 治癒期間：4カ月
■ Key Word：感覚神経障害　低温熱傷　骨壊死　人工真皮

低温熱傷では，熱に対する反射的回避行動を伴わないこと，熱源体の圧迫が加わると循環障害のため熱が籠もり深部障害が増す，などの特徴がある。熱傷は，温度×接触時間で重症度が変わるのでこの意味で「低温」という語は本来正しくない。熱傷を起こす温度の臨界点は44℃と考えられている[1]。

症例

患者：51歳，女性
病歴：数年前より糖尿病のため内服治療していた。下半身不全麻痺もあり，自力移動が困難であった。就寝時に湯たんぽを使用し，翌朝に家人が熱傷に気づいた。治癒傾向がないため受傷後3週に当科へ紹介された。
現症：右第1趾内側面が黒色壊死しており，触診で骨に到達していると容易に判断できた（図1）。右下肢に感覚麻痺があり，足背動脈と後脛骨動脈は拍動が触知できた。

治療方針

壊死深度を判定してから創閉鎖の計画を立てる。
①デブリードマン（出血を認める深さまで）
②人工真皮貼付
③②後に wound bed preparation が整えば，植皮術で創閉鎖

治療経過

受傷後25日に壊死組織を全切除した。骨を削ってようやく出血を認めたため，壊死は骨に達していることが判明した。足趾間関節が2カ所露出したため（図2），人工真皮を貼付して第1回目の手術を終了した（図3）。術後はシーネ固定を施行した。
受傷後50日（人工真皮貼付後25日）では，IP関節がいまだ露出していたため（図4），再度人工真皮を貼付した。
受傷後3カ月で関節と骨の露出がなくなり，創が順調に縮小してきたため（図5），保存的治療で経過観察とし，受傷後4カ月で創が閉鎖した。
結果的に植皮術を要することなく第1趾が温存され，関節機能も保つことができた（図6）。

POINTS

人工真皮は狭い範囲であれば関節の橋渡し効果もある

感覚神経障害は防御反応の低下を招き，下肢の麻痺は熱源からの回避行動を制限する。圧迫は循環障害によるうつ熱発生と阻血による褥瘡も加わり，骨に及ぶ壊死を生じる。湯たんぽは60℃の湯が入っている時，表面温度が44.5℃になるというデータがあるので，長時間の接触で熱傷を受症する可能性がある。他に，電気あんか，カイロ，こたつ，保温便座，電気カーペット，床暖房，パルスオキシメーター，ストーブ，温風ヒーターなどが低温熱傷を引き起こすものとして知られている。

第4章 症例集

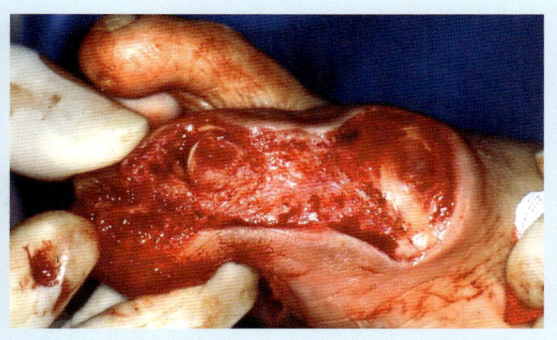

図1 初診時所見
右足内側の壊死を示す。

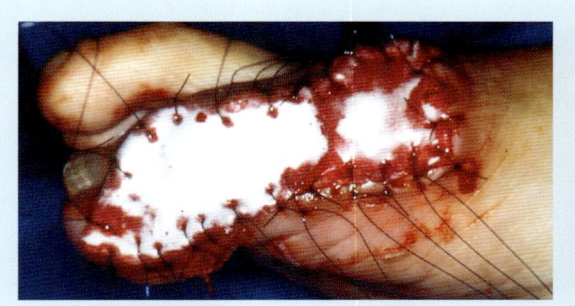

図2 デブリードマン
骨を削って初めて出血した。関節が露出している。

図3 人工真皮の貼付

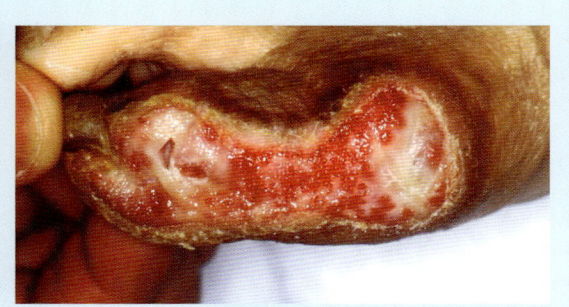

図4 人工真皮貼付後25日
IP関節がいまだ露出している。

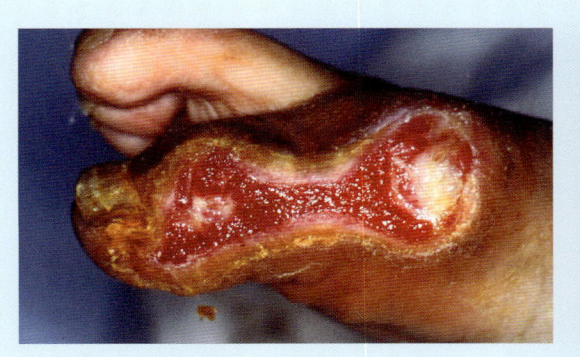

図5 再度人工真皮を貼付後7日
肉芽で骨がほぼ覆われている。

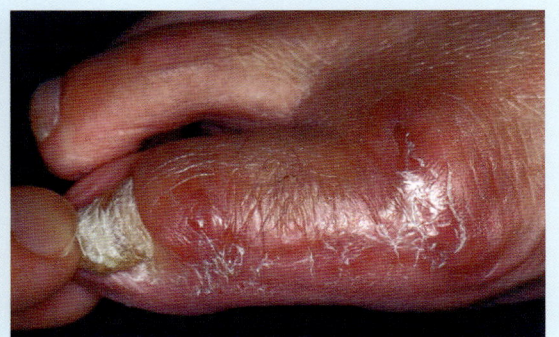

図6 受傷後8カ月の状態
第1趾を温存することができた。

参考文献1：Moritz AR: Studies of thermal injury; The relative importance of time and surface temperature in the causation of cutaneous burns. Am J Pathol 23: 695-720, 1947

Type I

008 フットウェアで治し，予防する

■ 義肢装具士／理学療法士／形成外科／糖尿病内科　■ 治癒期間：約3カ月
■ Key Word：感覚神経障害　低温熱傷　フットウェア　除圧

神経障害性の潰瘍では，足の変形と感覚神経障害を伴う。したがって，治療の基本は歩行時の除圧・分圧である。創傷に対する外用剤や創傷被覆材の使用は二の次と考えるべきである。創傷部に圧が加われば治療していることにはならない。歩行しなければ潰瘍ができないため"歩く褥瘡"と呼んでいる。

症例

患者：49歳，男性
病歴：10年以上前から糖尿病で内服治療中で，9年前から近医で透析をしている。3週間前から，湯たんぽによる低温熱傷のため外用剤治療を続けたが，右第3，5趾と左第2，5趾が潰瘍となり受診した。10年前に左第1趾切断術（詳細は不明），2年前に冠動脈バイパス術を受けている。
現症：右第1趾内側に血疱，右第3，5趾先端と左第2，5趾先端に潰瘍がある（図1）。左2～5趾は内反変形が強く関節可動域が狭い。疼痛や炎症所見はない。両側とも，大腿動脈，膝窩動脈，足背動脈は拍動を触知する。後脛骨動脈の拍動を触知しないが，ドップラー聴診で聴取が可能である。5.07モノフィラメントテストは陰性であった。HbA1c=4.7%と糖尿病のコントロールは良好であった。
画像検査：単純X線所見で骨の変形はあるが破壊像はなく，MRA所見では両側とも後脛骨動脈が閉塞していた。ABIは，右／左=1.22/1.26で，SPPは，右足背／足底=49/68mmHg，左足背／足底=63/63mmHgと，いずれも正常域であった。

治療方針

除圧し創傷治癒を図る。
① フェルトとロッカーソールサンダルによる除圧
② 保存的治療（遅延すれば手術治療も視野に入れる）
③ 創治癒後は予防的装具を装着する

治療経過

外来にて，フットウェアによる除圧とユーパスタ® 軟膏で処置をする保存的治療を行い，約3カ月で治癒した（図3）。湯たんぽの使用を控えるように指示した。

以後，予防的装具で約1年再発はなかったが受診が途絶えた。

POINTS

家屋内に低温熱傷を引き起こす材料は多い。それに気づくことは重要である

すでに確立された神経障害は非可逆的で，変形の進行を助長する。変形の進行は，外傷の機会を増すことにもなる。

第4章 症例集

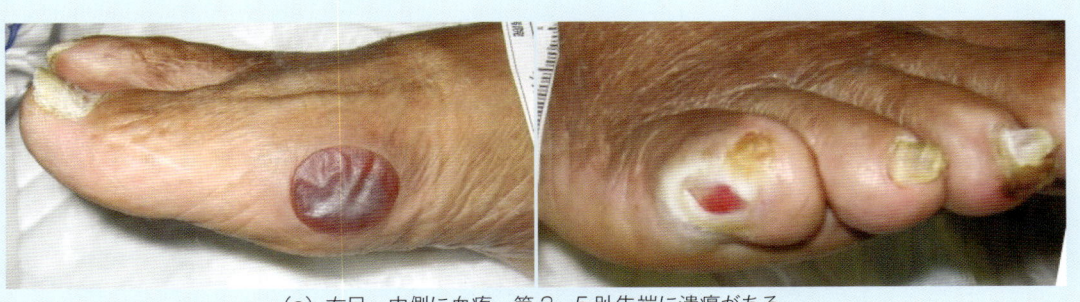

(a) 右足。内側に血疱，第3，5趾先端に潰瘍がある。

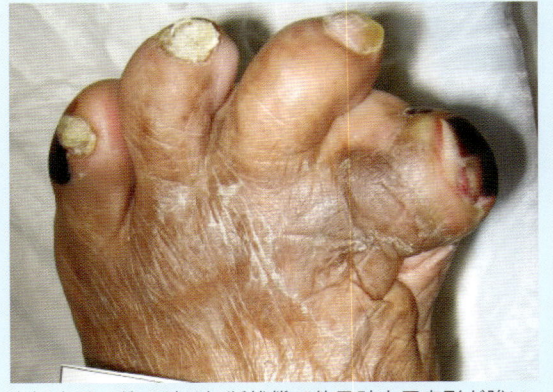

(b) 左足。第1趾は切断状態で他足趾内反変形が強い。
第2，5趾先端が黒色化している。
図1 初診時所見

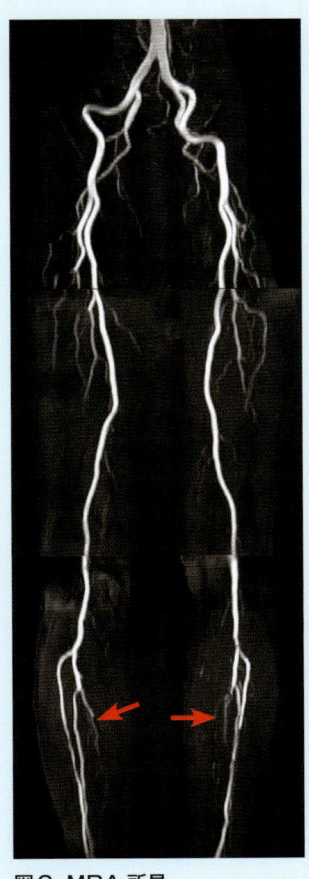

図2 MRA所見
両側とも後脛骨動脈のみ閉塞がある（→）が，他部位には狭窄も閉塞もない。

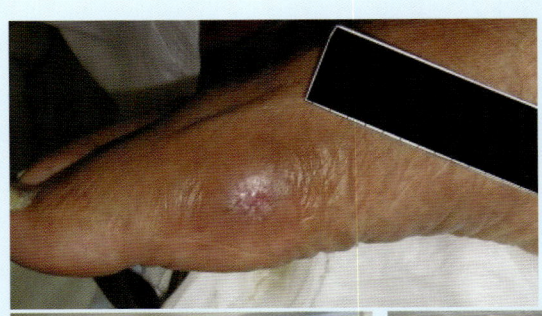

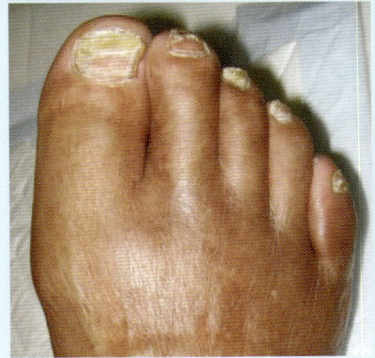

(a) 右足　　　(b) 左足
図3 保存的治療開始後3カ月

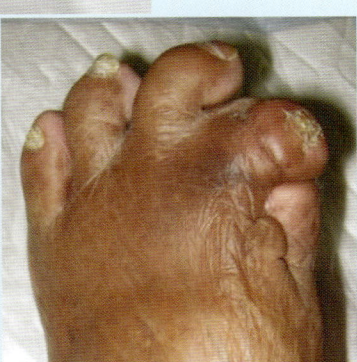

Type I

009 安全靴，靴の中では要注意！

■義肢装具士／形成外科／糖尿病内科　■治癒期間：30日
■Key Word：感覚神経障害　安全靴

仕事で安全靴を履く場合，周囲の落下物からは足を守っていることになるが，靴の中の足趾の状態には要注意である。サイズが足に合っていないと，硬い靴の中で足がずれて一方向ばかりに寄ることで一定箇所に圧がかかりやすい。長期間にわたり圧が加わることになり，潰瘍（褥瘡）が発生しやすい環境にある。

症例

患者：58歳，男性
病歴：数年前から糖尿病のため内服治療中である。セメントを扱う企業で働いていたため，日常的に安全靴を履いている。数日前に右第1趾先端の潰瘍に気づき，治癒しないため来院した。
現症：右第1趾先端に壊死が付着した潰瘍があり，その中に金属が埋入していた（図1-a）。疼痛はなく，炎症所見もなかった。足背動脈と後脛骨動脈の拍動は触知可能であった。また，5.07モノフィラメントテストは陰性であった。HbA1c=6.9%であった。
画像検査：MRI所見では，STIR像で骨髄浮腫と診断したが骨髄炎の可能性も残していると判断した（図1-b）。

治療方針

異物を除去してフットウェアを調整して保存的治療を行う。
①異物と壊死組織除去
②フットウェア調整
③保存的治療（遅延すれば骨掻爬を検討）

治療経過

異物を用手的に除去し鋭匙で壊死組織をデブリードマンしたところ，骨の露出を認めなかった。また，単純X線所見では他の異物の存在は認められなかった。安全靴を持参してもらい，インソールの調整が可能か否かを義肢装具士に相談したところ，toe box（靴の先端部分）が狭いために不可能と判断されたため，セミオーダータイプの靴を作製した。また，仕事以外の時にはロッカーソールサンダルを使用して第1趾先端に圧がかからないようにした。

局所治療では，壊死組織を除去した後，ユーパスタ®軟膏を使用した処置を継続し，順調に創が縮小したため骨髄炎はないと判断した。約2週間後にアクトシン®軟膏に変更した（図2）。初診から約1カ月で治癒した。

以後は保湿のため白色ワセリンを塗布している。仕事では今回作製した靴を履き，再発を認めない（図3）。

POINTS

安全靴は外から足を守るために硬く重く作られている。このため靴の中では足に対して悪影響を及ぼすこともある

Type Iの潰瘍治療の大原則は，除圧のための足底板や靴の調整である。潰瘍治療のために大きなサイズの靴を推奨する医療者を時に見かけるが，靴の中で足がずれて一方向によるので逆効果である。

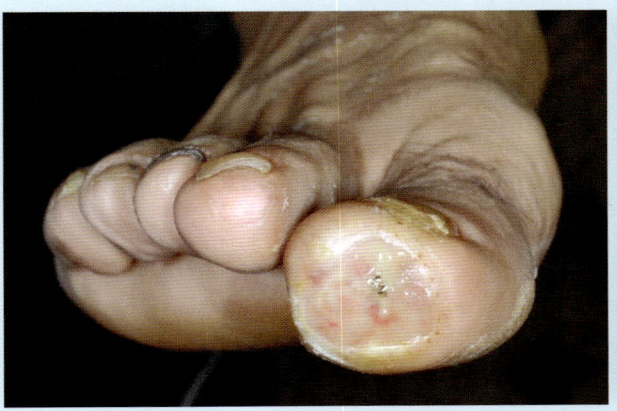

(a) 第1趾先端に表面に壊死組織の付着した潰瘍がある。中心部には金属片が見える。

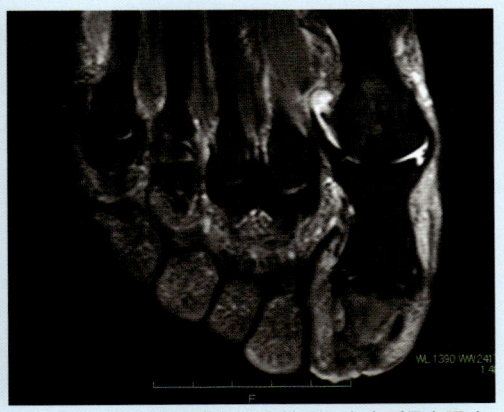

(b) MRI所見（STIR像）で末節骨に炎症所見を認め，骨髄浮腫と判断した。MTP関節には液の貯留があり，関節症性変化を認める。

図1　初診時所見

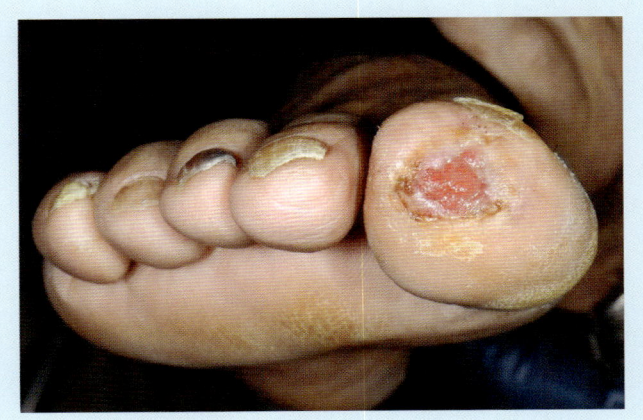

図2　治療開始後約2週の状態
潰瘍は良好な肉芽面で覆われた。

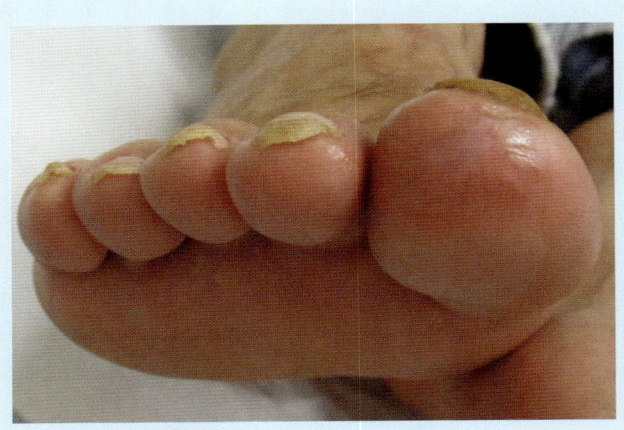

図3　治療開始後約1カ月の状態
第1趾先端は治癒している。白色ワセリンで保湿している。

Type I

010 感覚神経障害の患者は，外傷に気づかない

■ 形成外科／義肢装具士　■ 治癒期間：1カ月
■ Key Word：糖尿病性水疱　靴　足底板

Type I の神経障害のうち，感覚神経障害では小さな外傷に気づかないことが多い。また，視神経障害や網膜症などの視覚障害が，発見を遅らせる傾向にある。そのことを充分に理解して患者教育を行う必要がある。毎日の足の観察・確認を自身で行う習慣を身につけてもらう。

症例

患者：54歳，男性
病歴：5年前に糖尿病を指摘されたが放置していた。鉄工所に勤務している。安全靴を履いて，一日中働き靴を脱ぐと水疱が生じていた。疼痛がないため放置していたが，治癒しないため来院した。
現症：両側の足背部に，複数箇所皮膚壊死がある（図1）。疼痛はない。炎症所見はない。足背動脈，後脛骨動脈は拍動触知が可能であった。5.07モノフィラメントテストは陰性であった。典型的な糖尿病性水疱と診断した。他に糖尿病性網膜症，硝子体出血の既往がある。

治療方針

デブリードマンと植皮を行う。
①デブリードマンと植皮術
②靴の調整

治療経過

全身麻酔下にデブリードマンと分層植皮術を施行した。
術後の管理：安全靴は元来，患者の足に合わせたものではないが，勤務のためには必需品である。安全靴を外来に持参してもらい，靴の中でズレを生じさせないように安全靴用足底板を作製した。
ところが，月1回の外来受診で，自身の足底皮膚と足底板に小さな鉄くずが突き刺さっていることを発見して，受診の度にこれを除去しなければならなかった（図2, 3）。現在では，毎日靴を脱ぐ時に自身で足底板を取り出してチェックするようにした。時に，食い込んでいる鉄くずを発見することがある。

術後6年を経過して再発はない（図4）。

POINTS

足底板は，必ず患者自身に毎日取り出してチェックさせる！

Type I の潰瘍治療は難しくないことが多いが，予防的措置を施すには，患者個人の生活様式まで入り込まなければ解決しないことが多い。予防が治療の根幹である。足底板はそのための強力な手段である。通常，靴の中に異物があればその場で取り出すが，糖尿病性神経障害のある患者は気づかない。靴の中の異物によって新たな外傷をつくらないよう，足底板は毎日取り出して確認させる。

第4章 症例集

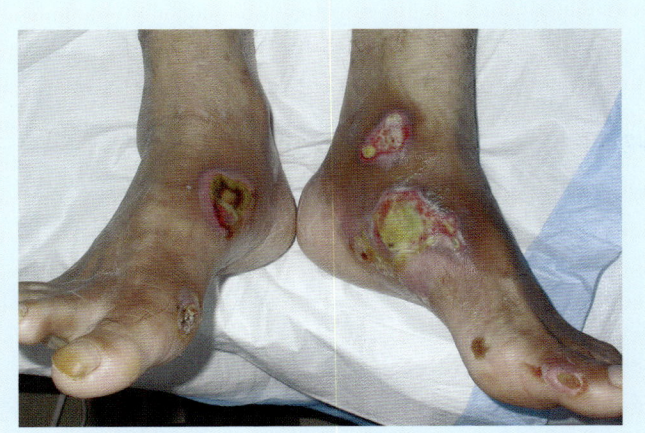

図1 初診時所見
両側足背部に皮膚壊死がある。(受傷後10日)

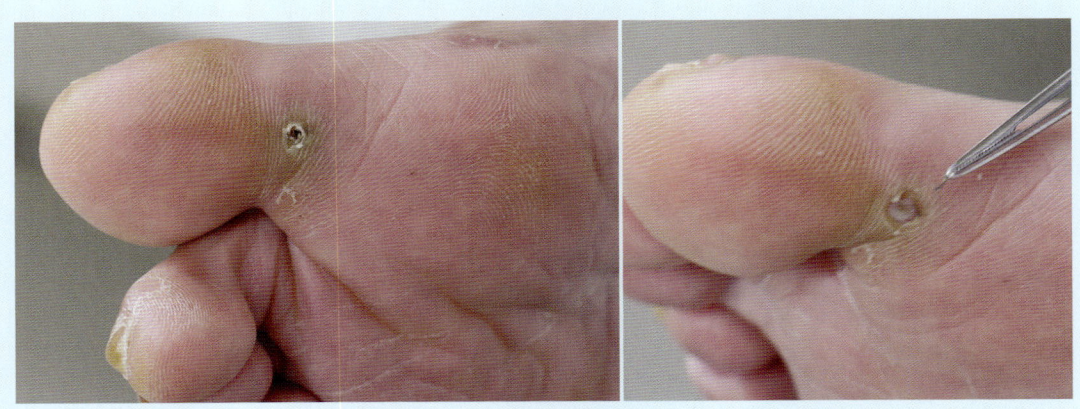

図2 第1趾の外傷
第1趾底に小病変があり硬いものが触る。鑷子で引っぱると鉄くずが除去された。

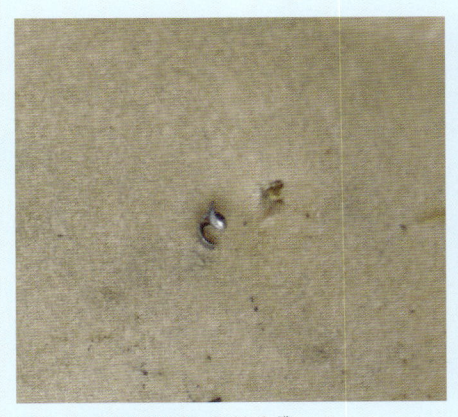

図3 足底板に刺さった鉄くず
毎日足底板を確認しなければ，毎日鉄くずが足底に突き刺さることになる。

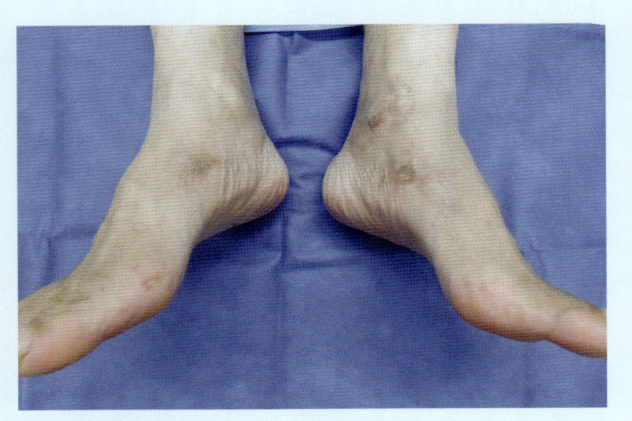

図4 植皮術後約2年の状態

TypeⅠ

011 典型的なシャルコー関節症

■形成外科／義肢装具士　■治癒期間：2カ月
■Key Word：シャルコー関節症　自律神経障害　除圧　フットウェア

　TypeⅠの神経障害のうち，自律神経障害の結果生じる代表的病態にシャルコー関節症がある。これは，もともと人間の足底に多く分布する動静脈シャント（A-Vシャント）の不全により血流の分布異常が生じ，骨の血流が上昇（骨の温度上昇）することから骨・関節が破壊されている状態である。軽度であれば捻挫（靱帯損傷），重度であれば複雑骨折を起こし足が変形する結果となる。PADを合併している患者には起こらない，典型的なTypeⅠである。もしPADを合併している症例であれば，急性シャルコー関節症が生じた時点ではPADを合併していなかったと判断できる。

症例

患者：60歳，女性
病歴：7年前から糖尿病で，3年前から透析を行っている。糖尿病を指摘された頃に右足が徐々に変形してきた。4年前から右足底部に胼胝を認め，1年前から同部に潰瘍も認めるようになった。近医で外用剤治療を続けていたが治癒しないため当科を受診した。
現症：右足底土踏まず部に皮膚潰瘍がある（図1）。右足底土踏まずが消失し隆起している。中心部に胼胝を伴う皮膚潰瘍を認める。疼痛や局所炎症所見はない。拍動触知は足背動脈，後脛骨動脈とも可能であった。5.07モノフィラメントテストは陰性であった。
　典型的な慢性期シャルコー関節症と診断した。他に3年前に白内障，20年前から高血圧で内服治療中であった。

治療方針

除圧を優先する。
①フェルトによる除圧
②洗浄とヨード含有軟膏による処置
③治療後には特殊靴を作製する

治療経過

　ロッカーソールサンダルで踏み返し動作を制限し，フェルト貼付で除圧した（図2）。潰瘍部分には感染予防のためカデックス®軟膏を塗布し，ガーゼは薄めとして毎日の創部洗浄とガーゼ交換を指導した。約2カ月で創傷は治癒した。その後，足型を採型し足底板を作製した。
　初診から5年の現在，約3カ月の間隔で胼胝けずり（図3）とフットウェアチェック（図4）を行っており，潰瘍の再発はない。

POINTS

変形した足には除圧具が必需品である

外用療法が治療の主体ではない。現在，本邦ではいまだ足変形に対する手術は一般的ではない。将来的には，再発予防手術も考慮していかなければならない。

第4章 症例集

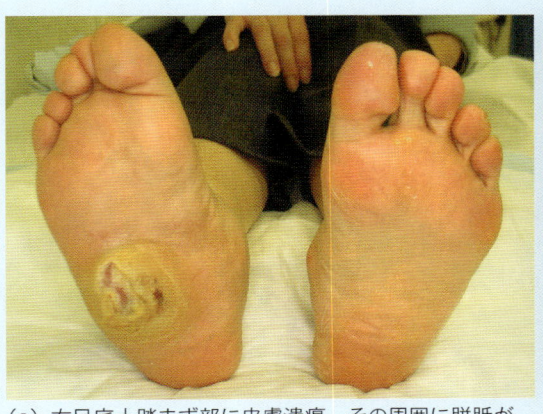

(a) 右足底土踏まず部に皮膚潰瘍，その周囲に胼胝がある。

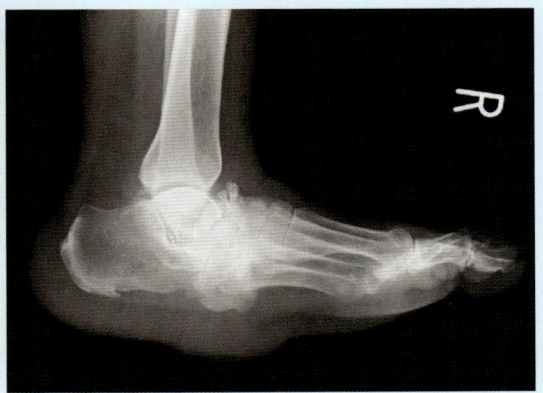

(b) 単純X線所見では，足根骨部の骨・関節が破壊されているのがわかる。また，同部が下方に隆起している。

図1　初診時所見

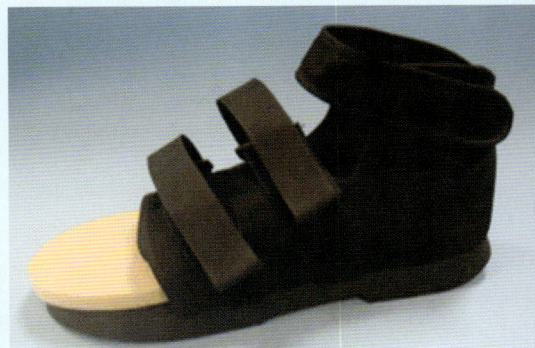

使用したロッカーソールサンダル

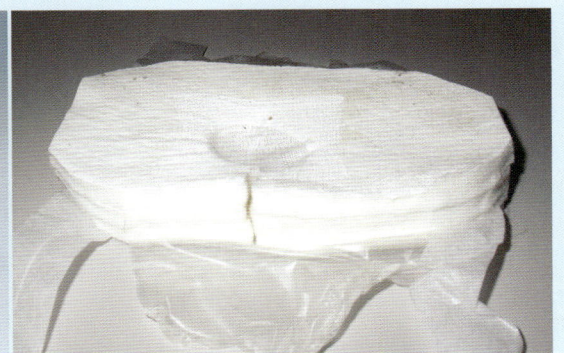

土踏まず部にあてるフェルト

図2　フットウェア

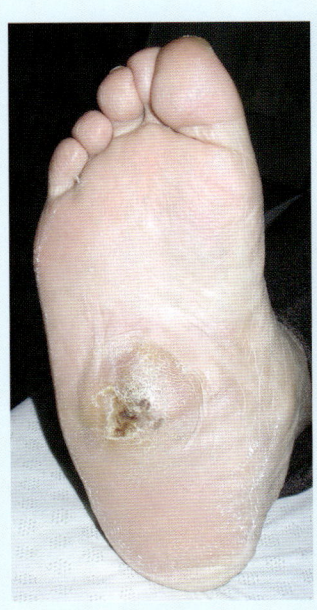

図3　治療開始後5年
右足底土踏まずに胼胝がある。3ヵ月で発生する。外来で定期的に削っている。

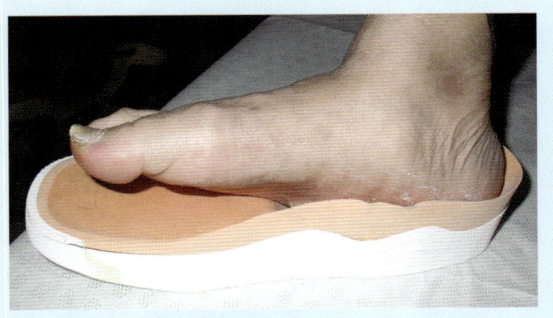

図4　フットウェアチェック
フットウェアは消耗品である。定期的に確認し，メンテナンスを行うことが大切である。

Type I

012 立位の単純X線所見を参考にする

■義肢装具士／形成外科　■治癒期間：90日
■Key Word：シャルコー関節症　感覚神経障害　立位単純X線所見　除圧

単純X線所見で，立位と非立位の違いを見ることを推奨する。立位像にて足底のどの部分に集中して圧がかかっているのか想定できる。

症例

患者：58歳，女性
病歴：数年前から糖尿病のためインスリン治療中である。3年前に白内障に罹患した。2年前に右下腿「蜂窩織炎」と診断され，その後に近医整形外科にて「右中足足根関節脱臼」と診断を受け装具を作製されていた。右足底部に潰瘍ができ近医皮膚科で軟膏治療を受けたが治癒しないため腎臓内科から当科を紹介された。
現症：右足底の土踏まずが隆起し胼胝とその中心が潰瘍化していた（図1-a）。疼痛はなく，炎症所見もなかった。足背動脈は拍動を触知できなかったが，ドップラー聴診で動脈音が聴取可能であった。後脛骨，膝窩，大腿動脈は拍動を触知することができた。また5.07モノフィラメントテストは陰性であった。HbA1c=7.2%。左足には潰瘍化は見られないが変形が強く，右足同様に土踏まずに胼胝を生じていた（図2-a）。足の変形から両側シャルコー足と臨床診断した。
画像検査：単純X線所見（立位，非立位）から両側シャルコー関節症と確定診断（図1-b，2-b）し，同時に潰瘍のある右足のMRI撮影を行った結果，骨髄炎の可能性が高いと判断した（図1-c）。

治療方針

除圧し創傷治癒を図る。
①フェルトとロッカーソールサンダルによる除圧
②保存的治療（遅延すれば立方骨掻爬を検討する）
③予防的装具の使用

治療経過

除圧とユーパスタ®軟膏を使用した保存的治療にて治癒し，結果的に骨髄炎を否定した（図3）。

POINTS

立位単純X線所見は必須である
骨変形に対する手術的治療が今後の課題である。

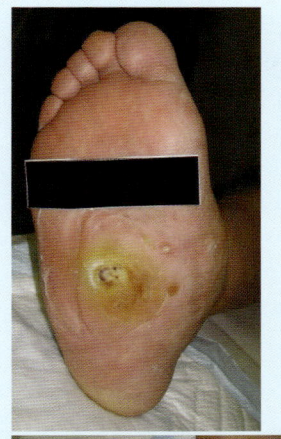

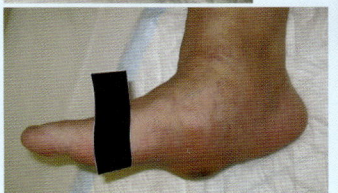

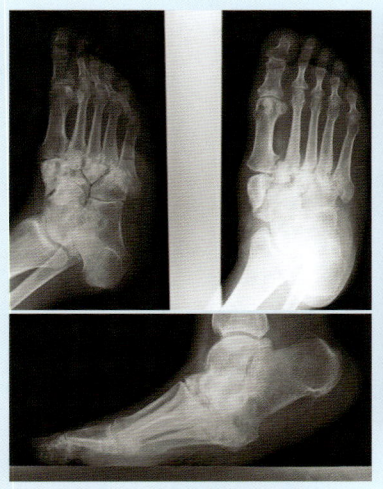

第 4 章 症例集

(b) 単純 X 線所見立位像で、凸の立方骨を示す。

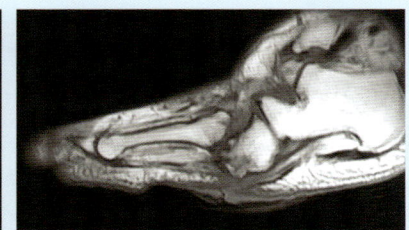

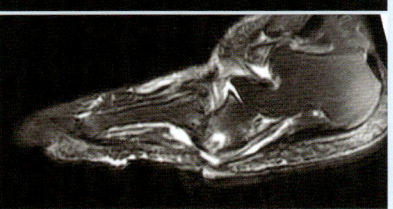

(c) MRI 所見の T1, T2 強調像にて立方骨の骨髄炎が疑われた。

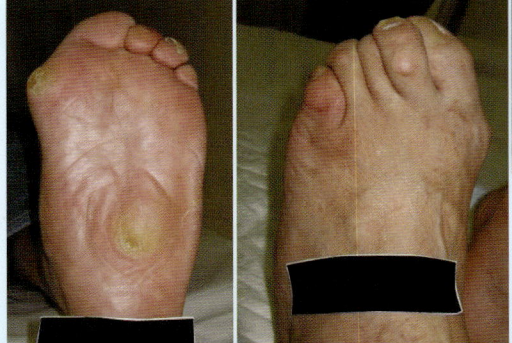

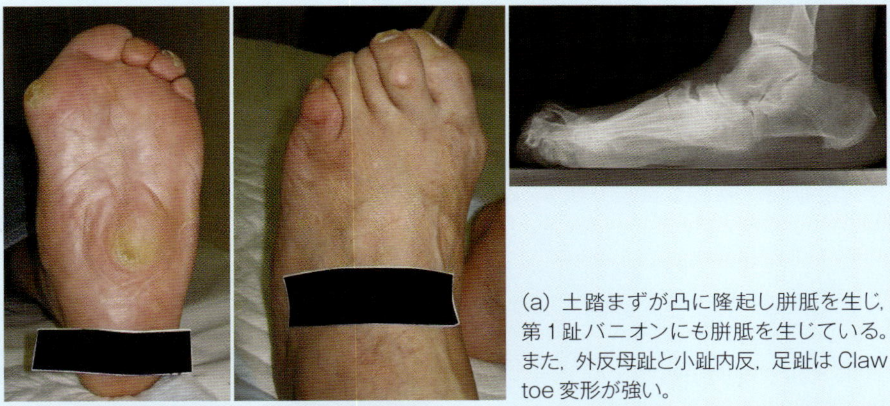

(a) 土踏まずが凸に隆起し、胼胝と潰瘍を呈していた。側面像で、臨床的にシャルコー足と判断した。

図1 初診時所見，右足

(a) 土踏まずが凸に隆起し胼胝を生じ、第1趾バニオンにも胼胝を生じている。また、外反母趾と小趾内反、足趾は Claw toe 変形が強い。

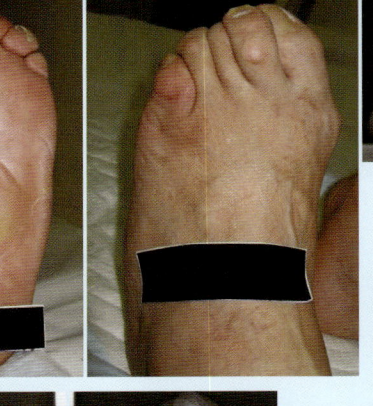

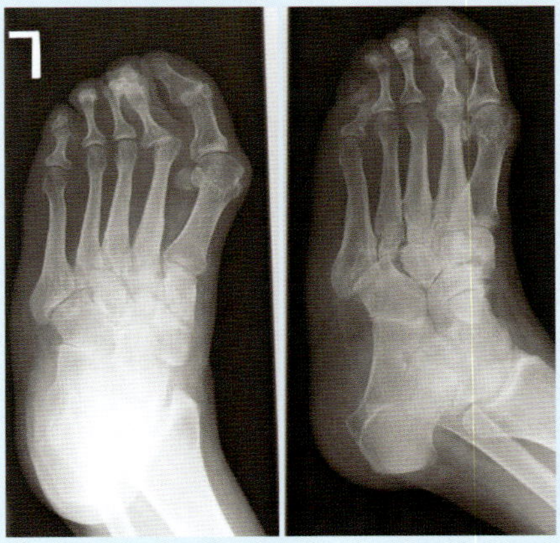

(b) 単純 X 線所見立体像
楔状骨と舟状骨のラインのずれを認める。
図2 初診時所見，左足

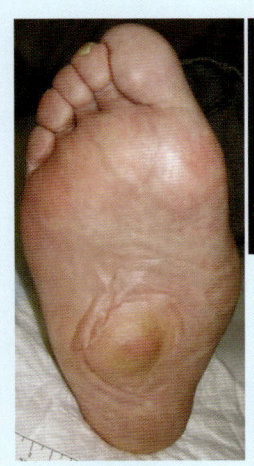

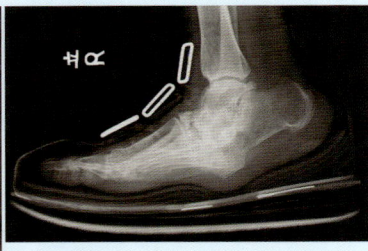

図3 治癒後1年の右足の状態
予防靴をはいて撮影した単純 X 線所見。除圧ができていることがわかる。

39

Type Ⅰ

013 体重負荷を考慮する

■義肢装具士／形成外科／理学療法士　■治療期間：さまざま
■Key Word：体重負荷　減量　シャルコー関節症　感覚神経障害　立位単純X線検査　除圧

Type Ⅰの場合，比較的若く活動性の高い患者が多いため，体重負荷を考慮しなければならない。特に，足趾切断を加えると単位面積あたりの足底への圧力が増す。体重の減量が効果的な予防治療の一つとして挙げられる。

症例

患者：51歳，男性
病歴：症例054からのつづき。治癒後約4カ月で外来経過観察中に熱湯を浴び，右足背部に熱傷を受傷した（図1）が，約1カ月の保存的治療で治癒した。術後約1年で第3趾がHammer toe変形を呈するようになり，第3趾中足骨遠位（踏み返し）部に胼胝が生じた。繰り返し削っていたが，その後約1年6カ月のあいだ受診しなかった。第3趾中足骨遠位部に潰瘍ができ骨髄炎となり再来した（図2）。

治療方針

骨髄炎に対しては趾列切断を施行する。治癒後は除圧に努める。
①MRI撮影し適切なレベルで趾列切断
②再度足型を採り予防的フットウェアを作製
③再発防止のため定期的な通院を徹底させる

治療経過

第3趾趾列切断術を拒否したが，約2週間後に緑膿菌による感染症となった。それでも入院を拒否したが治癒傾向に至らず，再来院から約40日後に入院して手術を施行した（図3）。
趾列切断後は開放創とし，局所陰圧閉鎖療法を行って入院期間40日で治癒した。予防的フットウェアを作製した（図4）。
約1年後に第1趾基部の変形に気づき，単純X線所見にてシャルコー足と診断した（図5）。この時に体重が120kgとなっていた。体重負荷が発症に関与していると考え，患者に減量を提案し，以後足の変形再発を認めない。その後は適切なフットウェアを履き定期的観察を行い，体重も100kg未満である。HbA1cは，7.4〜8.0％を推移している（図6）。
その約2年後，餃子を踏んでいることに気づかず，左足にも熱傷を受傷した（図7）。浅達性Ⅱ度熱傷であったため，外用療法による保存的治療で治癒した。

POINTS

**若い糖尿病患者では
体重負荷が足にかかりやすい**
足の変形が進むにつれフットウェアを作り替える必要がある。

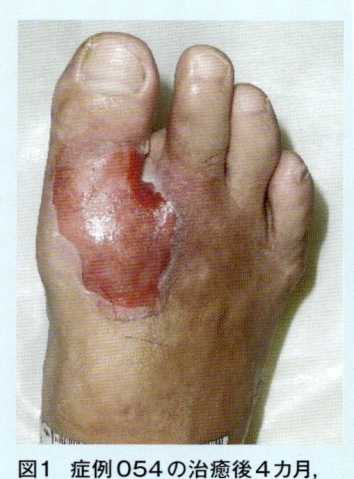

第4章 症例集

図1 症例054の治癒後4カ月，熱傷時の状態
足背部にⅡ度熱傷がある。

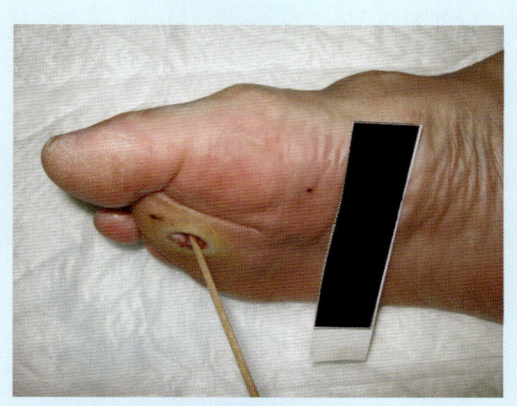

図2 症例054の治癒後2年6カ月
ゾンデ法にて第3中足骨骨頭に当たっていた。

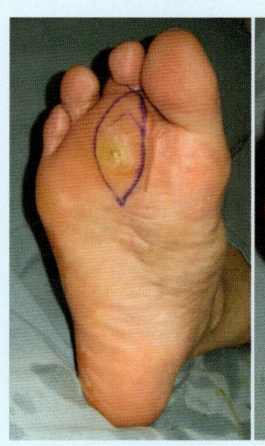

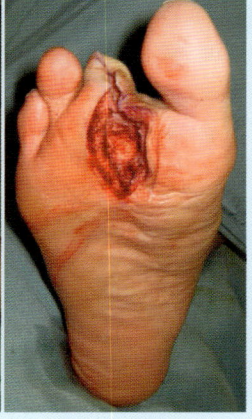

図3 受傷後40日の第3中足骨趾列切断術
開放創とした。

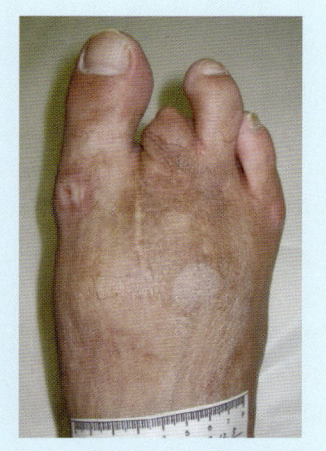

図4 術後40日で治癒し，治癒後約3カ月の状態

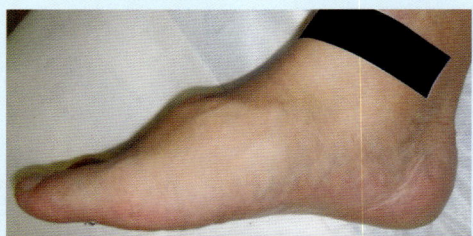

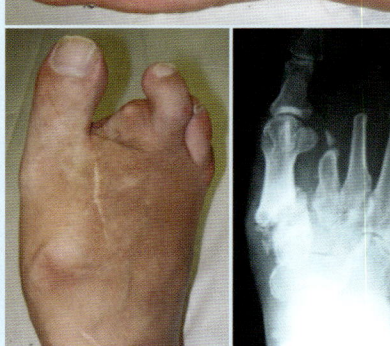

図5 治癒後約1年，シャルコー関節症

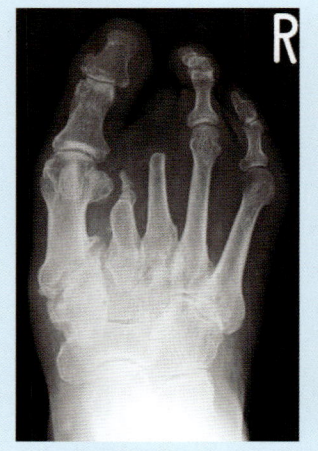

図6 治癒後約2年の単純X線所見

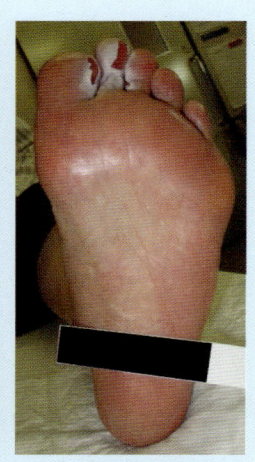

図7 右足治癒後2年，左足に受傷した熱傷

41

Type I

014 通院が途絶えた時が, 危険である

■糖尿病内科／形成外科／義肢装具士／理学療法士　■治癒期間：6カ月
■Key Word：教育　感覚神経障害　除圧　フットウェア

末梢神経障害を持つ患者には教育が難しい。除圧の重要性を説明しても理解し実行してもらうのが困難なことが比較的多い。特に若年男性に多い印象である。通院を続ける必要性があるが, 途絶えた時が危険信号である。

症例

患者：48歳, 男性
病歴：いつ頃から糖尿病かは不明である。近医糖尿病内科でインスリン治療を受けていた。両側足底外側に胼胝と潰瘍を繰り返して治癒傾向にないため受診した。
現症：両側足底の前荷重踏み返しの外側部分に潰瘍と周囲の胼胝がある（図1-a）。疼痛や炎症所見はない。また両側内反足である（図1-b）。両側とも大腿, 膝窩, 後脛骨動脈の拍動を触れる。足背動脈は拍動を触れないがドップラー聴診にて聴取可能である。5.07モノフィラメントテストは陰性であった。HbA1c=7.6%, CRP=1.17mg/dl。SPPは, 右足背/足底=44/92mmHg, 左足背/足底=88/74mmHgであった。
画像検査：単純X線所見で異常所見はない。

治療方針

除圧し創傷治癒を図る。
①フェルトとロッカーソールサンダルによる除圧
②保存的治療
③治癒後は, 予防的装具を使用して歩行

治療経過

除圧とユーパスタ®軟膏による保存的治療を開始したが, 患者がフットウェアの装着を嫌い創治癒は遷延した。それでも, 約6カ月の通院で潰瘍は治癒した。予防的装具を製作したが, 頻繁に再発を繰り返す傾向にあり, 治癒後約1年通院したのち受診が途絶えた。

2年ぶりに受診した際には, 潰瘍から骨髄炎を起こし（図2）, すでに他院にて左第5趾の趾列切断術を受けた後であった。

その後は約1年間, 来たり来なかったりの通院を継続しているが, タバコは止められず予防的装具を履かない時も頻繁にある。

POINTS

外来通院が途絶えた時に潰瘍が悪化傾向にあることが多い

自覚を持たない患者への教育的指導は大きな課題である。今後, 足の変形に対する潰瘍発生予防には, 末梢運動神経障害やAGE沈着による内反足, アキレス腱短縮に対する予防的腱延長術などの潰瘍発生予防手術が期待されているが, 充分な教育的指導の元で施行されなければならない。教育的指導については, 認定看護師や糖尿病療養指導士に期待したいところである。

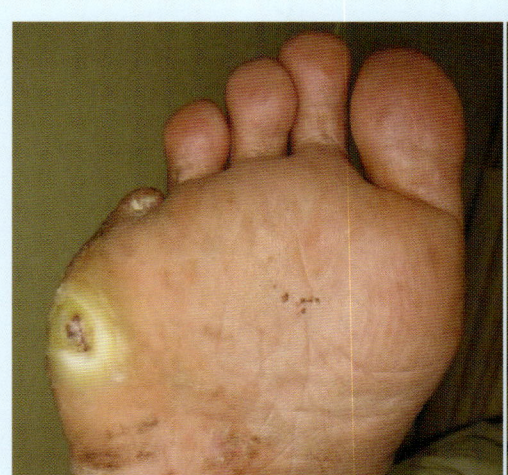

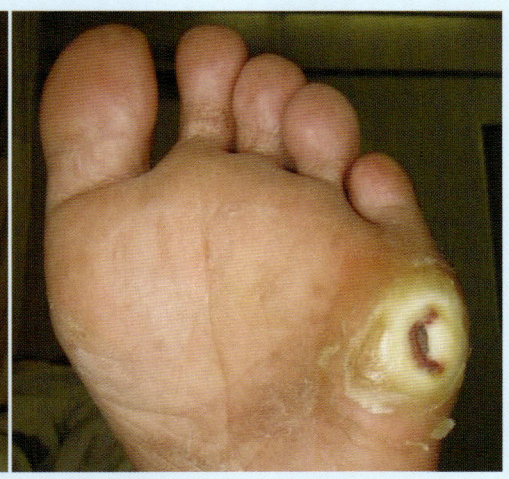

第4章 症例集

(a) 両側足底外側に胼胝を伴う潰瘍があり，右側は第5趾が足底側から見にくい。
(b) 両側とも腓骨筋群が弱く内反気味である。 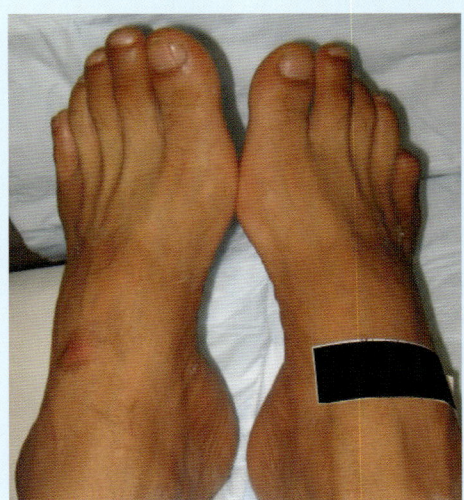

図1 初診時所見

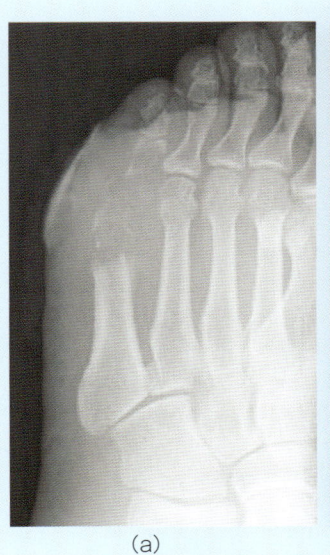

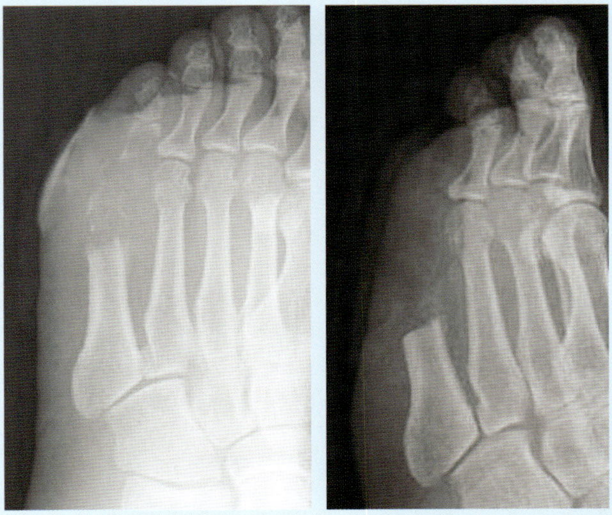

(a) 術前で第5基節骨と中足骨の骨髄炎による骨破壊像がよくわかる。
(b) 術後は外側と底側に斜めに骨を切っているのがわかる。

図2 第5中足骨趾列切断前後の単純X線所見

Type I

015 糖尿病の運動療法は，適切なフットウェアで行う

■糖尿病内科／形成外科／義肢装具士／理学療法士　■治療期間：3週間+∞
■Key Word：教育　運動療法　シャルコー関節症　感覚神経障害　除圧　フットウェア

糖尿病の運動療法において，適切なフットウェア装着で行わなければ潰瘍は必発である。このことは糖尿病内科の教育入院において，運動療法を薦めると同時に「適切なフットウェアを履いて」の文言を入れてほしいと感じている。

症例

患者：39歳，男性
病歴：10年前から糖尿病で内服治療中であるが，HbA1cは常に10%台であった。2年前から両足底は痺れている。1カ月前から右足底の亀裂があったが疼痛もなく放置していた。糖尿病内科での教育入院を契機に受診した。中学生から高血圧で，両親とも糖尿病である。
現症：右足底の前荷重部踏み返し部分に潰瘍と周囲の胼胝がある（図1）。疼痛や炎症所見はない。主要下肢動脈は拍動を触れる。5.07モノフィラメントテストは陰性であった。
画像検査：単純X線所見ではシャルコー関節症を認めない。

治療方針

除圧し創傷治癒を図る。
①フェルトとロッカーソールサンダルによる除圧
②保存的治療
③治癒後は，予防的装具を使用して歩行

治療経過

除圧とユーパスタ®軟膏を用いた処置で保存的治療を開始した。患者がフットウェアの装着を嫌い創治癒は遷延した（図2）が，3週間の教育入院中に創治癒に至り退院した。

退院後は運動靴やスリッパで自由に運動療法を行ったため，潰瘍はすぐに再発した。その後，右第5趾底部に潰瘍形成と感染を繰り返していたが入院治療は拒否された。約1年間通院したが，創が治癒することはなく通院が途絶えた。

その後の2年間受診はなかったが，糖尿病内科に高血糖で倒れ緊急入院した際には，すでに他院にて第5趾の趾列切断が行われていた（図3）。その際には健康サンダルを履いていた。創は無かったため，予防的フットウェアを薦めたが同意が得られず，やがてシャルコー関節症を罹患したが（図4）通常歩行を敢行した。

以後，遠方へ転居し，受診がない。

POINTS

神経障害性潰瘍を繰り返す患者には除圧の重要性を理解してもらう

神経障害性潰瘍を繰り返す患者には教育が難しい。除圧の重要性を説明しても理解し実行するのが困難なことが比較的多い。特に若年男性に多い印象である。
自覚を持たない患者への教育指導は，今後の大きな課題である。

第4章 症例集

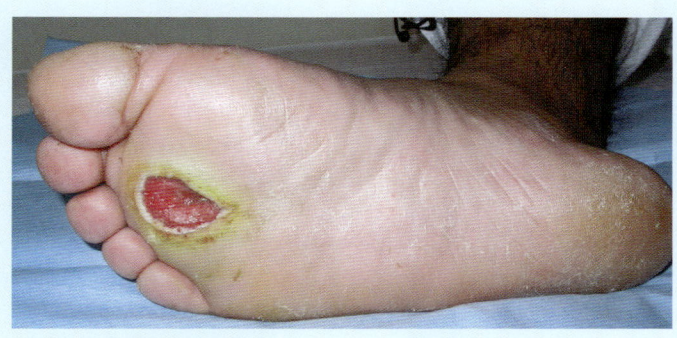

図1 初診時所見
右足底前荷重部の踏み返し部位に一致して潰瘍がある。潰瘍底は良性肉芽で、周囲には胼胝形成がある。

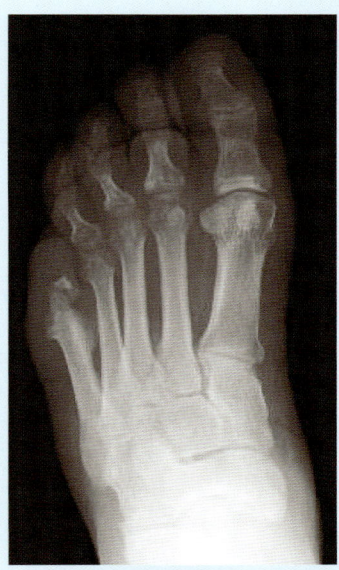

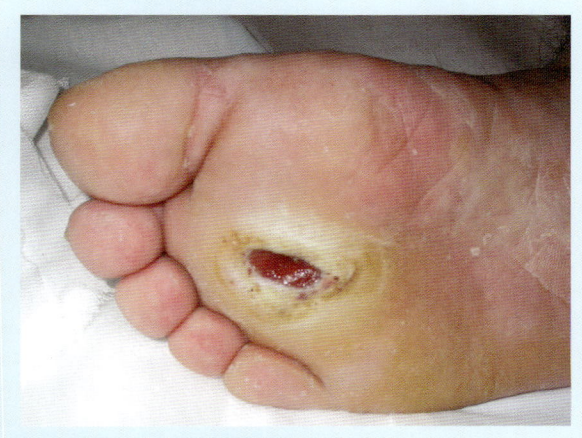

図2 教育入院中、治療開始後2週の状態
創は縮小しているが、周囲の胼胝は変わらない。

図3 2年後、緊急入院時の右単純X線所見
第5足趾は趾列切断となっていた。

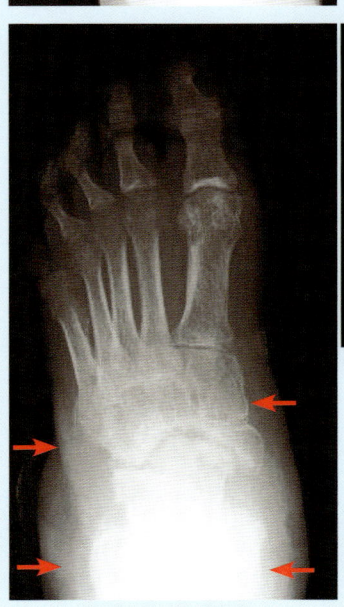

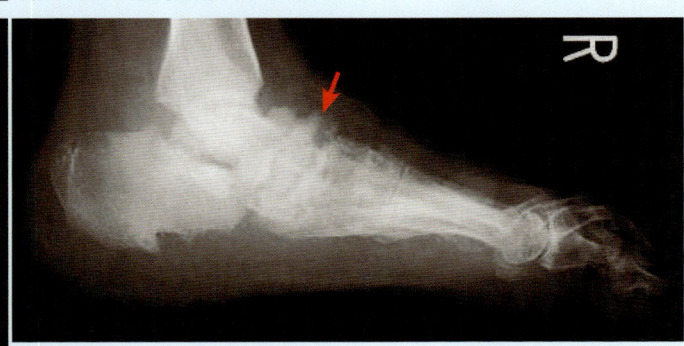

図4 図3から6カ月後の単純X線所見
足根部の骨破壊と同部の軟部組織の腫脹を認める。典型的な急性シャルコー関節症（→）であるが、通常歩行を止めることはできなかった。

45

Type I

016　繰り返す神経障害性潰瘍

■形成外科／義肢装具士／理学療法士　■治癒期間：1カ月
■Key Word：内側足底動脈穿通枝皮弁術　足底板　再発

典型的なType Iの糖尿病性足潰瘍であったが，長期の観察をしていると定期的にチェックしていても再発傾向が強い。

症例

患者：68歳，女性
病歴：症例001のその後の経過である。適切なフットウェアを装着し，定期的に外来で経過観察を行い，必要に応じて胼胝を削っていたが，約1年6カ月後に同じ部位に潰瘍の再発を生じた。
現症：潰瘍は，左足底前荷重部の第1趾と第2趾中足骨遠位に，骨と関節に到達していた（図1）。血流は変わらず問題ない。足背動脈，後脛骨動脈ともに拍動触知が可能であった。

治療方針

骨と関節に到達する深達性潰瘍であるが，感染を認めないため足趾切断を回避できると判断して，血行の良好な皮弁による再建術を計画した。
　①皮弁術
　②治癒後，足底板を再び作製する

治療経過

糖尿病は末梢動脈疾患の危険因子であるため，主要血管（この場合，内側足底動脈）を犠牲にしない方法が重要と考えて，内側足底動脈穿通枝皮弁術[1]を選択した。
非駆血下（止血帯使用）で手術を開始した。潰瘍内をピオクタニンブルーで充分に染色しデブリードマンを施行すると，第1趾と第2中足骨遠位部の関節が露出した（図2-a）。前もって内側足底動脈をドップラー聴診器で確認しておき，その直上に前進皮弁をデザインした。内側足底動脈を傷つけないように2～3本の穿通枝を確認しながら皮弁を挙上した。皮弁で関節面を被覆して，土踏まずの採取部には分層植皮を行った（図2-b）。
術後経過は良好で，再発予防のため新しい足底板を作製して定期的に観察を行った（図3）が，6カ月後に同じ部位に潰瘍が再発した。MRI所見にて骨髄炎を併発していたために第1趾趾列切断を行った（図4）。
定期的に外来を受診しており，約5年間再発を認めない。

POINTS

Type I（神経障害性潰瘍）は繰り返す傾向が強い

適切なフットウェアの装着は大原則であるが，Type Iの場合は潰瘍の再発傾向が強い。この症例では定期的に1カ月に1回程度の外来受診をして胼胝けずりを施行しているが，潰瘍は再発した。
このような症例に対する教育的指導や治療方法に関しては，将来への課題と考えたい。将来的には神経再生への道が解決への糸口となろう。

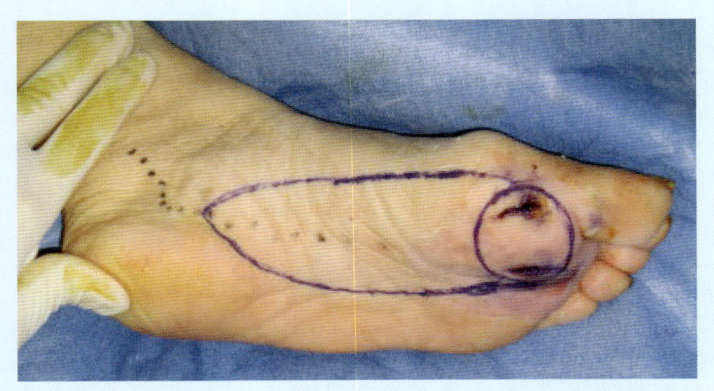

図1 初診時所見
足底踏み返し部位に2カ所の深達性潰瘍がある。骨と関節面が露出しているが，MRI所見では骨髄炎は認められなかった。

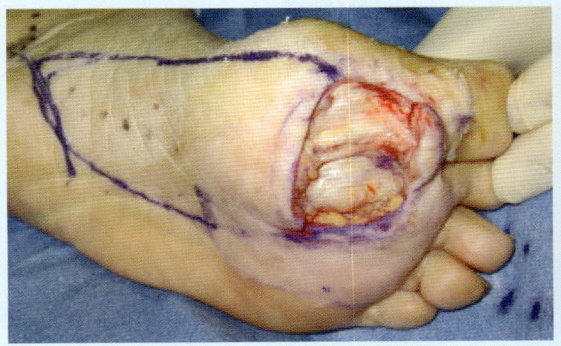

図2 皮弁による創閉鎖
(a) デブリードマンを施行すると，第1趾と第2中足骨遠位部の関節が露出した。
(b) 土踏まずからの内側足底動脈穿通枝皮弁を施行した。

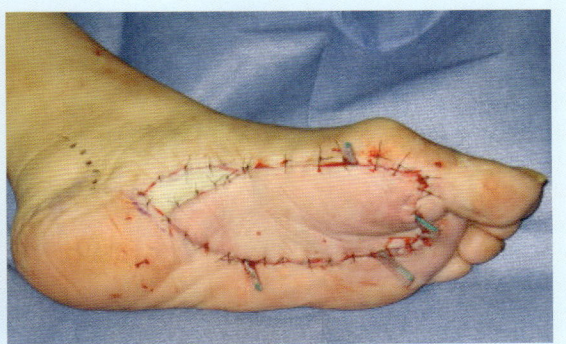

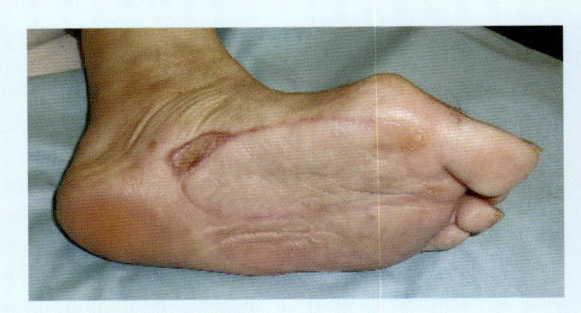

図3 術後3カ月の状態
皮弁は問題なく生着し良好である。

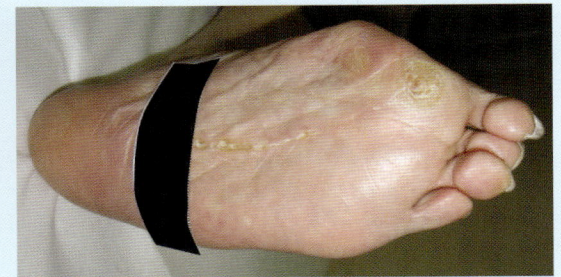

図4 最終術後5年の状態
第1趾列切断後は定期的に胼胝を削り，約5年間再発はない。

参考文献1：辻依子ほか：順行性 Distally based perforatormedial plantar flap による前足部荷重部の再建．日形会誌 26：742-745, 2006

Type I

017 再建においては，主要血管を犠牲にしない

■形成外科／糖尿病内科／義肢装具士　■治癒期間：1カ月
■Key Word：穿通枝皮弁術　内側足底動脈　知覚　荷重部再建

PADを合併していない糖尿病性足潰瘍でも，再建手術の際にはできる限り主要血管を犠牲にしない方がよい。それは，糖尿病患者では，PADの重症下肢虚血発症の危険度が非糖尿病患者よりも4倍高いことがTASC IIで示されているからである。主要血管を犠牲にすることは，重症下肢虚血への進展を早める可能性があることを再建外科医は認識すべきである。

症例

患者：56歳，男性
病歴：糖尿病でインスリン治療中であった。外傷を契機に左第1趾MTP関節底側に潰瘍が出現した。治癒傾向にないため当科を受診した。
現症：左第1趾MTP関節底側に壊死した長母趾屈筋腱とMTP関節包の露出を認めた（図1）。足背動脈と後脛骨動脈は良好に触知可能であった。5.07モノフィラメントテストは陰性で，潰瘍部の疼痛はなかった。

治療方針

入院しベッド上安静として感染を予防した。血糖コントロールが不良であったために強化インスリン療法のもと，メンテナンスデブリードマンを施行し，その後に主要血管を犠牲にしない再建方法を選択する方針とした。
①安静入院
②血糖コントロール（強化インスリン療法）
③順行性 distally based perforator medial plantar flap[1)2)]による前荷重部再建術

治療経過

強化インスリン療法で血糖コントロールが良好となった。メンテナンス・デブリードマンと洗浄，ユーパスタ®軟膏処置を行っていたが骨と関節が露出したため，入院約1カ月後に再建術を施行した。
再建術：第1中足骨骨頭の壊死した皮質骨を削除し髄質を露出した後に，土踏まずから皮弁を挙上した（図2）。内側足底動脈からの穿通枝と内側足底神経からの枝を数本確認し，これを含めるように足底腱膜を含めて皮弁を挙上して前方欠損部へ移動させた。その後，同側大腿外側より皮弁採取部位に分層植皮術を施行した（図3）。

ともに良好に生着し，術後約1カ月で歩行を開始し，足底板を作製した後，退院した。約1年（図4）で5.07モノフィラメントテストは陽性となり，5年経過しても潰瘍の再発を認めなかった。（5年後に再発した。→症例018）

> **POINTS**
>
> **皮弁術で再建する時には，できる限り主要血管を犠牲にしない方法を選択する**
>
> 足底前荷重部はできれば知覚を有する皮弁による再建が望ましい。一方，土踏まずの足底非荷重部には知覚を有さない植皮でも問題はない。また，知覚の回復は治療の早い段階であれば可逆的である。皮弁は知覚回復を期待できるが，植皮は期待できない。なお，オリジナルの文献1は知覚皮弁ではないが，文献2では知覚皮弁として報告している。いずれにしても足底板の作製は必須である。

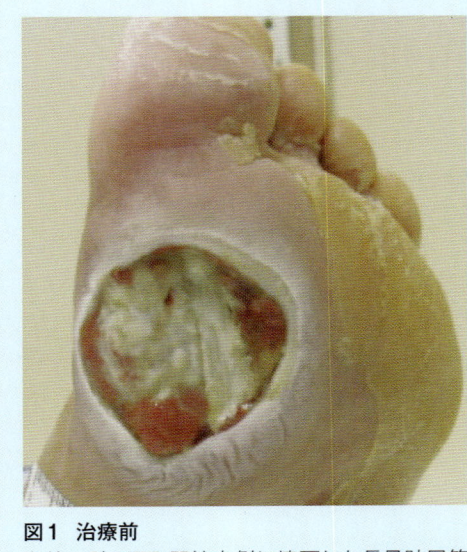

図1 治療前
左第1趾MTP関節底側に壊死した長母趾屈筋腱とMTP関節包の露出を認める。潰瘍辺縁には肉芽組織がある。

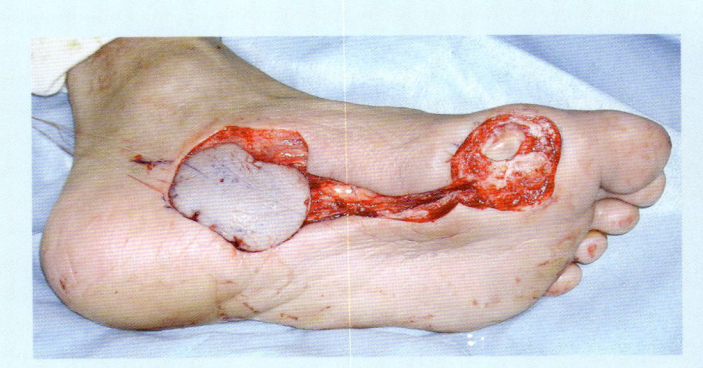

図2 皮弁を挙上した状態

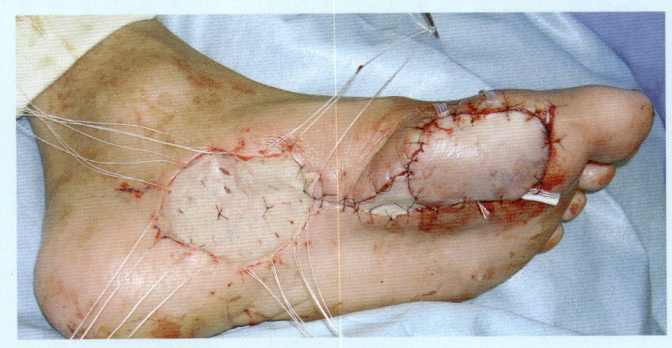

図3 皮弁を移動させ植皮した状態

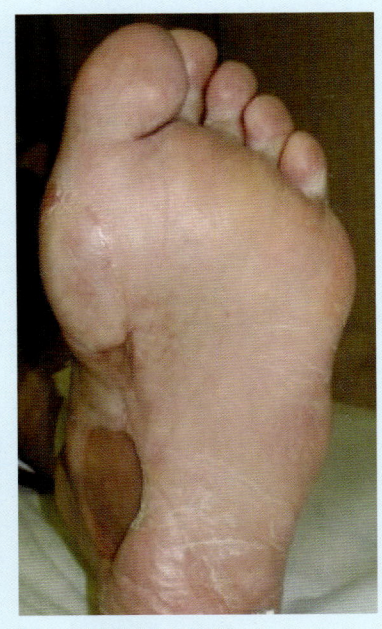

図4 術後約1年の状態
MTP関節部には知覚を有す皮弁があり、採取部である土踏まずには大腿からの植皮片がある。非荷重部である植皮部には知覚はない。通常歩行している。

参考文献1：Coruh A: Distally based perforator medial plantar flap; A new flap for reconstruction of plantar forefoot defects. Ann Plast Surg 53: 404-408, 2004
参考文献2：辻依子ほか：順行性 Distally based perforator medial plantar flap による前足部荷重部の再建．日形会誌 26：742-745，2006

Type I

018 膝も，シャルコー関節症を発症する

■整形外科／形成外科／糖尿病内科／理学療法士／義肢装具士　■治癒期間：1カ月
■Key Word：シャルコー膝　振動覚障害　高血糖性ニューロパチー

シャルコー関節症はかつては神経梅毒患者に多く見られたが，近年では糖尿病による末梢神経障害を原因とする場合が多い。シャルコー関節症のほとんどは足部であるが，統計的には約6％ほどが膝関節に発症すると言われている。また，糖尿病患者の0.45％にシャルコー膝を発症するとも言われている。

症例

患者：60歳，男性
病歴：症例017のつづき。創治癒後5年目の発症。前回治癒から4年間外来通院を中止していた。その間に糖尿病のコントロールが不良となり左脚が内側へ傾き，足底外側に潰瘍を生じたために再度受診した（図1-a）。左足底外側の踏み返し部に無痛性潰瘍を生じていた。また，左脚が内側へ傾斜しているため歩行困難との訴えもあった（図1-b）。
現症：左足底前荷重部外側に壊死を伴う潰瘍があり，内側に向かって炎症の波及が認められた。HbA1c=7.1％，CRP=3.32mg/dl，梅毒検査陰性。
画像検査：単純X線所見では，左大腿骨遠位と脛骨近位の破壊像を認め（図2-a），立位で下腿が内側に傾斜していた（図2-b）。また，MRI所見では，膝関節内側の炎症性変化（シャルコー膝）を認め，関節液が貯留していた。周囲骨に骨髄浮腫を認めた（図2-c）。

治療方針

創の安静をはかり，膝関節は手術治療を行う。
①安静入院（松葉杖歩行）
②創の保存的治療
③左膝関節に対し人工関節置換術

治療経過

保存的治療のみを行い，約1カ月で創が閉鎖した（図3）。
整形外科に膝関節手術を依頼して人工関節置換術を行った。
約5年間，糖尿病のコントロールもよく創の再発を認めない。シャルコー膝の再発も認めない（図4）。

POINTS

シャルコー関節症は膝関節にも発症する
糖尿病性足潰瘍は運動器疾患でもあることを念頭に置く。

第4章 症例集

(a) 左足底外側に壊死を伴う潰瘍とその内側にわずかな発赤と色素沈着を認める。
(b) 左脚の軸が内側へ傾斜している。そのために，足底外側に潰瘍を生じた（→）。

図1 症例017の治癒後5年，再発の状態

(a) 単純X線所見では，左膝関節の破壊を認める。

(b) 立位像の単純X線所見

(c) 膝関節のMRI所見では，関節液の貯留と骨髄浮腫を認める。

図2 再発時の膝関節の画像検査

図3 保存的治療開始後3カ月の状態

図4 左膝に対する人工関節置換術後約5年の単純X線所見
シャルコー膝の再発はない。

参考文献1：Babazadeh S, et al: Arthroplasty of a Charcot knee. Orthopedic Reviews 2: e17, 2010

Type II

019 皮膚灌流圧（SPP）測定は重要である（1）

■形成外科／血管外科／循環器内科／義肢装具士　■治療期間：3カ月
■Key Word：皮膚灌流圧　末梢血行再建術

重症下肢虚血の潰瘍や壊疽の治療には皮膚灌流圧（Skin perfusion pressure：SPP）の測定が重要である。その他にも多くの検査方法（ABI，TBI，MRA，CTA，動脈造影，TcPO2）があるが，SPP値とTcPO2値のみが，切断部位の決定や創傷治癒機転が働くか否かの客観的な判断材料となる。末梢血行再建術を検討する際などは循環器内科医や血管外科医との共通言語となる。

症例

患者：63歳，男性
病歴：8年前より糖尿病で，3年前より透析中である。1カ月前より右第2趾先端に潰瘍が出現し，近医にて膝下切断術を勧められたため受診した（図1）。
現症：両側大腿動脈および膝窩動脈は拍動を触知するが，両側足背動脈と後脛骨動脈は触知しなかった。ドップラー検査では右後脛骨動脈は弱く聴取可だが，右足背動脈は聴取不可であった。ABIは右／左=1.07/0.98であった。また，脳梗塞のためアスピリンを内服中であった。

入院後，血管造影検査を行い，その所見とABIの所見を総合して血行再建術の適応はないと判断し，局所手術のみを行うこととした。右第2趾MTP関節を離断したところ出血はごくわずかであったため開放創としたが，壊死の悪化を招いた（図2）。再び壊死組織をデブリードマンし，簡易局所陰圧閉鎖療法とLDLアフェレーシス）を合計10回（週2回）施行したところ，壊死組織の拡大は止まったが創傷の二次治癒機転が働かなかったため，血流の再評価が必要と考えた（図3）。

治療方針

血管造影所見とABI値から末梢血行再建術の適応はないと判断したことへの見直しが必要と考え，SPP値から局所の治癒状態を判断する方針へと切り変えた。

①外科的血行再建術
②血流評価後に局所手術

治療経過

同側の大伏在静脈を採取し，膝窩－後脛骨動脈遠位バイパス術を施行したところ，SPPは足背／足底=60/60mmHgと上昇し，良好な肉芽組織の新生を認めた（図4）。

末梢血行再建術後3週に局所手術で壊死部分を切除し，簡便な局所皮弁として疎に縫合した（図5）。

創は約1カ月で順調に治癒し，その後も再発を認めていない（図6）。

POINTS

血流なくして創傷治癒はありえない

筆者がSPPの重要性を最初に痛感した症例である。創傷治癒のあらゆる機転において血流ほど重要なものはない。

第4章 症例集

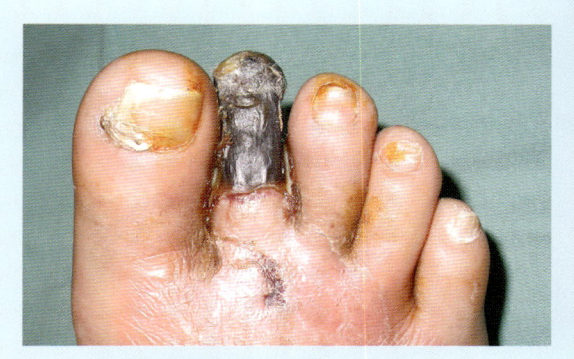

図1 初診時の右第2趾壊疽
ミイラ化しており，明らかに血行不良である。

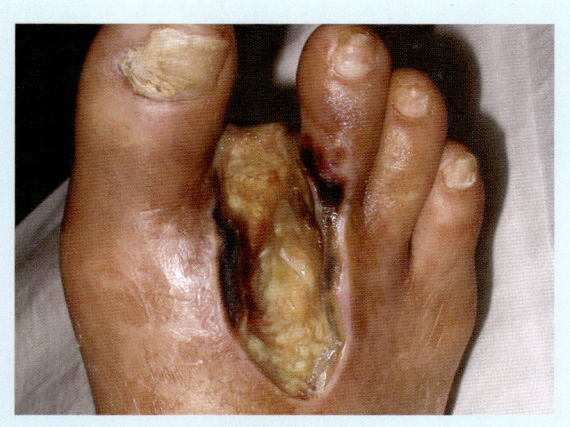

図2 第2趾MTP関節離断後2週
潰瘍底は壊死組織である。

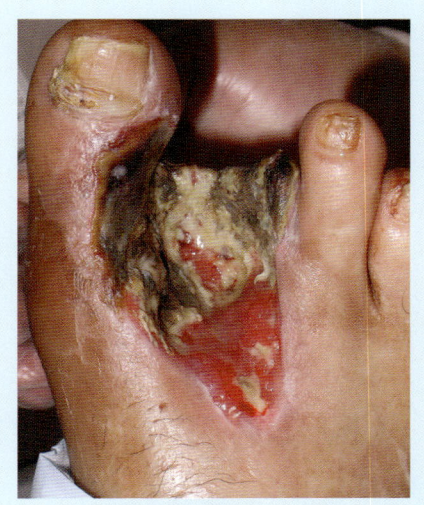

図3 第2趾MTP関節離断後1カ月
潰瘍の遠位部は壊死しており，近位部は肉芽組織で覆われている。また，肉芽組織の内側皮膚には毛髪が見られ，血流が保持されているのがわかる。この時点でのSPPは足背/足底=25/25mmHgであった。

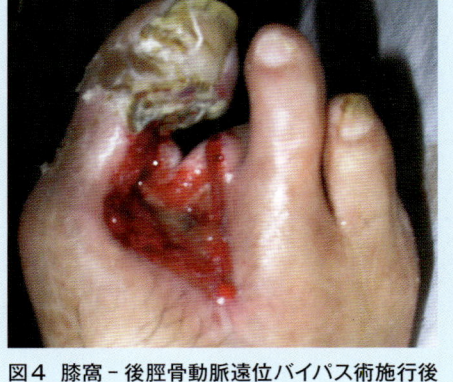

図4 膝窩−後脛骨動脈遠位バイパス術施行後7日
肉芽形成を認める。

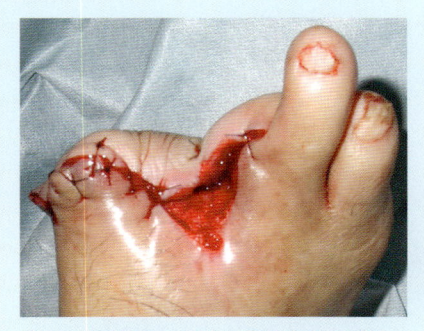

図5 壊死部分を切除し局所皮弁で再建した術直後
良好な出血を認めた。

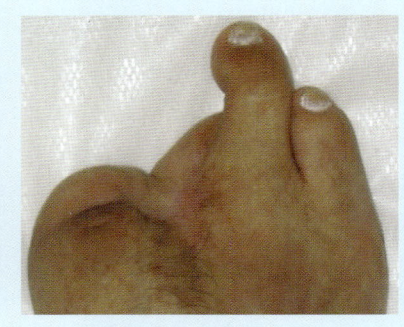

図6 術後9カ月の状態

参考文献1：寺師浩人ほか：重症虚血肢の診断・治療におけるレーザードップPV2000の有用性—Skin Perfusion Pressure（SPP，皮膚灌流圧）測定の意義について．形成外科 48：901-909，2005

TypeⅡ

020 皮膚灌流圧（SPP）測定は重要である（2）

■形成外科／循環器内科／義肢装具士／理学療法士　■治療期間：40日
■Key Word：皮膚灌流圧　血管内治療

糖尿病であっても典型的な重症下肢虚血症例は多い。糖尿病→足壊疽と短絡的に考えていると治癒へ導くことができない。感染がなければ，一にも二にも末梢血行再建術優先と考えてよい。ただし，創傷治癒が叶う血流量を得られる改善が必要である。

症例

患者：70歳，男性
病歴：数年前から糖尿病に罹患している。数カ月前から足趾の痛みが出現し，しだいに足趾先端から黒色化してきた。他院で末梢血行再建術（外腸骨動脈にステント挿入）を行われ，リスフラン切断を勧められて受診した。
現症：全足趾先端の壊疽と第1趾間以外の趾間部に潰瘍形成があった（図1）。足背，後脛骨動脈とも拍動を触知できず，ドップラー聴診でも動脈音を聴取できなかった。膝窩動脈は拍動を触知可能であった。初診時，外来でのSPPは，足背=30mmHgであった。

治療方針

再度，末梢血行再建術を行う。
①さらなる血管内治療
②血流改善を確認したのちに局所手術

治療経過

当院転院まで：患者には，リスフラン関節離断術で治療することで創が治癒しなければ大切断となる可能性があることを伝えた。

再度，末梢血行再建術（血管内治療）を施行され（詳細は不明）再来した。外来にてSPPを測定したところ，足背=50mmHgと上昇していたため当院へ転院した。

再血管内治療後3週に局所手術を施行した。非駆血下で全足趾を足趾切断〜列切断（Ray amputation）に留めた。リスフラン切断を念頭に置いて手術に臨んだが，手術時に良好な出血を認めたため最小限度の手術で終了した。ラフに縫合するに留めることで末梢血流の保持に努めた（図2）。術後11日で創は治癒した（図3）。

患者はもともと車いす歩行であり，足趾保護のため靴を作製し，創の再発予防に努めた。（→症例022）

POINTS

TypeⅡでは，SPPのデータを重視する

SPP上昇を求め，できる限りの末梢血行再建術を進めることが，創治癒への近道である。SPPが40mmHg以上あれば，局所手術により創閉鎖が伴う[1]。

第4章 症例集

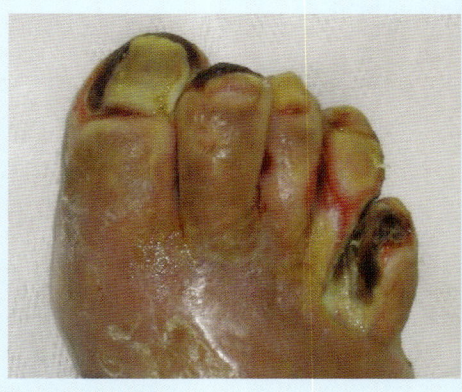

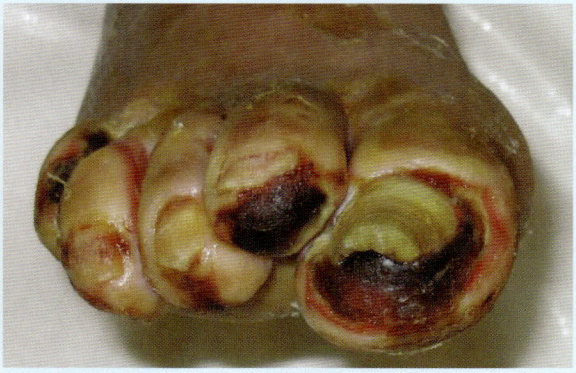

図1 初診時所見
全趾に壊疽があり，趾間へ及んでいる。炎症所見はない。

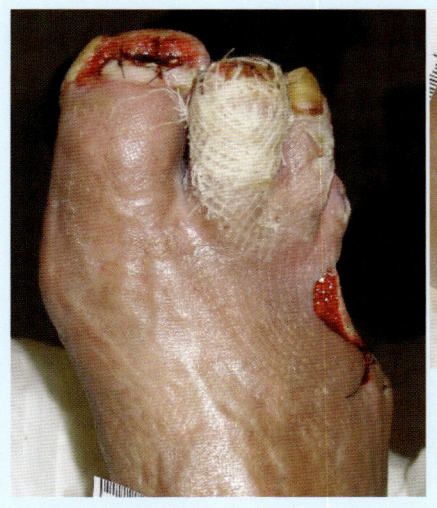

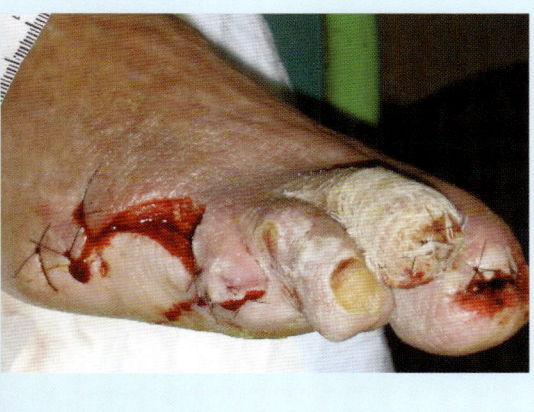

図2 術直後の状態
母趾は末節骨離断，第2趾はデブリードマン後に植皮を行った。他趾は血流が阻害されないようにラフに単純縫合を施行した。

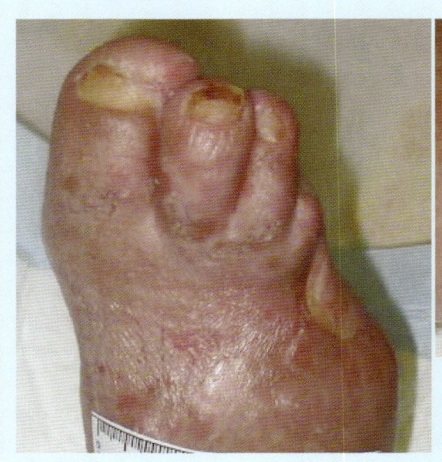

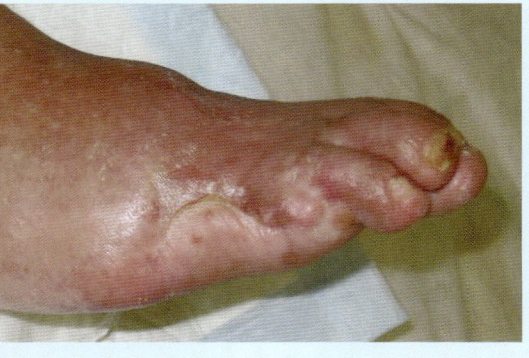

図3 術後約1カ月の状態

参考文献1：Tsuji Y, et al: Importance of Skin Perfusion Pressure(SPP) in the treatment of Critical Limb Ischemia(CLI). Wounds 20: 95-100, 2008

TypeⅡ

021 足趾切断後, 隣接趾は Hammer (Claw) toe 変形を起こす

■放射線科／形成外科／義肢装具士／理学療法士　■治癒期間：1カ月
■Key Word：重症下肢虚血　末梢血行再建術　皮膚灌流圧　残趾の変形

CLIで第1趾の壊疽は比較的多い。末梢血行再建術を施行し良好な血流を得たのち適切な部位で切断術を施行する。しかし，第1趾切断後の隣接趾の変形の確率は非常に高く，われわれの統計では90％を超える。第1趾の切断後に第2趾のHammer (Claw) toeが変形するのは必至である。残趾での潰瘍再発予防のための義肢装具士と理学療法士の関与が重要となってくる。

症例

患者：87歳, 女性
病歴：糖尿病のため20年前からインスリン治療中であり，HbA1cは5％台で良好であった。老人保健施設に入所し，1カ月前から近医（総合病院）皮膚科で左第1趾潰瘍（原因不明）の保存的治療をしていたが治癒傾向になく，整形外科を受診したところ下腿切断術を薦められたため当科を受診した。
現症：左第1趾先端がミイラ化している（図1）。両側とも大腿動脈は拍動を触れるが，膝窩動脈は触れない。右側は足背動脈の拍動を触知したが，後脛骨動脈は触れなかった。左側はともにドップラー聴診でも聴取不可であった。SPPは，左足背／足底=25/25mmHgであった。ADLは自立し杖歩行が可能である。

治療方針

血管内治療後に第1趾切断術を行う。
①末梢血行再建術（血管内治療）
②創治癒が得られる血流を確保したのち，第1趾切断術
③理学療法士による歩行指導，予防

治療経過

入院後すぐに血管造影を施行したところ，左腸骨動脈～浅大腿動脈までは有意な病変を認めなかったが，膝上膝窩動脈に99％の狭窄を認めた（図2）ため，血管内治療による末梢血行再建術を施行した。その末梢は後脛骨動脈のみ開存し，前脛骨動脈，腓骨動脈は完全に閉塞していた。後脛骨動脈から足底動脈の one vessel run off を確認し，足底動脈の開存を確認して（図3），血行再建術を終了した。

3日後のSPPは足背／足底=35/50mmHgと上昇したため，第1趾MTP関節離断術を施行した。術後，一部創が離開したが，除圧サンダルで理学療法を兼ねてリハビリテーションを行うため転院し保存的治療で治癒した（図4）。

その後，約3年間再発を認めないが，第2趾の変形を認める。しかし，早期の理学療法の関与により，自力杖歩行が可能である。

POINTS

足趾切断後の隣接趾は変形するものである
切断の隣接趾の変形から発生する潰瘍は多い。
理学療法士による早期介入を薦める。

第4章 症例集

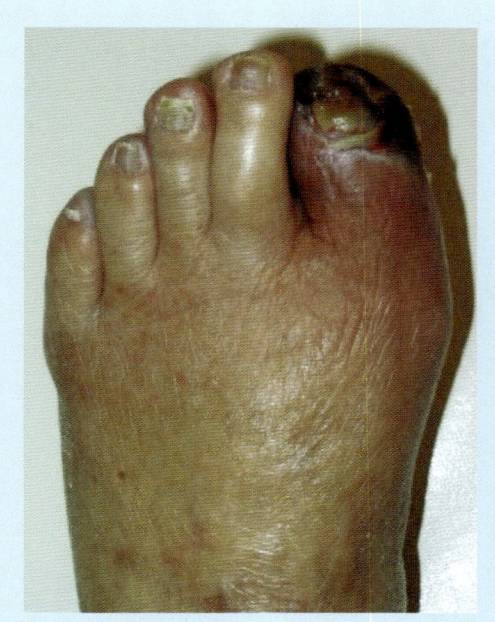

図1 初診時所見
左第1趾先端がミイラ化している。

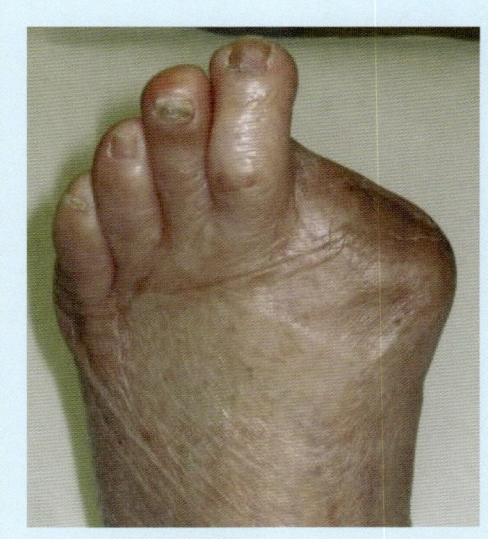

図4 術後6カ月の状態
第2趾の変形がある。

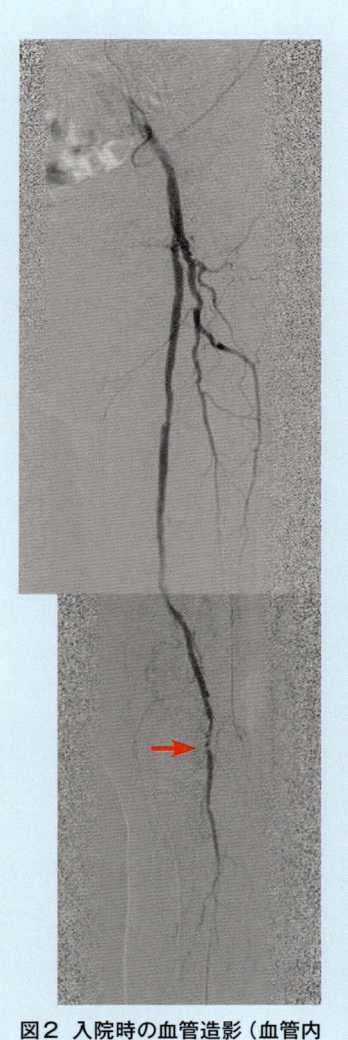

図2 入院時の血管造影（血管内治療前）
膝上膝窩動脈に狭窄を認める（→）。

図3 血管内治療開始直後の血管造影
狭窄部位を血管内治療すると、末梢が描出され、後脛骨動脈が充分に開存し足底動脈が造影された。

参考文献1：森脇綾ほか：第1趾切断後の隣接趾変形と潰瘍形成についての検討．創傷　2：118-124, 2011

Type II

022 歩行しなくても，足趾の変形は進む

■循環器内科／形成外科／義肢装具士　■治癒期間：数年
■Key Word：隣接趾変形　地域連携　重症下肢虚血

歩行ができない患者では治癒後，通院が困難なことが多い．足趾切断後の患者の場合では，その際，本人と家族に伝えることの1つに足趾変形の進行がある．残趾が（特に隣接趾から）変形してくる可能性が高いこと，変形が進めば潰瘍の再発の危険性が増すことを伝える．その最も多い変形は足内筋の廃用によるHammer toeとClaw toeである．したがって，足趾間関節背側の潰瘍も起こしやすい．

症例

患者：71歳，男性
病歴：症例020からのつづき．前回退院後は1日中坐位で過ごし，歩行ができないため外来での経過観察ができなかった．退院から約10カ月後に右第3趾背側の潰瘍再発のため再来院した（図1）．
現症：右第3趾はclaw toe変形を来たしPIP関節背面に骨の露出した潰瘍を認めた．SPPは足背／足底=60/50mmHgと，血流は維持されていた．潰瘍は圧迫のための褥瘡が契機と判断した．

治療方針

入院させ，足趾切断術を行う．

治療経過

局所麻酔下にMTP関節離断術を施行し（図2），創は順調に治癒して術後11日に退院した（歩行不可）．以後は訪問看護でケアすることになった．

今回の退院後約1年で，第2趾背面の潰瘍のため再び来院した（図3）．Toe box（靴の先端部分）の高い履き物を履いていたが，下肢を挙げる時に同部位に圧がかかることが予想された．契機は同様に褥瘡と考えられた．SPPは足背／足底=45/50mmHgとやや低下してきたが，基節骨基部を残すレベルで足趾切断術が可能であった．術後2週に退院したが，隣接趾の変形が進んでいる（図4）．

3年後，右第1趾背面の潰瘍で再来院した（図5）．足背動脈と後脛骨動脈がドップラー検査で聴取できず，SPPが足背／足底=20/20mmHgであったために6年ぶりに血管内治療を施行した．その後，SPPが足背／足底=35/66mmHgと上昇し，約2カ月の保存的治療で治癒した（図6）．

その4カ月後，再狭窄のため再末梢血行再建術を施行した．その頃より寝たきりの状態となり，転院した．

POINTS

歩行しなくても足趾切断後の隣接趾の変形は続く．その多くはHammer toeとClaw toe変形である

このため，背面の褥瘡に注意を払う必要がある．足趾背面の潰瘍（褥瘡）予防のための靴はtoe boxの高いものが必要だが，下肢を挙げる時に靴の中で同部に圧がかかる．

第4章 症例集

図1 症例020の術後10カ月に再発した，右第3趾背面の潰瘍

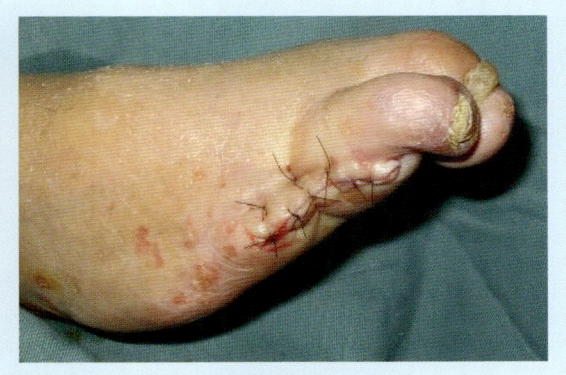

図2 第3趾MTP関節離断術直後の状態

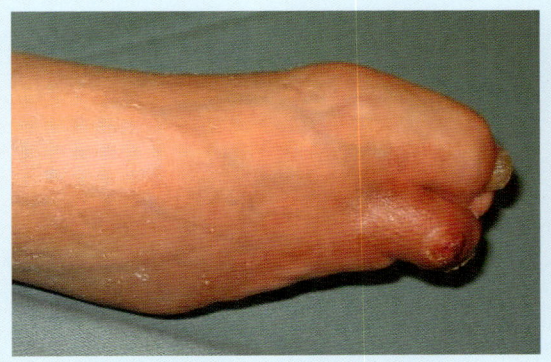

図3 術後約1年に発症した第2趾背面の潰瘍

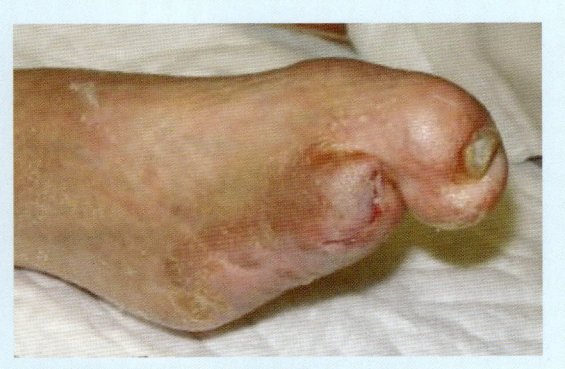

図4 第2趾切断術後2週（退院時）の状態

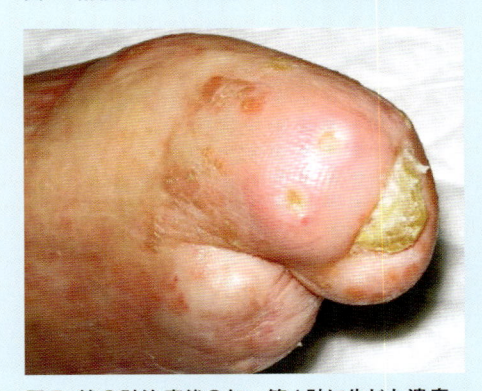

図5 第2趾治癒後3年，第1趾に生じた潰瘍

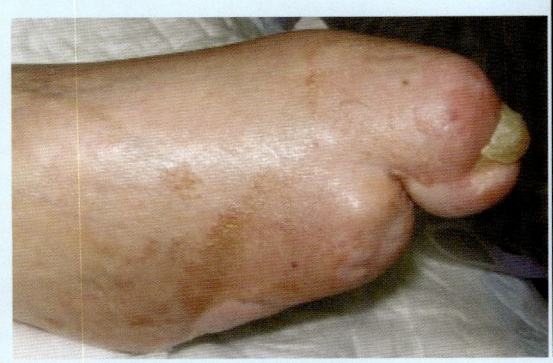

図6 末梢血行再建術後2カ月の状態
創は治癒している。

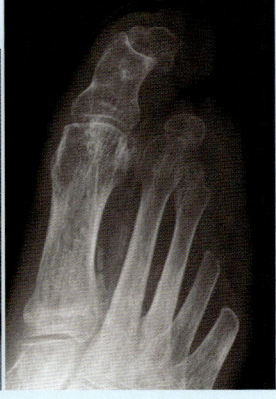

Type II

023 小さな皮膚潰瘍を, 保存的治療で治す

■放射線科／循環器内科／形成外科／義肢装具士　■治療期間：1カ月
■Key Word：重症下肢虚血　皮膚灌流圧　末梢血行再建術　保存的治療

多くの創傷はわずかな創で始まる。その時点で的確な治療に直結しなければ悪化するのみである。最も多いパターンが「とりあえず軟膏治療」だが、虚血性潰瘍で軟膏治療を最初に選択することは避けなければならない。創が小さなうちに治療（末梢血行再建術）すれば、局所手術は不要となる。

症例

患者：72歳，男性
病歴：13年前より糖尿病のため内服治療・食事療法中である。1カ月前に左第2趾先端に疼痛を伴う潰瘍が出現し、近医皮膚科で軟膏治療を行ったが治癒傾向がないために当科を受診した。
現症：左第1趾基部内側と左第2趾先端に潰瘍があった（図1）。大腿動脈は触知できるが、膝窩動脈，足背動脈，後脛骨動脈とも拍動を触知できず、ドップラー検査でも動脈音を聴取できなかった。左足のSPPは、足背/足底/足関節=14/13/49mmHgであった。ABIは測定不可（右足0.76）で、HbA1c=8.4%であった。

治療方針

末梢血行再建術を優先する。
①末梢血行再建術
②SPP値を見ながら保存的治療

治療経過

入院後すぐに血管造影とともに血管内治療（末梢血行再建術）を施行した（図2）。
2日後のSPPは、足背/足底=27/15mmHgであったが、退院し外来で経過観察とした。ロッカーソールサンダルを使用して足趾に負担をかけないようにした。
1カ月後のSPPは、足背/足底=30/30mmHgと上昇し保存的治療にて創は治癒した（図3）。ABIも0.91と上昇した。血流維持の定期的診察は自宅近くを希望したため、血管内治療を積極的に行っている循環器内科の病院を紹介した。

POINTS

Type IIでは創傷が小さいうちに血行再建術をすれば，切断などの局所手術は不要となる

患者が来た時に創傷だけを見ると、治療の第一歩を間違う。それは患者にとって不幸の始まりである。

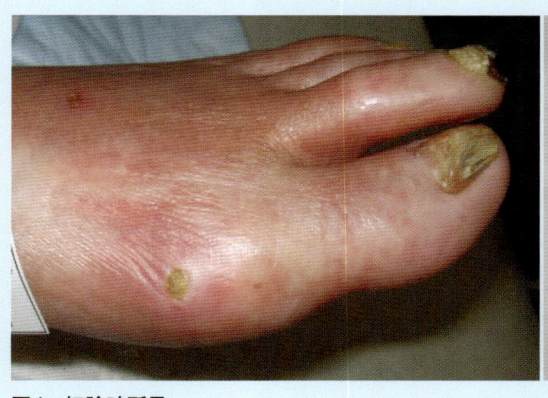

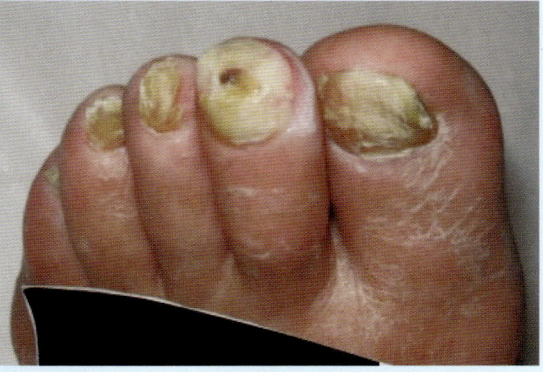

第 4 章　症例集

図1　初診時所見
左第1趾基部内側部（バニオン）と第2趾先端の爪下（爪床）部に潰瘍がある。足背に毛髪はなく，外反母趾を呈する。

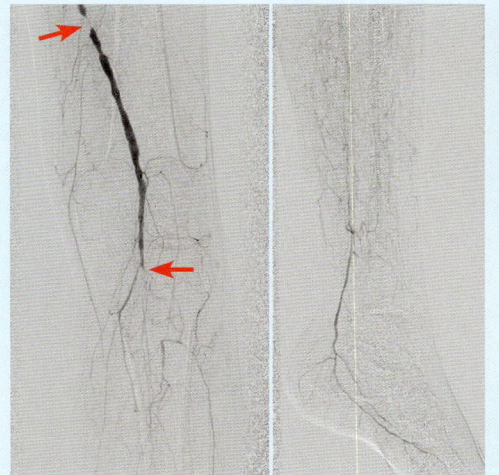

血行再建前
浅大腿動脈と膝窩動脈に閉塞の所見を認める。

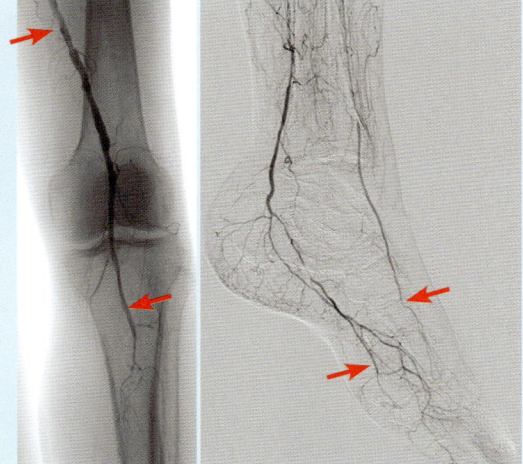

血行再建後
2カ所の血管内治療で，足部の血行改善を認める。

図2　血管内治療（膝窩部と下腿〜足）

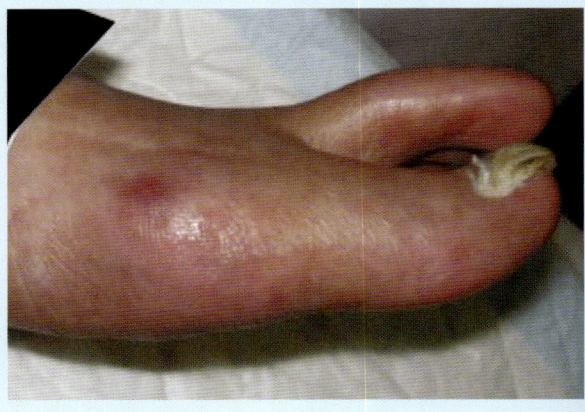

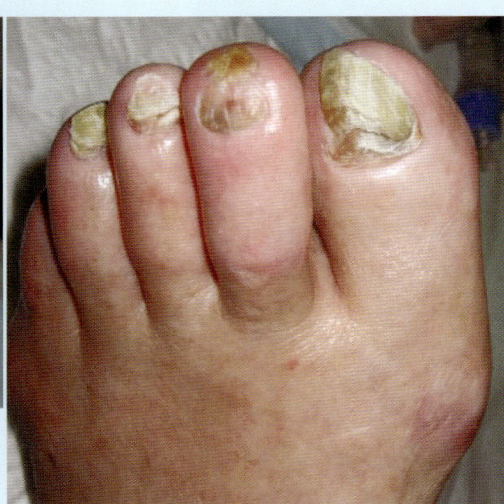

図3　末梢血行再建術後約5カ月の状態
潰瘍は治癒している。

Type II

024 糖尿病はPADの危険因子である

■糖尿病内科／放射線科／血管外科／形成外科／義肢装具士／理学療法士　■治療期間：3カ月
■Key Word：教育　末梢血行再建術　遠位バイパス術（distal bypass）　modified TMA法

糖尿病のコントロールができない症例では，短期間でPADを誘発しやすい。本症例では，定期的な通院治療による糖尿病のコントロールがいかに重要であるかを認識させられる。

症例

患者：77歳，男性
病歴：症例058からのつづき。前回退院後3年間病院受診歴がなかった。右足の潰瘍が再発したために再診した。
現症：右第1趾，第4趾，足底前荷重部に壊死と潰瘍がある（図1-a）。足背動脈も後脛骨動脈もドップラー検査では動脈音を聴取できなかった。また，膝窩動脈も拍動を触れなかった。ABIは右／左=0.40/0.89で，右足SPPは測定不可であった。
画像検査：3DCT所見で，右腸骨動脈の狭窄と膝窩動脈の閉塞を認めた（図1-b）。

治療方針

末梢血行再建術後に充分な血流を得たうえで局所手術に移る。
①末梢血行再建術
②充分な血流の確保を確認する
③創閉鎖

治療経過

腸骨動脈に50％の狭窄はあり，末梢は浅大腿動脈は開存，膝上で膝窩動脈が閉塞していた。下腿は腓骨動脈が起始部に75％程度狭窄し，前・後脛骨動脈は閉塞し，側副血行路を介して足背動脈が造影された。膝窩動脈と腓骨動脈にバルーンにて血管内治療を施行した。
約2週後，SPP足背／足底=34/25mmHgと局所手術に不充分な血流であったため，約3週後に遠位バイパス術を施行した（図2）。

バイパス術後約1週でSPP足背／足底=66/65mmHgとなったためmodified TMA法にて創閉鎖した（図3）。

足底板を作製し，歩行している。以後1年，再発を認めない。

POINTS

血管内治療を行っても，なお血流が不足していることがある
血流が不足していれば，さらなる血行再建術を，早く，計画すべきである。

第4章　症例集

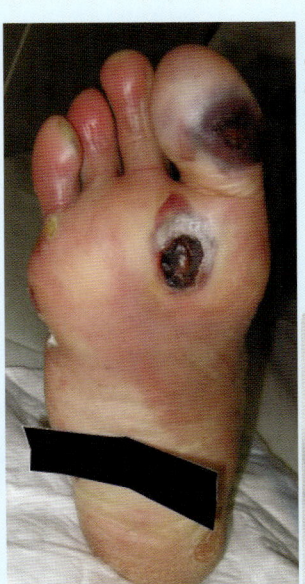

(a) 右第1趾内側と足底前荷重部の黒色壊死を認める。さらに，前回の植皮部が潰瘍化している。

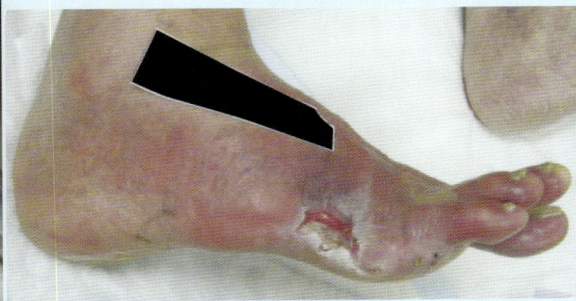

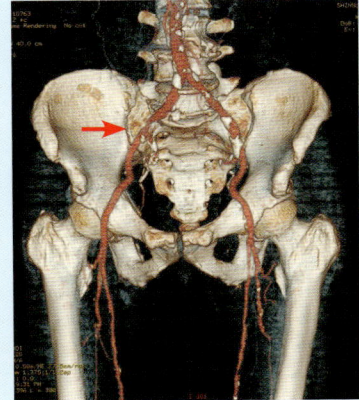

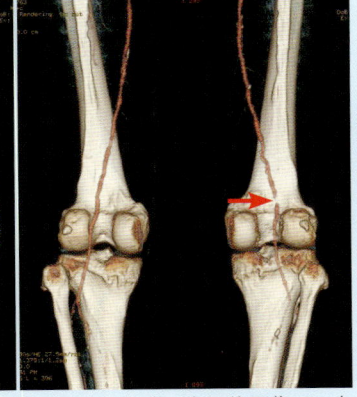

(b) 左は正面像で，右腸骨動脈の狭窄を認める（→）。右は後面像で，右膝窩動脈の閉塞を認める（→）。

図1　初診時所見

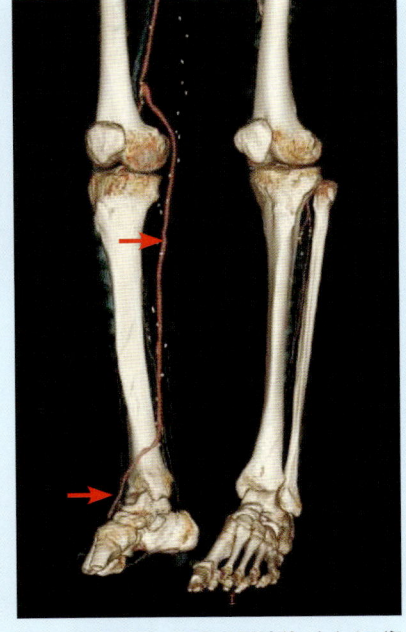

図2　膝窩動脈－足背動脈遠位バイパス術後の3DCT所見
グラフトを示す（→）。

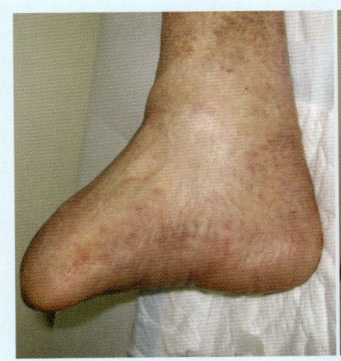

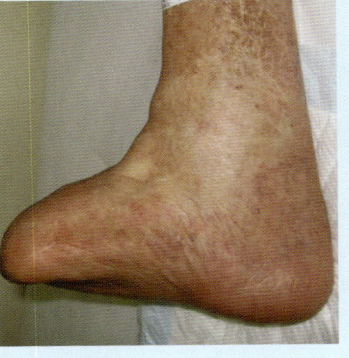

図3　Modified TMA法による術後1年の状態
足関節の背屈機能が温存され，自力歩行が可能である。

Type II

025 外果の創は治りにくい

■放射線科／血管外科／形成外科／糖尿病内科／義肢装具士／理学療法士　■治癒期間：4カ月
■Key Word：重症下肢虚血　末梢血行再建術　外果　滑液包

Type II では末梢血行再建術が絶対適応である．時に外果に創が存在することがあるが，これは，就寝時に股関節が外旋位する人か，あぐら肢位が多く末梢神経障害のある人に多い．外果は滑液包があり，いったん創傷ができると治癒に時間を要する傾向にある．

症例

患者：78歳，男性
病歴：いつ頃からか不明であるが糖尿病と高血圧の治療を受けている．脊柱管狭窄症のリハビリテーション中に左第5趾外側に外傷を負った創が治癒傾向にないため，受診した．
現症：左第5足趾先端が壊疽となり痛みを伴う（図1-a）．また，外果にも壊死を伴う小潰瘍がある（図1-b）．大腿動脈の拍動を触れるが，膝窩，足背，後脛骨動脈の拍動を触れない．ドップラー聴診で後脛骨動脈が聴取可能である．SPPは，左足背/足底=35/30mmHgで，ABIは，右/左=1.03/0.40であった．HbA1c=6.6%であった．

治療方針

末梢血行再建術を行う．
①血管造影と同時に可能であれば血管内治療
②血流評価後に第5趾は切断し，外果は除圧を含めた保存的治療
③血流の定期的経過観察

治療経過

血管造影を施行したところ，外腸骨動脈の完全閉塞と浅大腿動脈に狭窄を認めた．このため外腸骨動脈にステント留置を，浅大腿動脈にバルーン拡張術を施行した．しかし，術後のSPPが左足背/足底=30/32mmHgと充分な上昇を得られなかったため，直ちにバイパス術へ移行した（人口血管による外腸骨—浅大腿動脈バイパス術）．

術後のSPPは30/73mmHgと上昇したため第5趾切断術を施行した．外果に対しては創傷被覆材による保存的治療を行った．
約1カ月後に足趾は治癒した（図2）．臥位時に股関節が外旋する傾向が強いため，フェルトによる除圧を追加した（図3）．外果の治癒には4カ月を要した（図4）．
治癒後3年で，HbA1c=6.0%，ABIは，右/左=0.96/1.04とコントロール良好で，足背動脈，後脛骨動脈ともドップラー聴診で動脈音が聴取可能である．

> **POINTS**
>
> **外果に創傷がある時は生活習慣の中に原因を探る**
>
> 外果の創傷は滑液包炎を合併していることが多く，保存的治療に抵抗する傾向にある．生活習慣に原因を探り，時には場に応じた適切な除圧を計画する．

第4章　症例集

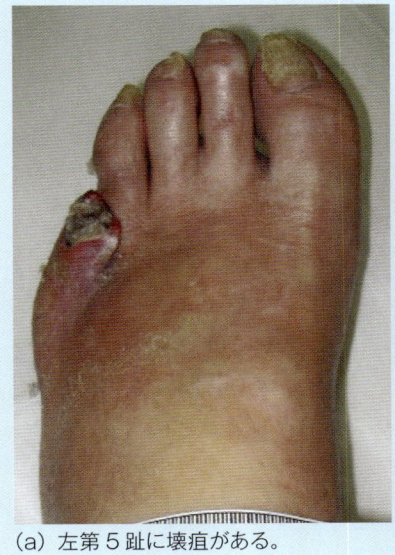

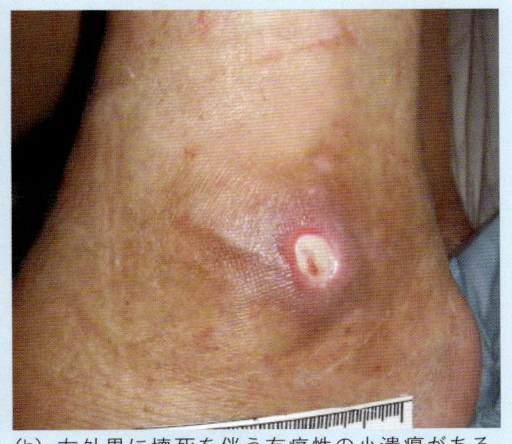

（a）左第5趾に壊疽がある。　（b）左外果に壊死を伴う有痛性の小潰瘍がある。Red ring sign を認める。

図1　初診時所見

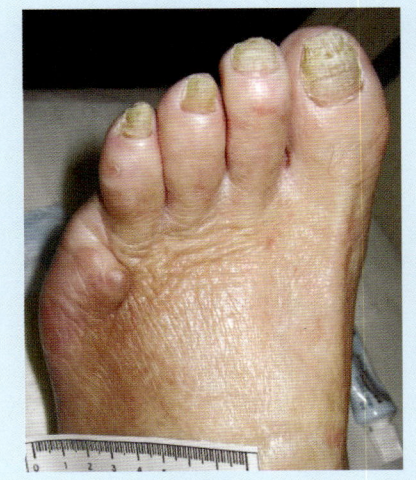

図2　バイパス術後3カ月の状態

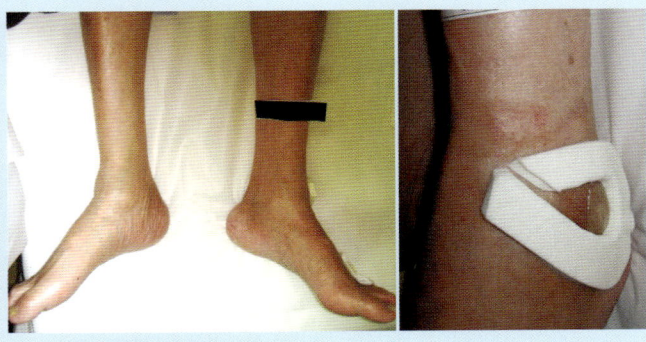

図3　股関節部の外旋と除圧の工夫
臥位では股関節が外旋しており，フェルトによる外果の除圧を要した。

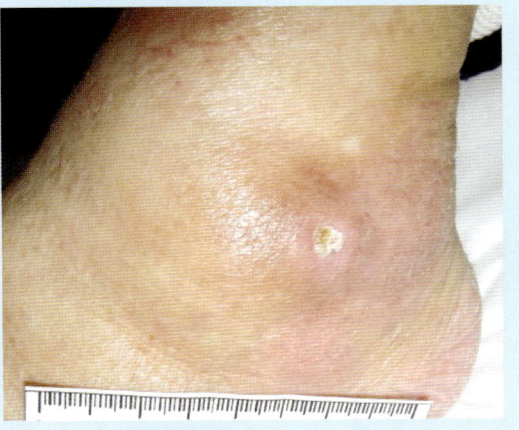

図4　バイパス術後4カ月の外果の状態
わずかに痂皮をつけ治癒している。

Type II

026 安易な陥入爪治療は危険である

■循環器内科／形成外科／義肢装具士／理学療法士　■治療期間：1ヵ月
■Key Word：陥入爪　重症下肢虚血　末梢血行再建術　皮膚灌流圧

CLI症例では，足趾の爪が伸長しないので陥入爪になりやすい。単なる陥入爪でも，わずかな創からCLIが進行することがある。特に陥入爪を取り扱う形成外科，皮膚科，外科では，この危険性を共通の認識として持つ必要がある。

症例

患者：83歳，女性
病歴：いつ頃からか不明だが糖尿病の内服治療中で，HbA1cは5％台で良好であった。2週間前に左第1趾陥入爪のため近医で処置をされた。以降，同部が黒色変化してきたため受診した。
現症：左第1趾がチアノーゼで先端が黒色化している（図1-a）。両側とも大腿動脈，膝窩動脈は拍動を触れるが，足背動脈，後脛骨動脈は触れなかった。ドップラー聴診にて左足は聴取不可であった。SPPは，足背/足底/踵=29/33/41mmHgで，ABIは，右/左=1.09/0.71であった。ADLは自立し杖歩行が可能であるが，パーキンソン症候群のため歩行には動揺が生じ転倒の危険がある。また，軽度の認知症がある。
画像検査：MRA所見では，左は，前・後脛骨動脈閉塞で，腓骨動脈のみ開存しているのを認めた。右は，前脛骨動脈と腓骨動脈閉塞で後脛骨動脈のみ開存している（図1-b）。

治療方針

末梢血行再建術を優先する。
①末梢血行再建術（血管内治療）
②創治癒が得られる血流確保の後，足趾切断術
③理学療法士による歩行指導

治療経過

検査後，血管内治療のため転院した。1週間以内に左腓骨動脈に血管内治療を施行されたが，足趾のミイラ化は止められなかった（図2）。SPPは足背/足底=48/47mmHgと改善したため，血行再建術後2週に第1趾MTP関節離断術を施行した。

創は離開したが，その後，保存的治療を行い1カ月で治癒した（図3）。理学療法士による歩行指導で歩行は維持された。

POINTS

安易な陥入爪処置をしてはいけない
「PADは陥入爪の原因になる」ということを，陥入爪を扱う診療科が共通認識として持つ必要がある。

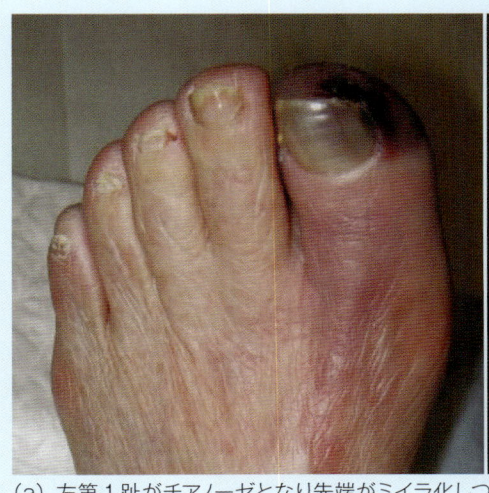

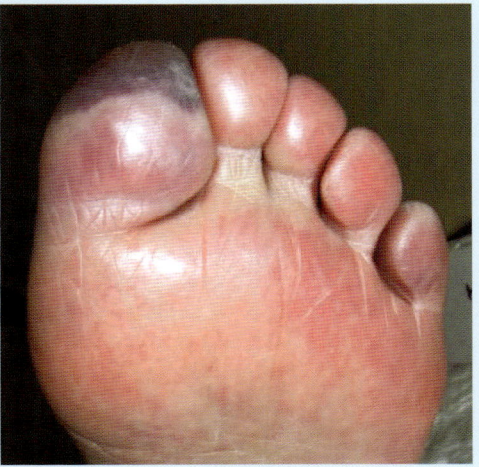

第4章 症例集

(a) 左第1趾がチアノーゼとなり先端がミイラ化しつつある。

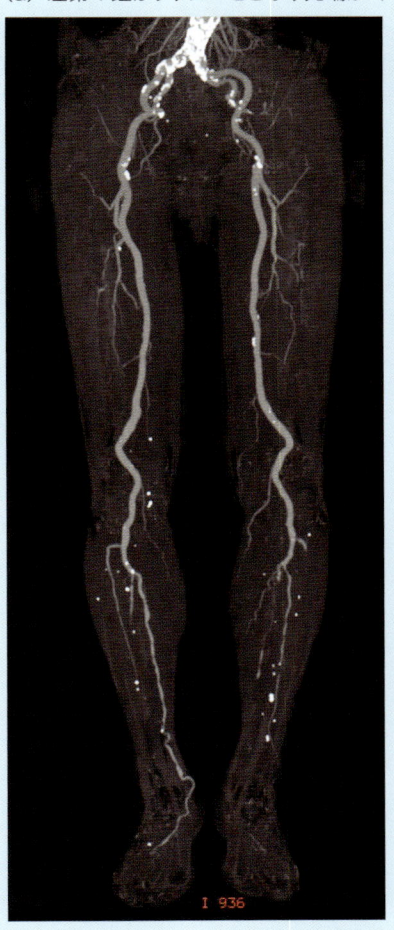

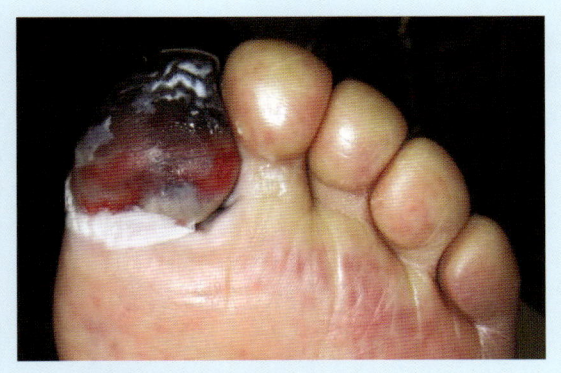

図2 血管内治療後の状態
左第1趾の壊疽を示す。

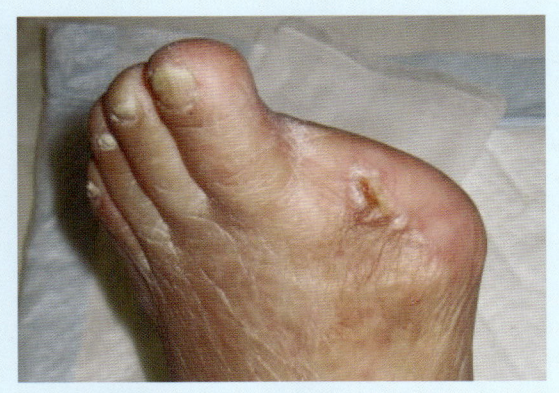

図3 足趾離断術後2カ月の状態
治癒している。

(b) MRA所見では，左下腿では腓骨動脈が写っているのみで足部は造影されていない。

図1 初診時所見

TypeⅡ

027 踵部の褥瘡からのCLIは難治である

■放射線科／血管外科／形成外科／糖尿病内科／透析科／義肢装具士／理学療法士　■治癒期間：約1年
■Key Word：重症下肢虚血　褥瘡　踵部　末梢血行再建術　除圧

踵部の褥瘡と言われながら実はCLI，ということがある。もともとPADのある患者に褥瘡が発生すればCLIとなる構図である。PADの患者でも創傷さえ作らなければ日常生活に問題のないことが多いが，いったん創傷を作れば末梢血行再建術から始めなければならない。その中で最も難治な創傷が，踵部の褥瘡を契機にCLIに進展する症例である。

症例

患者：85歳，男性
病歴：35年前から糖尿病の治療を受けている。5年前に脳梗塞の履歴があるが杖歩行が可能であった。その頃より間歇性跛行（約500mの連続歩行ができる状態）があった。4年前に心不全で入院したことがある。2年前から当院血管外科に間歇性跛行を主訴に受診し，内服治療が始まっていた。1カ月前に腎不全急性増悪から肺水腫，低酸素血症などを来たし他院にて透析を導入されたが，その際，左踵部に褥瘡ができた。
現症：左踵部に壊疽がある（図1）。大腿・膝窩動脈の拍動を触れるが，膝窩動脈の拍動は弱い。足背と後脛骨動脈の拍動を触れず，ドップラー聴診ではともにわずかに聴取可能である。SPPは，左足背／足底＝20/50mmHgで，HbA1c＝7.9%であった。

治療方針

末梢血行再建術を優先する。
①血管造影と同時に可能であれば血管内治療
②血流評価後に除圧を含めた局所治療
③血糖コントロール

治療経過

血管造影を施行したところ，左浅大腿動脈に2カ所の狭搾，前脛骨動脈の途絶，peroneal trunkに99%狭窄，後脛骨動脈の途絶，腓骨動脈の一部閉塞が認められた。まず，浅大腿動脈狭窄部に血管内治療を施行した。ついで，カテーテルを膝窩部まで通過させ，三分枝すべてに血管内治療を施行した。すべて良好な拡張を確認し，施術後には足背動脈の触知が良好となった。

術後3週のSPPは70/90mmHgと正常値近くまで上昇したためデブリードマンと植皮術による創閉鎖を提案したが，拒否されたので外用剤による保存的治療を行った。装具による除圧を行い，外来では保存的治療を行って，徐々に創は縮小した（図2）。

術後約4年で創傷の再発はなく，足背動脈の拍動も触知でき（図3），糖尿病のコントロールも良好となった（HbA1c＝5.3%）。

> **POINTS**
>
> **踵部に褥瘡を作らせない**
>
> 踵部の褥瘡が契機のCLIは，創治癒に時間を要す。血流は正常値近くになっていたとしても，歩行時（応力がかかりやすい），臥位時（荷重がかかりやすい）などで創傷治癒機転が阻害される傾向にある。

第4章 症例集

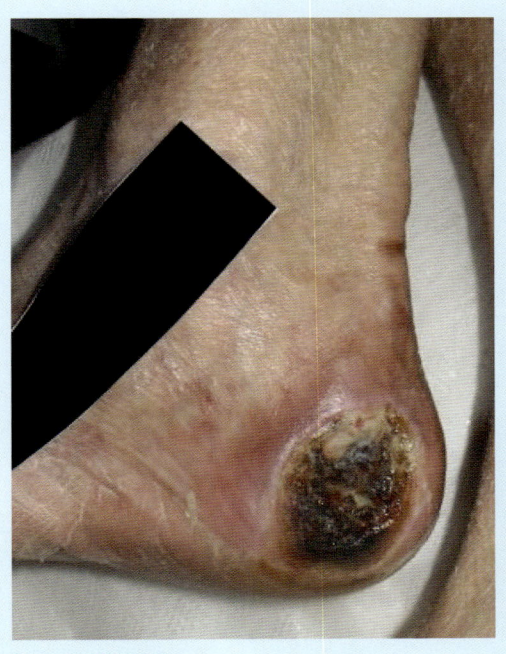

図1 初診時所見
左踵部に褥瘡を思わせる壊死組織の付着した潰瘍がある。疼痛を伴う。

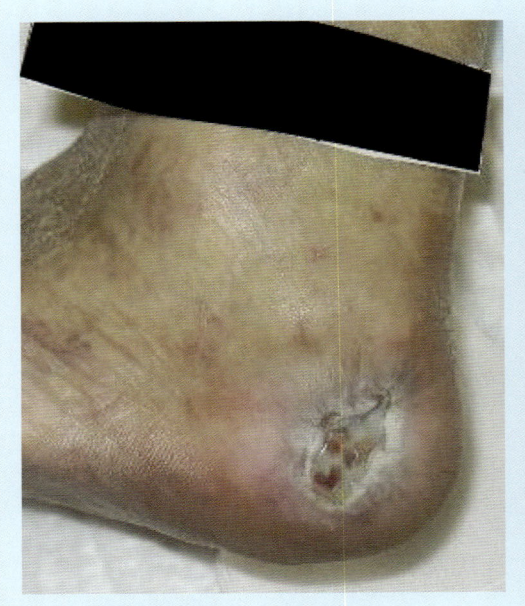

図2 末梢血行再建術後4カ月の状態
創が縮小しつつある。

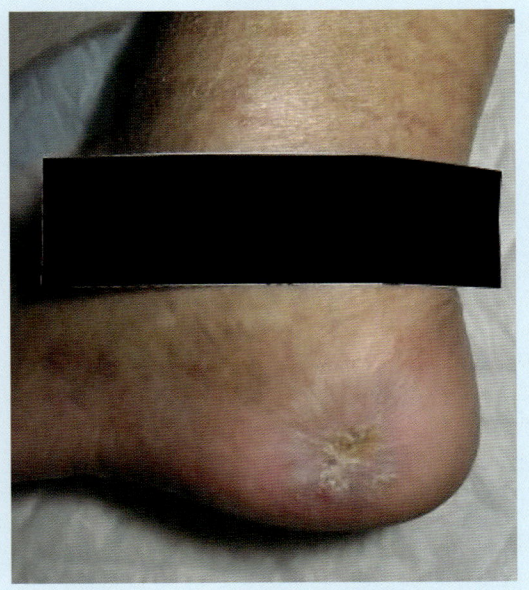

図3 末梢血行再建術後4年（創の治癒後3年）の状態
約1年で創は治癒した。

Type II

028 地域連携を前もって確立しておく

■循環器内科／形成外科／義肢装具士　■治癒期間：2カ月
■Key Word：地域連携　重症下肢虚血　皮膚灌流圧　末梢血行再建術

糖尿病の末梢神経障害があれば，PAD患者が創傷を受傷する機会は格段に増える（最も多い原因の1つは低温熱傷である）。Type II の治療にチーム医療は欠かせないが，院内連携がない場合には，血流を担う医療者と創傷を担う医療者の地域連携を，前もって確立しておく必要がある。そのルートは多ければ多いほどよい。ただし，院内連携に比べ，地域連携では治療に時間がかかる。時間がかかればかかるほど，治癒後に歩行できる可能性は低くなる。

症例

患者：86歳，女性
病歴：数年前より糖尿病と高血圧のため内服治療・食事療法中である。以前より左足が冷たいと感じていた。1カ月前にスチーム足浴器で熱傷を受傷し，その後，左第1趾先端は潰瘍化，第5趾先端はミイラ化したため，近医循環器内科にて末梢血行再建術を施行された。その内容は，下肢動脈エコー検査で認められた左総大腿動脈と右浅大腿動脈の狭窄に対し，それぞれ2本，1本のステント留置であった。術翌日のABIは右／左=0.70/0.51で，SPPは，左足背／足底=20/33mmHg，右足背／足底=45/24mmHgであった。その後，院内連携がないため当院を受診した。血行再建術後，徐々に足趾の疼痛は消失したとのことであった。HbA1c=6.7%であった。
現症：左第1趾の内側側爪隔部に小潰瘍があり，また第5趾はミイラ化していた（図1）。右足に創傷はない。両側の大腿動脈と膝窩動脈は拍動を触知することができた。足背動脈，後脛骨動脈はとも触知できなかったが，ドップラー検査で動脈音を聴取できた。その他，前医で入院中に尾骨部に褥瘡を生じた。

治療方針

経過をみて組織血流が増加すれば足趾切断術を施行する。

①感染予防
②SPP再検査
③必要であれば，再末梢血行再建術
④足趾切断術

治療経過

前医退院から当院入院までの期間，創感染を避けるために，自宅での洗浄とイソジンシュガー®軟膏塗布を指導した。また足浴（スチーム足浴器）と入浴を禁止し，積極的には歩行をしないように指導した。血行再建術後約1カ月で当院に入院した。左足のSPPは，足背／足底=67/74mmHgと充分に上昇したこと，第1趾の創が保存的治療で治癒したことから（図2）再血行再建術は不要と判断し，第5趾の足趾切断術（medial-lateral flaps 切開法[1]）（図3）を施行した。術後，創は順調に治癒し，室内履きを作製して退院した（図4）。歩行機能は維持することができた。

術後1年で両側の足背動脈と後脛骨動脈の触知も可能であった。血流維持の定期的診察のため，前医循環器内科の病院に戻した。

> **POINTS**
>
> **院内連携のみでは足りない**
> 血流を担う医療者と創傷を担う医療者の地域連携を，前もって確立しておく必要がある。

図1 初診時所見
左第1趾の潰瘍と第5趾先端の壊疽を認める。

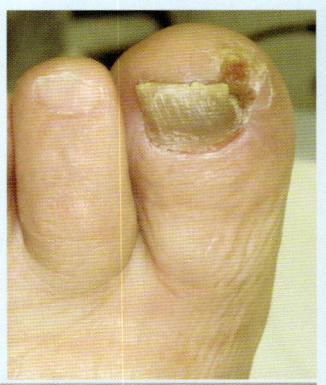

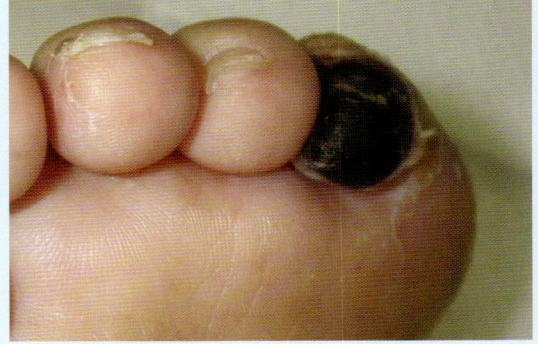

図2 治療開始後1カ月の第1趾
保存的治療で1カ月で治癒した。

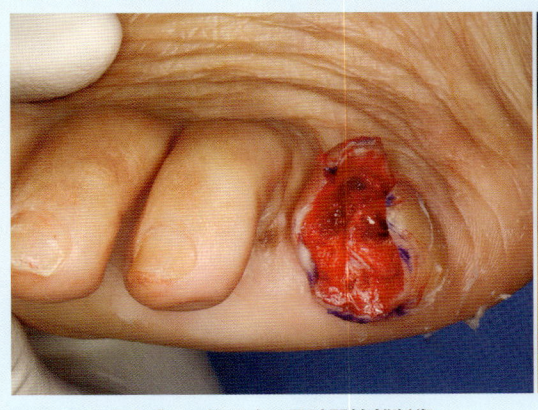

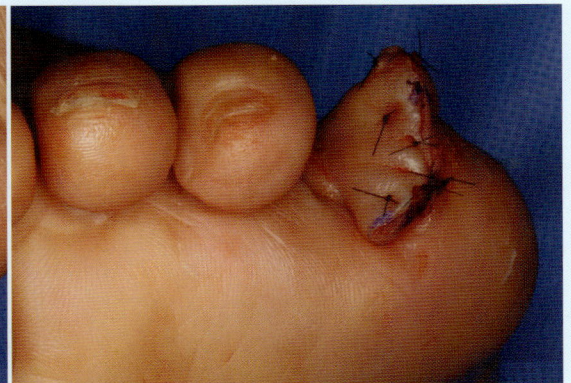

図3 基節骨を残して施行する足趾関節離断術
縦に縫合するmedial-lateral flaps切開法。

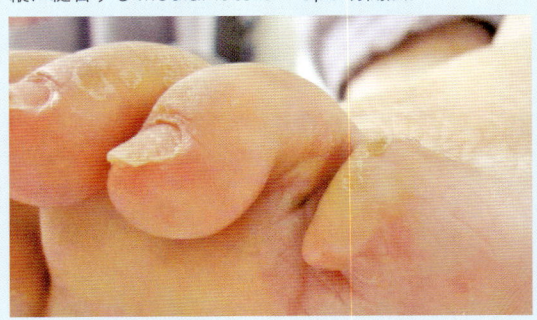

図4 術後約2カ月の状態

参考文献1：櫻井沙由理ほか：重症下肢虚血の足趾断端形成における皮膚切開の工夫．形成外科 55：554-557，2012

Type II

029 PADは両側とも進行する，と考えた方がよい

■血管外科／放射線科／形成外科／透析科／理学療法士／義肢装具士　■■治療期間：両側とも1カ月
■Key Word：重症下肢虚血　末梢血行再建術　皮膚灌流圧

CLI症例では，患側のみを診ていては対側への対処が遅れる。初診時に必ず，（正常ではないことが多い）対側の精査も必要である。PADが片側のみ進行することは考えにくい。

症例

患者：76歳，女性
病歴：いつ頃からかは不明だが糖尿病の治療中で，4年前から透析が開始された。2～3週間前から右下肢痛があり，第4趾に潰瘍が出現した。近医で計測したSPPが右足背／足底=5/20mmHgであったため，末梢血行再建術（外腸骨動脈にステント留置と総大腿動脈に血管拡張術）が施行されたが，右足背／足底=30/20mmHgと改善しなかったため受診した。
現症：右第4趾外側と背側に深達性潰瘍がある（図1）。両側とも大腿動脈，膝窩動脈，足背動脈，後脛骨動脈の拍動を触知できなかった。ドップラー検査でも動脈音を聴取しなかった。

治療方針

末梢血行再建術を優先する。
①末梢血行再建術（バイパス術検討）
②創治癒が得られる血流確保の後，足趾切断術
③対側下肢の血行再建術の検討

治療経過

右浅大腿動脈－膝下膝窩動脈バイパス術を施行した。
施行後2週，SPPが右足背／足底=70/60mmHgと上昇したため，右第4趾MTP離断術を行い，治癒した。趾間にシリコン製toe separatorを作製して挿入し，残趾変形を予防した（図2）。
対側（左側）は症状がなかったため経過観察としたが，5カ月後，冷感と第5趾および踵部に潰瘍が出現した（図3）。SPPは左足背／足底=測定不可/10mmHgであったため緊急バイパス術（左大腿動脈－膝窩動脈）を施行し，約2週間で創は治癒した。

以後7年間，バイパスの閉塞と創傷再発はない（図4）。

POINTS

CLI患者に健側はない
こう考えて，潰瘍が浅い間に血行再建術を施行する。すると，創傷の手術が不要となる。

第 4 章 症例集

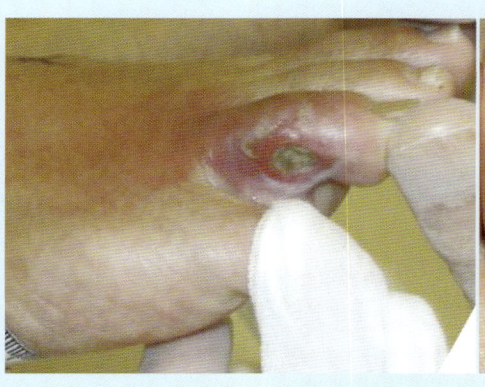

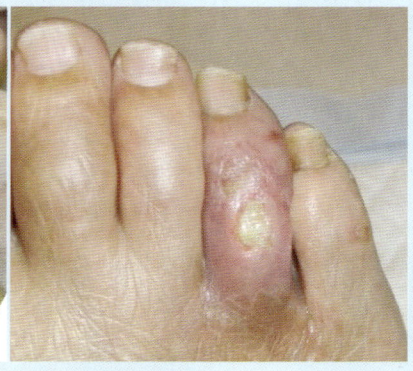

図1 初診時所見
右第 4 趾外側と背側に深達性潰瘍がある。

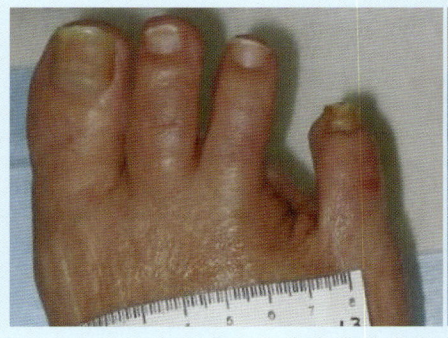

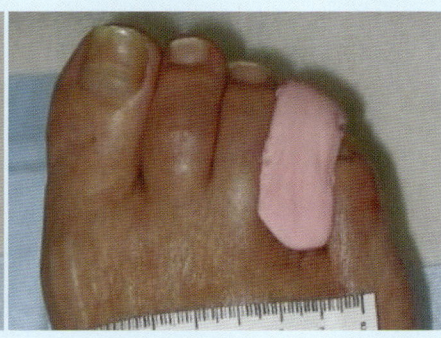

図2 右第 4 趾 MTP 離断術施行後 6 カ月
趾間にシリコン製 toe separator を挿入している。

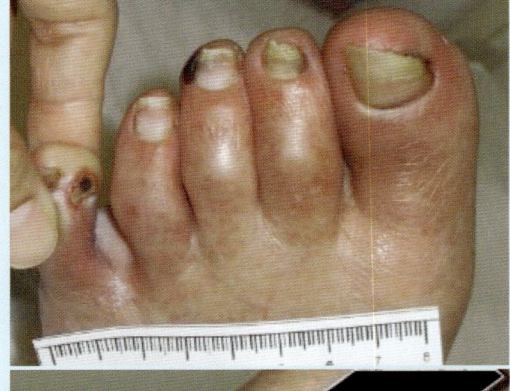

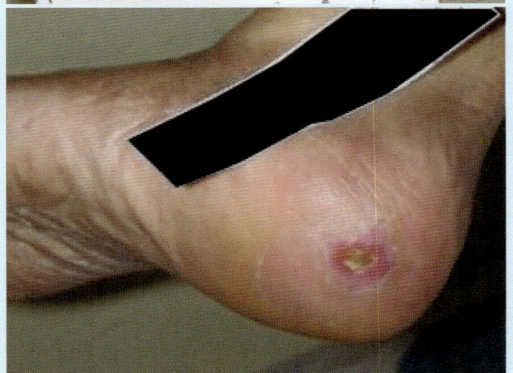

図3 右足の術後 5 カ月に発症した, 左足の潰瘍
左第 5 趾内側と踵部外側に浅い潰瘍がある。血行再建術後 2 週で治癒した。

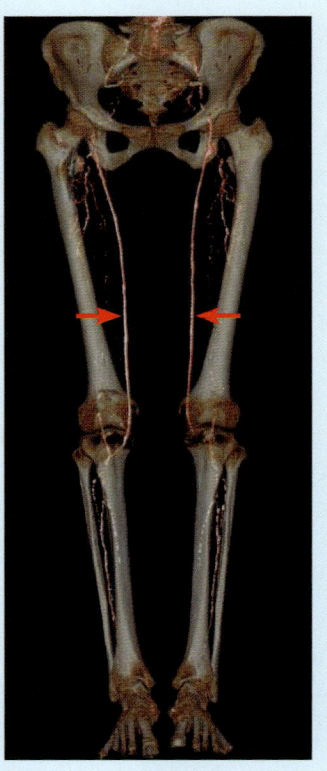

図4 バイパス術後 5 年の MRA 所見
両側とも開存良好である。

73

Type II

030 CLIは，心血管疾患で死亡することが多い

■循環器内科／心臓血管外科／糖尿病内科／腎臓内科／形成外科／義肢装具士　■治癒期間：5カ月
■Key Word：重症下肢虚血　末梢血行再建術　心血管イベント　予後

TASC II では，CLIの1年後の予後は悪い。診断を受けて30%の死亡率で，そのうち75%が心血管イベントで死亡すると言われている。CLI患者では入院中にもしばしば心血管イベントが発症するため，下肢症状のみで入院していたとしても前もって循環器内科に相談しておくことが必要である。

症例

患者：61歳，男性
病歴：30年前より糖尿病のため内服治療中である。高血圧と脂質異常症のためいつ頃からか不明だが内服治療中であった。10年前にインスリン療法が開始され，その際PADのために右大腿－膝窩動脈バイパス術を受けていた。5年前に冠動脈形成術が施行され，1年前より透析が開始され，心筋梗塞で冠動脈バイパス術を受けていた。2カ月前から左第1趾が暗赤色となって潰瘍化を来たした。ABIは右／左=1.23/1.22，SPPは右足底／左足底=25/20mmHgであったため，当院循環器内科を受診した。入院時には右足趾にも潰瘍が発生していた。前医でのHbA1c=5.7%であった。循環器内科で左腓骨動脈と後脛骨動脈に末梢血行再建術（血管内治療）が施行され，右腓骨動脈にもステントが留置された。その後，SPPは右足背／足底=22/25mmHg，左足背／足底=13/26mmHgとすぐには上昇しなかったが，さらに遠位への末梢血行再建術は困難とのことであった。喫煙歴は60本／日×30年で，体重は入院時120kgであった。
現症：左全趾に潰瘍と壊死があった（図1-a）。右全趾にも先端に潰瘍があった（図1-b）。ともにred ring signがあり，虚血性を疑わせる潰瘍である。

治療方針

経過をみて組織への血流が増加すれば足趾切断術を施行する。
①感染予防
②2～3週間後にSPP再検査
③必要であれば，遠位バイパス術を検討する

治療経過

感染予防のため当科に転科してベッド上安静とし毎日の洗浄とゲーベン®クリームを使用した処置を行った。末梢血行再建術後約3週間の経過観察で両足部はしだいに温かくなり，SPP値も右足背／足底=41/38mmHg，左足背／足底=54/70mmHgと上昇したため，左足は局所手術が可能と判断した。

左足は，modified TMA法[1]による前足部切断術を施行した（図2, 3）。右足は，できる限りの保存的治療を続行し，第5趾以外は治癒した。第5趾は約4カ月後に趾列切断術を施行し，治癒して自力歩行で退院した。約3カ月後，右側の潰瘍が再発し再度，末梢血行再建術と足趾切断術を要した。その後，狭心症や心房細動を頻発するようになり，当院循環器内科で入院治療した後，心臓血管外科で大動脈弁手術を予定していたが，入院中に心肺停止となり死亡した。

POINTS

CLI患者は循環器内科での心臓機能のチェックが必要である

治癒に時間を要した症例ではあるが，結果的に救肢が叶い，自力歩行で退院した。一時期，自宅での生活を可能とした。

第4章 症例集

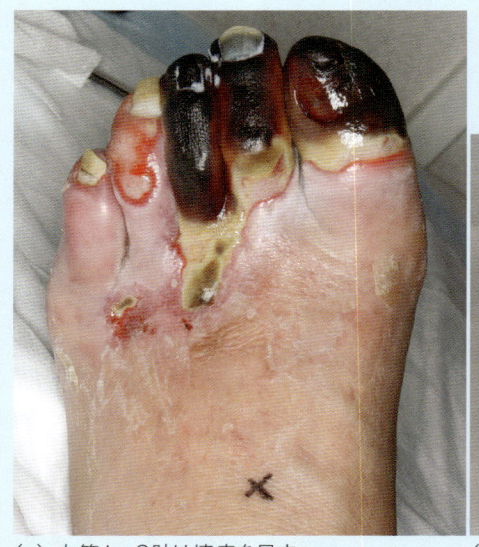

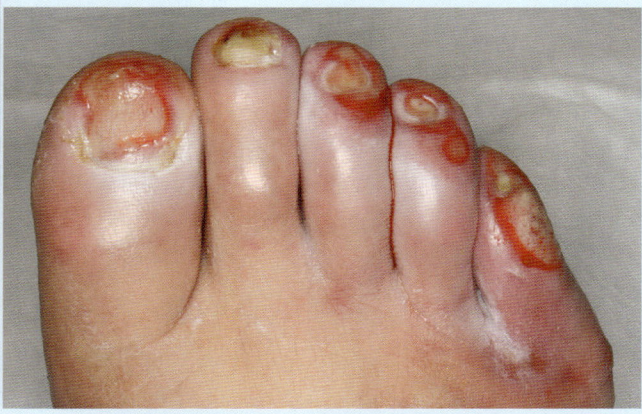

(a) 左第1〜3趾は壊疽を呈す。　　(b) 右全足趾先端に潰瘍がある。潰瘍は red ring sign を呈して虚血性潰瘍である。

図1　初診時所見

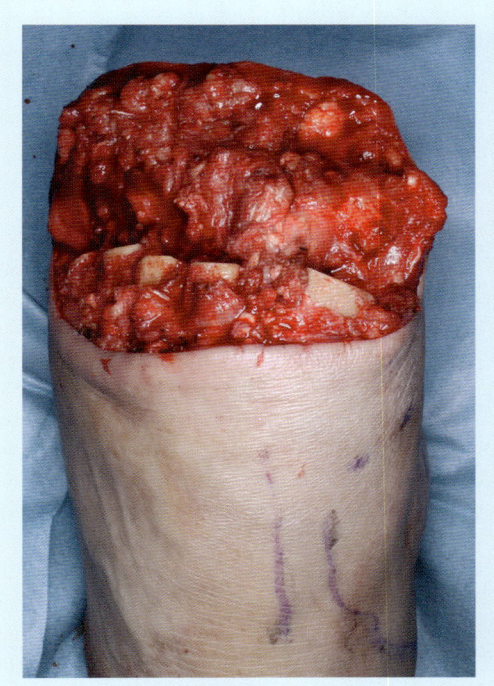

図2　左足の前足部切断術（modified TMA 法）
縫合前を示す。

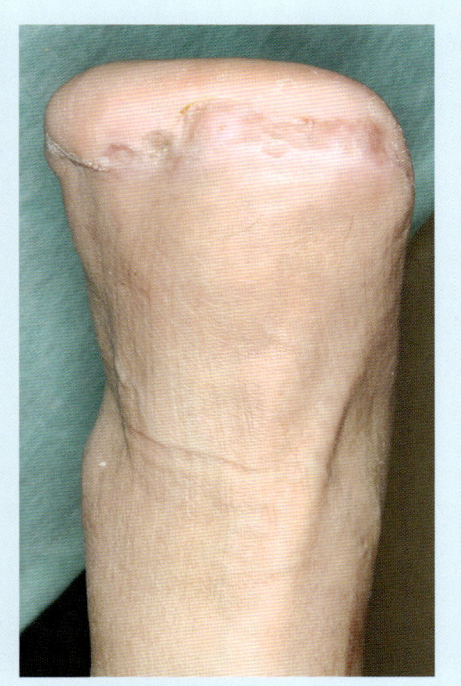

図3　左足術後9カ月の状態
再発はない。

参考文献1：辻依子：歩行機能温存のための足趾・足部切断の工夫. 日本下肢救済・足病学会誌　4：31-36, 2012

Type II

031 血管内治療は，再狭窄率が高い

■循環器内科／形成外科／義肢装具士　■治癒期間：6カ月
■Key Word：血管内治療　再狭窄　足趾切断法

末梢血行再建術のうち血管内治療では，治療後より再狭窄がすでに始まっている意識を持つ必要がある。創傷治療を叶える血流が必要なので，血流が不足していれば，できうる限りの試みはすべきである。また，創傷治癒機転が働かなくなった時には，まず再狭窄を疑わなければならない。

症例

患者：79歳，男性
病歴：20年前から糖尿病を罹患しインスリンによる治療中である。4カ月前から右第1趾先端に疼痛を伴う潰瘍が出現し，しだいに第4，5趾に拡大してきたため当科を紹介された。
現症：右第1趾先端に骨に到達する潰瘍と右第4，5趾先端の壊死があった（図1）。足背，後脛骨動脈ともドップラー聴診で動脈音を聴取できなかった。膝窩動脈は拍動を触知できた。すでに血管拡張剤と抗血小板剤は内服中であった。HbA1c=6.3%，CRP=0.16mg/dl。なお，20年前から高血圧のため内服治療中である。
画像検査：血管造影所見で下腿三分枝とも閉塞または狭窄しており，末梢に繋ぐ血管も描写できなかった。

治療方針

末梢血行再術を優先する。
①血管内治療
②血流が充分であれば局所手術

治療経過

　治療前のSPPは足背／足底=12/18mmHg。第1回目の血管内治療は，前脛骨動脈に血管拡張術を施行した。10日後のSPPは足背／足底=25/34mmHgで，いまだ血流不充分と判断した。
　18日後，第2回目の血管内治療では後脛骨動脈と，再狭窄を来たしていた前脛骨動脈に血管拡張術を施行した。30日後のSPPは足背／足底=32/29mmHgで血流不充分のため待機した。
　38日後（第2回目の血管内治療後20日）のSPPは足背／足底=52/57mmHgと上昇したため，44日後に足趾切断術を施行した（図2）。
　術後に第1趾の創傷治癒が遅延したため，再度SPPを測定した。足背／足底=19/28mmHgと低下していたため，70日後に第3回目の血管内治療（腓骨動脈に血管拡張術）を施行した。74日後のSPPは足背／足底=35/48mmHgとなったため，退院した。
　外来ではロッカーソールサンダル使用で歩行可とし経過観察していたが，完全治癒には至らず再び足が冷たくなってきたため，治療開始から126日目にSPPを測定すると足背／足底=25/6mmHgと再び狭窄していた。
　140日後に第4回目の血管内治療（腓骨動脈と前脛骨動脈に血管拡張術）を施行した。148日後のSPPは足背／足底=32/52mmHgと上昇した。保存的治療を続行し，170日後に創傷は治癒した（図3）。
　その後は，靴型装具に替えて歩行している。外来で約3年，定期的にドップラー聴診で足背動脈と後脛骨動脈の拍動音をチェックしているが，再発はない。以後，末梢血行再建術も施行していない。

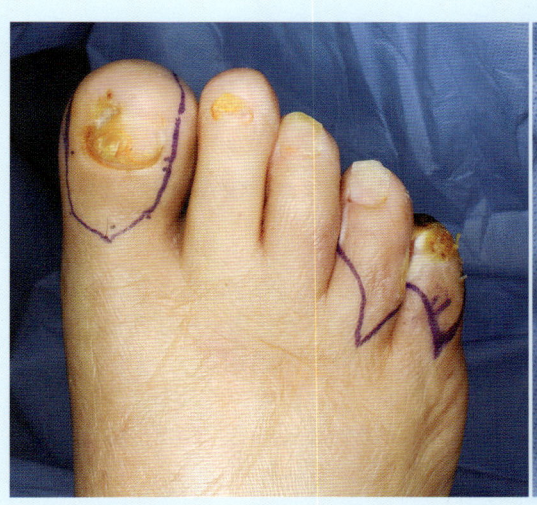

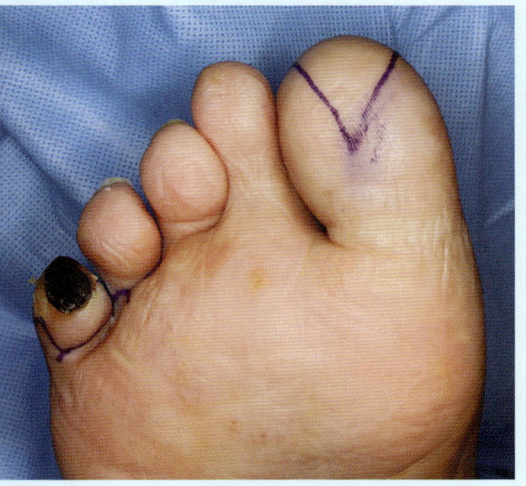

図1 デザイン
右足に第1趾爪床に骨に達する潰瘍と第4，5趾先端に壊死がある．手術デザインは Medial-lateral flaps 法で趾の長軸に対して縦に切開していく方法である．重症下肢虚血の足趾切断の場合に推奨される（→症例066参照）．

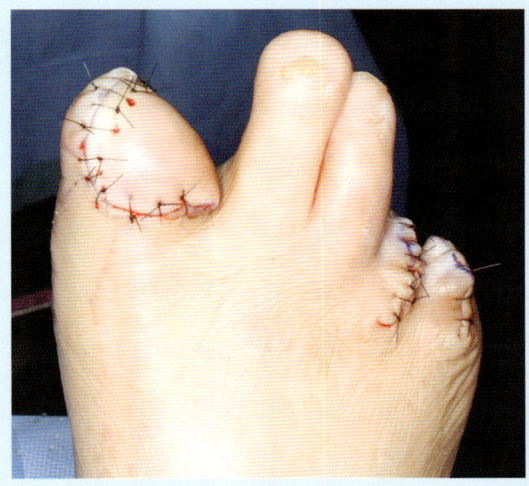

図2 縫合
余剰皮膚は，両側皮膚の出血良好側をできる限り残すようにトリミングを行う．

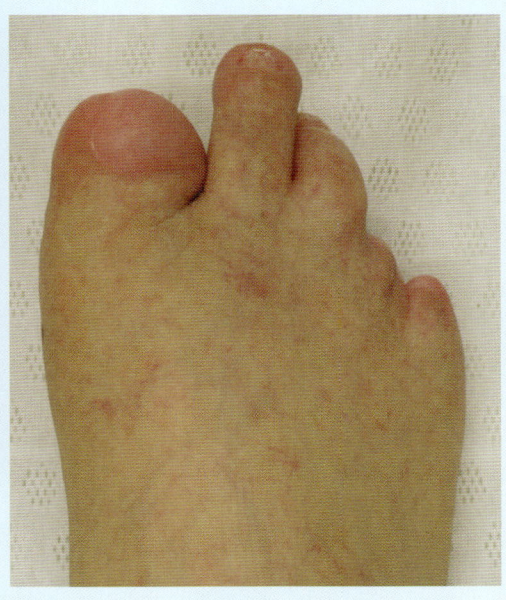

図3 治療開始後1年6カ月（治癒1年後）の状態

POINTS

血管内治療では，特に下腿病変において，再狭窄が来ることを念頭に置く

局所手術後に創傷治癒が遅延したら，SPP を測定する．

参考文献1：Iida O, et al: Endovascular treatment for infrainguinal vessels in patients with critical limb ischemia: OLIVE registry, a prospective, multicenter study in Japan with 12month follow-up. Circ Cardiovasc Interv 6: 68-76, 2013

TypeⅡ

032 血管内治療ができない場合, すぐにバイパス術に移行する

■血管外科／循環器内科／形成外科／糖尿病内科／透析医／義肢装具士　■治癒期間：1カ月
■Key Word：重症下肢虚血　末梢血行再建術　バイパス術

Type Ⅱでは末梢血行再建術の絶対適応である。ところが, 特に透析症例において血管内治療ができない場合がある。この場合, すみやかにバイパス術への移行を図るべきである。そうしなければ治療が停まったのではなく, 病状が悪化していくのを放置することになる。Rutherford 5の症例で潰瘍が小さい場合に, 治療が遅れる傾向にある。小さい創傷に大きな外科的侵襲を加えることへの躊躇からかも知れないが, 創傷が小さい時にこそ積極的に行わなければ, 治療は後手後手に回ってしまう。

症例

患者：57歳, 男性
病歴：27年前から糖尿病の内服治療を受け現在はインスリン治療中である。8年前から透析で, 5年前に心筋梗塞のため冠動脈バイパス術を受けている。2カ月前から, 特に誘因なく左第1趾, 5趾に潰瘍が出現したため, 近医循環器内科で血管造影検査を受けた。両側浅大腿動脈に99％の狭窄があり, 左は下腿以下の血流が見つからずバイパス術の適応と判断されて受診した。
現症：左第1, 5趾先端に小潰瘍を認める（図1）。両側大腿動脈は拍動を触知したが, 膝窩, 足背, 後脛骨動脈では拍動を触れない。右側は足背, 後脛骨動脈の拍動をドップラー聴診で聴取可能だが, 左側は不可であった。ABIは, 右／左=0.50/0.44で, HbA1c=4.6％であった。

治療方針

末梢血行再建術（バイパス術）を優先する。
①バイパス術
②血流評価後に保存的治療

治療経過

自家静脈（大伏在静脈）による総大腿―膝上膝窩動脈バイパス術を施行した（図2）。術直後のSPPは, 足背／足底=35/15mmHgと改善を認めないが, 明らかに下肢の末梢まで温かくなり, ドップラー聴診で足背, 後脛骨動脈を良好に聴取できるようになったため, 潰瘍の保存的治療を続行する方針をとって退院した。

手術後約1カ月で潰瘍は治癒した（図3）が, 以後通院がなく, 死亡通知を受けた。

POINTS

創傷が小さいうちに末梢血行再建術を施行すれば局所手術も不要である

医療者も患者も, 創傷が小さい時に（Rutherford 5）外科的バイパス術を施行することに対して躊躇しがちである。小さい創に対して治療のための大きい創をつくることへのためらいがある。これはしかし, 症状の悪化を待っていることに他ならない, という認識が欠如している。

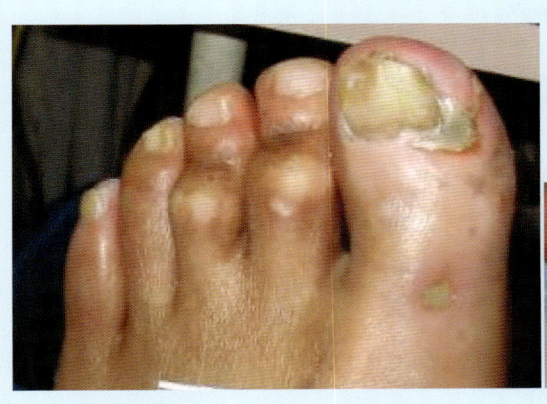

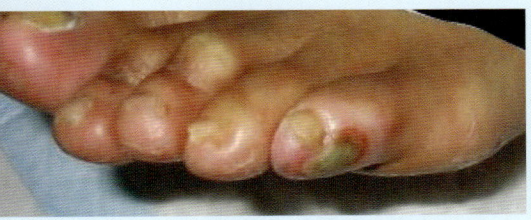

図1 初診時所見
左第1,5趾先端に壊死を伴う潰瘍がある。第2,3趾は Hammer toe になっている。

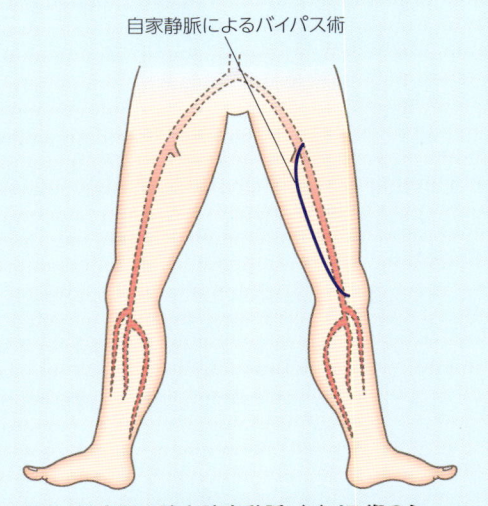

図2 総大腿‐膝上膝窩動脈バイパス術のシェーマ

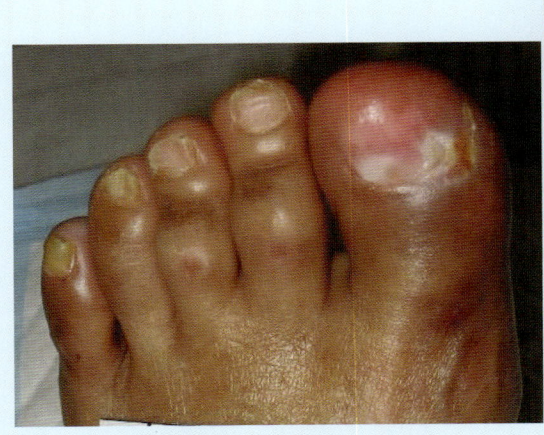

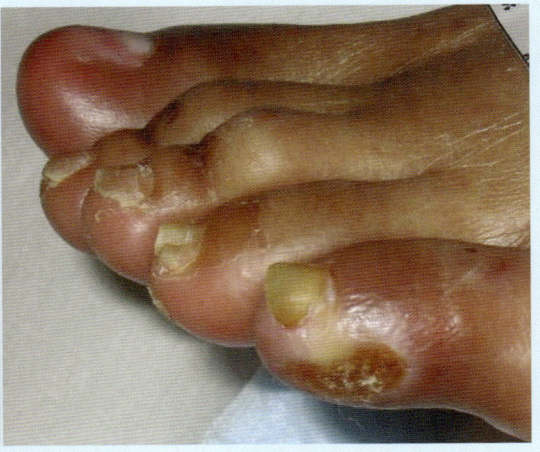

図3 バイパス術後約1カ月の状態
左第1,5趾先端の創傷は治癒している。バイパスグラフトの拍動も良好であった。

Type II

033 遠位バイパス術ではangiosomeを考慮しない

■血管外科／形成外科　■治癒期間：1.5カ月
■Key Word：末梢血行再建術　遠位バイパス術　皮膚灌流圧　angiosome

遠位バイパス術は良好な血流が期待でき，angiosomeをあまり考慮する必要はない。吻合血管を血管造影所見で決めることになり選択の余地があまりなく，arterial-arterial connectionを介して血流が回りやすいからである。例えば，本症例のように足背に潰瘍があっても後脛骨動脈へのバイパス術により足背まで充分な血流を得ることが期待できる。Angiosomeを提唱した米国Georgetown大学での血管外科医の報告では，遠位バイパス術でもangiosomeに基づいた責任血管へのバイパス術でなければ救肢は困難であるとしている[1]が，血管内治療に比べangiosomeを考慮せずとも血流に問題ない場合が多い[2]。

症例

患者：72歳，男性
病歴：数年前より糖尿病に罹患している。2カ月前に右足が蜂窩織炎となり潰瘍化した。腱壊死のため近医で膝下切断術を勧められた。1年前に冠動脈バイパス術の既往がある。
現症：右足背部に伸筋腱の壊死を伴う乾燥した潰瘍がある（図1）。大腿動脈，膝窩動脈は拍動を触知するが足背，後脛骨動脈とも拍動を触れず，ドップラー検査にて後脛骨動脈のみわずかに聴取できた。ABI=0.77，足背部潰瘍の近位SPP=30mmHgであったため，救肢のためには末梢血行再建術の適応と判断した。

治療方針

末梢血行再建術後に局所治療を施行する。それまで感染させないように毎日の洗浄とユーパスタ®軟膏を使用した処置を行い，歩行禁止とした。
①末梢血行再建術
②血行再建術後の血流評価後に局所治療

治療経過

血管造影所見で後脛骨動脈にバイパス術が可能と判断して膝窩―後脛骨動脈遠位バイパス術を施行した。

術後SPPは足背/足底=60/60mmHgと上昇したため，術後3週に局所のデブリードマンを施行した。
Wound bed preparationのため簡易局所陰圧閉鎖療法を3週間行い，良好な肉芽となったため（図2），分層植皮術にて創を閉鎖した。
術後1年でバイパスの閉塞はなく，再発を認めない（図3）。

POINTS

末梢血行再建術前のデブリードマンは（感染例を除いて）禁忌である

足趾の壊疽の場合には，血流が充分であれば足趾切断後に直接縫合が可能であるが，潰瘍壊死の場合にはデブリードマン後にwound bed preparationを要する期間が必要なことが多い。また，創閉鎖においては分層植皮術にて被覆することを原則とする。

第4章　症例集

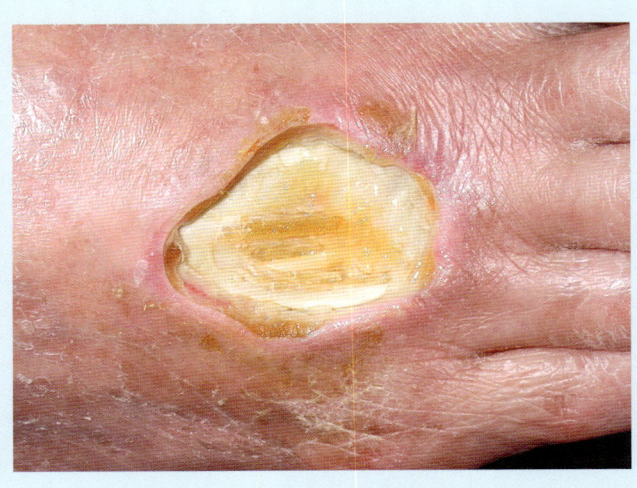

図1　初診時所見
右足背部の乾燥壊死を示す。壊死した伸筋腱を認める。潰瘍の周囲は下掘れ状態を呈しており肉芽組織を全く認めない。

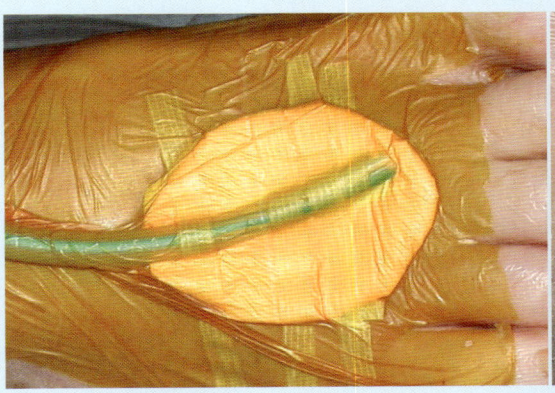

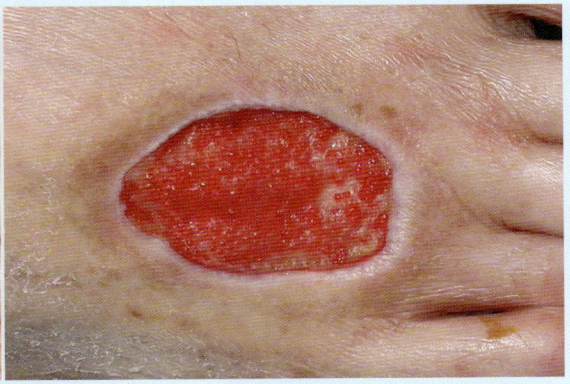

図2　簡易持続陰圧閉鎖療法
3週間後，創面は良好な肉芽に置き換わった。

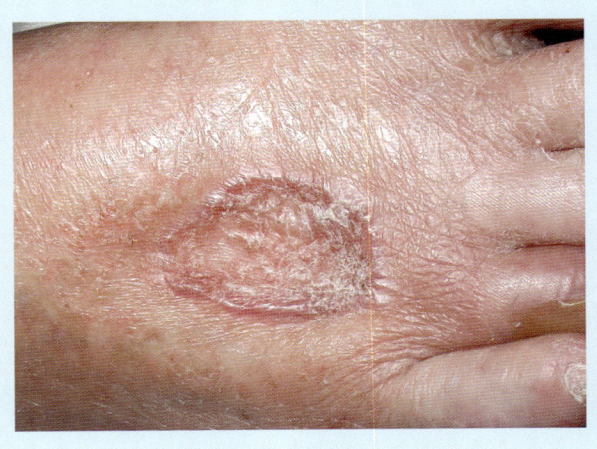

図3　植皮術後約2カ月の状態
潰瘍の再発はない。

参考文献1：Neville RF, et al: Revascularization of a specific angiosome for limb salvage; Does the target artery matter? Ann Vasc Surg 23: 367-373, 2009
参考文献2：Azuma N, et al: Factors influencing wound healing of critical ischaemic foot after bypass surgery; Is the angiosome important in selecting bypass target artery? Eur J Vasc Endovasc Surg 43: 322-328, 2012

Type II

034 特殊なバイパス術を要することもある

■血管外科／放射線科／形成外科／糖尿病内科／透析医／義肢装具士／理学療法士　■治癒期間：3週間
■Key Word：重症下肢虚血　末梢血行再建術　遠位バイパス術　透析

Type Ⅱでは末梢血行再建術の絶対適応である。過去に数回血管内治療を施行し良好な結果を得たとしても，抵抗性となればバイパス術へ移行しなければならない場合もある。また，バイパス術を施行しても末梢の血流を得ることができない場合，術中にバイパス術を追加することもある。

症例

患者：56歳，男性
病歴：15年前から糖尿病の治療を受けている。5年前に脳梗塞に罹患し軽度の左半身麻痺があるが杖歩行が可能である。2年前から腹膜透析となり6カ月前より血液透析に移行した。同じ頃より左下肢の冷感を感じていた。左第1趾に特に誘因なく潰瘍が出現した。
現症：左第1趾爪床部に有痛性の潰瘍がある（図1）。大腿動脈の拍動を触れるが，膝窩，足背，後脛骨動脈の拍動を触れず，ドップラー聴診で後脛骨動脈のみわずかに動脈音を聴取できる。SPPは，左足背/足底=32/28mmHgであった。HbA1c=6.7%であった。

治療方針

末梢血行再建術を行う。
①血管造影と同時に可能であれば血管内治療
②血流評価後に保存的治療
③血流の定期的な経過観察

治療経過

入院させ血管造影を施行した。浅大腿動脈閉塞部は石灰化が高度で，狭窄していた。末梢は前・後脛骨動脈が閉塞し，腓骨動脈はびまん性に狭窄していた。側副血行路を介して，足背動脈および足関節の中枢から後脛骨動脈が造影された。浅大腿動脈にステントを留置し，腓骨動脈を血管内治療で拡張させone vessel run offを確認したところ，術後に足背動脈の良好な拍動を触知した。10日後のSPPは足背/足底=26/58mmHgとなり術後3週に創は治癒した。血流を確認するため定期的に受診させることとした。

以後約1年に1回の割合で血管の閉塞と小潰瘍出現を繰り返したが，3年後に同側の第3, 4, 5趾に潰瘍が出現した時には同様の血管内治療に抵抗した（図2）。そこで，緊急にバイパス術を計画した。大伏在静脈を用いて，総大腿—後脛骨動脈バイパス術を施行したが，吻合部末梢のドップラー音が聴取困難であったため，グラフト—足背動脈バイパス術を追加した（図3）。術直後に足背・後脛骨動脈の動脈音をドップラー聴診で聴取でき，手術を終了した。

以後，保存的療法にて約1カ月で創は治癒した。

4年を経てSPPは足背/足底=55/39mmHgと維持され，潰瘍の再発はない。再発予防に趾間に常にスポンジを挿入している（図4）。

POINTS

遠位バイパス術でも血流が不足することがある

透析患者において，血管内治療に反応する間は問題ないが，常に奏功するわけではない。いつでもバイパス術への移行を考慮に入れておく。

第4章 症例集

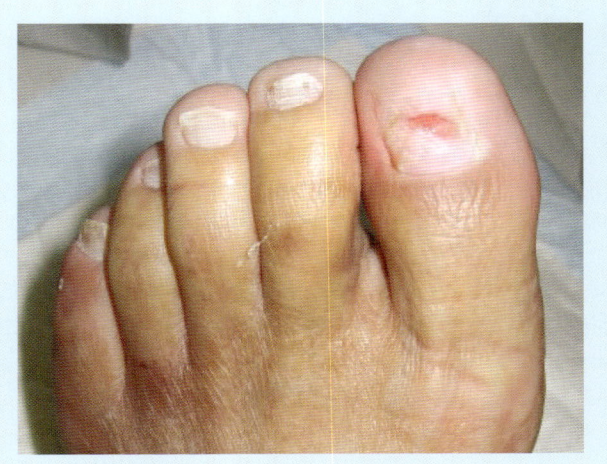

図1 初診時所見
左第1趾爪床に小潰瘍がある。

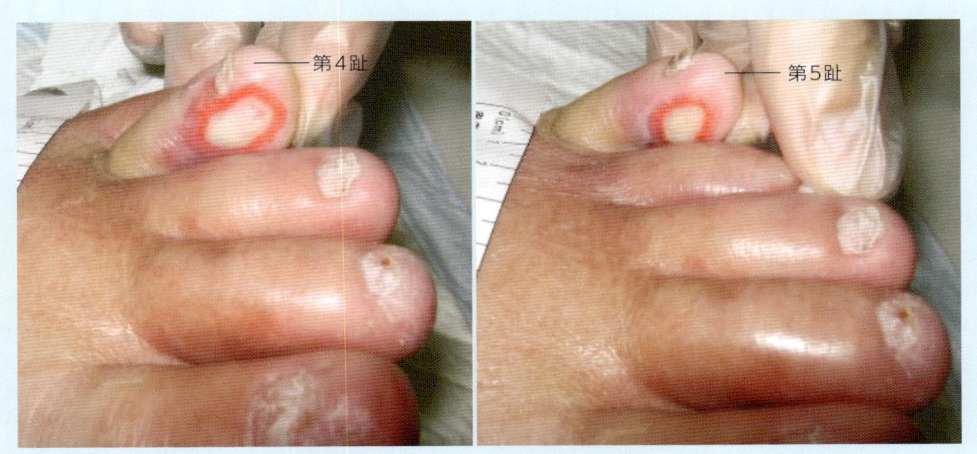

第4趾　　　　　第5趾

図2 初診から3年後に出現した潰瘍
左第4,5趾内側にred ring signを有する有痛性の潰瘍がある。第3趾外側も同様であった。

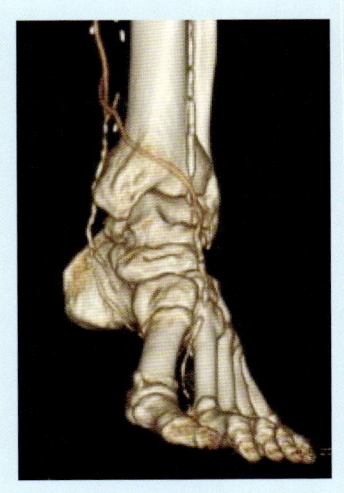

赤：足背動脈
緑：追加バイパス

図3 遠位バイパス術のCTAとシェーマ

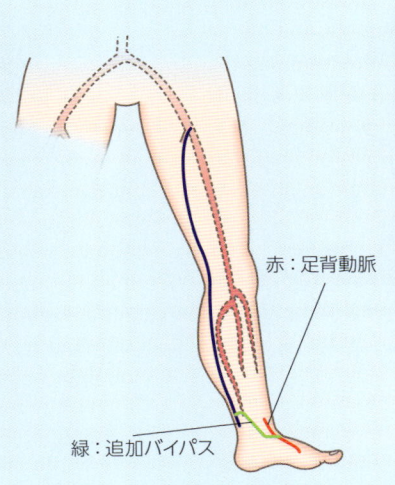

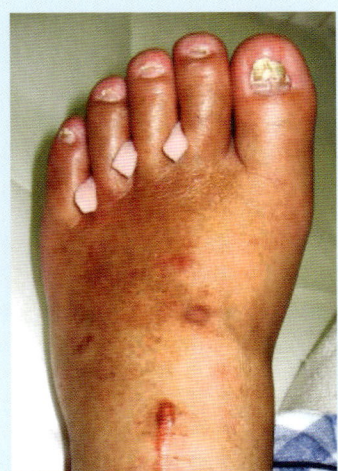

図4 再発防止の工夫
趾間にスポンジを挿入している。

Type II

035 急性下肢虚血では前脛骨筋部の壊死が起こる

■血管外科／理学療法科／形成外科／義肢装具士　■治療期間：1.5カ月
■Key Word：急性下肢虚血　抗凝固療法　5P　末梢血行再建術　腓骨神経麻痺　前脛骨筋壊死

急性下肢虚血（Acute limb ischemia：ALI）は，PADのある患者に突然生じる急性虚血である。心筋梗塞や脳梗塞歴があることが多い。5P（Pain；疼痛, Pulselessness；脈拍消失, Pallor；皮膚蒼白, Paresthesia；知覚異常, Paralysis；麻痺）があればALIを疑い，緊急入院させる。動脈造影で確定すれば，抗凝固療法と血行再建術を施行する。

症例

患者：57歳，男性
病歴：25歳より糖尿病のためインスリン治療中である。4カ月前に，突然の右下肢痛と右足関節背屈制限を認め，他院にてALIと診断され（CPK=5,100mg/dl）緊急手術（急性大腿動脈閉塞のため血栓除去と静脈パッチによる血管形成術）を施行された。血行は改善された（ABI=0.93）が，腓骨神経麻痺が残存したため術後1カ月にリハビリテーション病院へ転院した。この時，すでに右下腿前面の一部が黒色に乾燥壊死していた。約2カ月入院し装具を装着して歩行訓練を行ったが，下腿の一部の壊死が治癒せず潰瘍化したために当院へ紹介された。高血圧と高脂血症のため内服治療中で，51歳で心筋梗塞，52歳で脳梗塞を罹患していた。
現症：右下腿に壊死を伴う潰瘍があった（図1）。大腿動脈，膝窩動脈，後脛骨動脈とも拍動を触知し，足背動脈はドップラー検査にて聴取できた。右下腿部潰瘍のSPPは，頭側／尾側=40/67mmHgであったため表面壊死組織を除去した。前脛骨筋壊死を認め，これを可及的に切除すると，巨大ポケットを認めた（図2）。細菌培養検査は陰性であった（HbA1c=7.1%, CRP=0.20mg/dl）。

治療方針

血行はすでに改善されているため，まずデブリードマンを施行する。
①筋肉と腱組織の適切なデブリードマン
②開放創として経過をみて，局所陰圧閉鎖療法と植皮術を検討

治療経過

デブリードマン：前脛骨筋に沿い頭側と尾側に切開線を置き，潰瘍内をピオクタニンブルーで染色した。駆血をせずに染色部位のデブリードマンを進め，残存壊死した前脛骨筋と長母趾伸筋（電気メスに無反応であった）とを，上伸筋支帯に切開を加えて切断した。続いて同様に長趾伸筋も壊死を認めたため切断した。中枢側では前脛骨動脈の損傷を加えないように出血を認める筋体部で離断した（図3）。創を開放創とし，シーネ固定して手術を終了した。

術後，順調な創のwound bed preparationを認めたため，局所陰圧閉鎖療法を行うことなく術後3週にthiersch植皮術を施行した。5週後に完全に上皮化した（図4）。

最終的に腓骨神経麻痺が回復しなかったため，尖足予防のためのバンド付き装具を装着した。しかし褥瘡を生じたため，靴形装具（長靴型）を作製した。以後，潰瘍の再発を認めない（図5）。

第4章　症例集

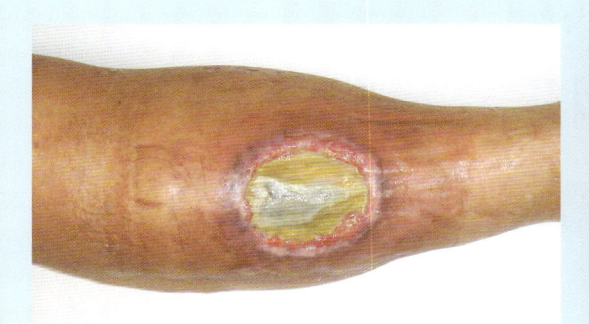

図1　初診時所見
壊死を伴う潰瘍を呈する。

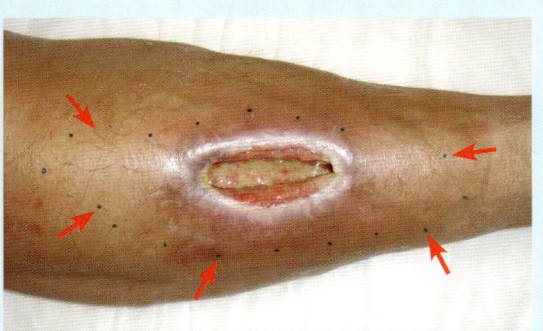

図2　デブリードマン後の状態
巨大ポケットの存在を認めた。

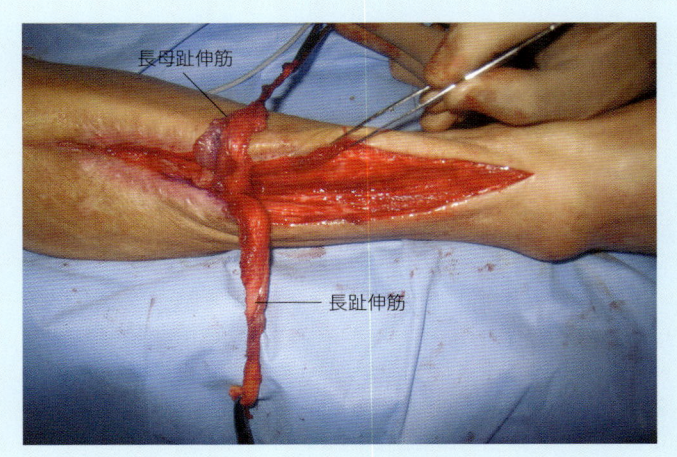

図3　術中所見
長母趾伸筋
長趾伸筋

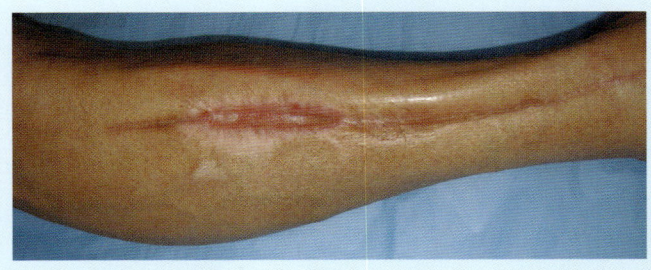

図4　術後7カ月の状態
潰瘍の再発を認めない。

POINTS

ALIでは下腿前面に壊死・潰瘍を来たしやすい

下腿前面の壊死は血流障害の結果であるが，ALIでは前脛骨動脈領域の非可逆的な筋肉の壊死を伴いやすい傾向にある。腓骨神経麻痺がポイントである。壊死下床の筋肉壊死を見逃さないことが重要である。

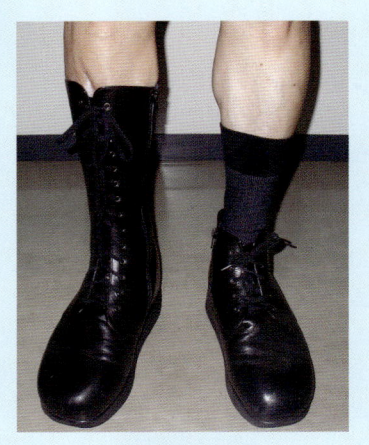

図5　装具を装着した状態
靴形装具（長靴型）を履いている。

Type Ⅱ

036 人工血管の感染は，創傷治癒阻害因子である

■血管外科／形成外科／整形外科／糖尿病内科／理学療法科／義肢装具士　■治癒期間：6カ月
■Key Word：人工血管　感染　末梢血行再建術　閉鎖孔バイパス術

人工物の感染に対する原則は，人工物の除去である．足部に創を生じて，感染した人工血管を抜去することはすなわち，新たな血行再建を要することに他ならない．そこにタイムラグがあれば末梢血行は悪化するため，結果的に末梢血行再建術前よりも患肢の血流が悪くなることすらある．さらに，感染部に対する創傷治療を要することもある．

症例

患者：63歳，男性
病歴：数年前より糖尿病のため内服治療中である．近医にて右間歇性跛行（Fontaine Ⅱ度）に対して人工血管による大腿－膝窩動脈バイパス術（F-P bypass）を施行されたが，術後MRSA感染のため鼠径部に創を生じたため，当院心臓血管外科を受診した．鼠径部の感染創に対して当科へコンサルテーションを受けた．人工血管の抜去を提案したが，できる限り残したいとの希望だったためデブリードマンを繰り返したが治癒には至らなかった．その後，閉塞し，かつ足趾先端が潰瘍化したため，鼠径部のみ人工血管を摘出した．以後，潰瘍は悪化した（図1）．
現症：右足全体がチアノーゼで，全足趾の先端に潰瘍を認めた．

治療方針

①自家静脈による緊急バイパス術
②血行再建術後の血流評価後に局所手術
③鼠径部の潰瘍治療

治療経過

緊急に閉鎖孔バイパス術が施行された（図2）．足部の血行は後脛骨動脈のみであったが，約1カ月後に創傷悪化の進行が止まったため（図3），足趾切断術を施行した．SPPは足背／足底=72/71mmHgであった．同時に，鼠径部潰瘍に対しては，左側腹直筋皮弁による被覆にて創閉鎖を得た（図4）．

術後7年で足部に潰瘍の再発はない（図5）．しかし，治癒後2年に最初の人工血管末梢部の緑膿菌感染から化膿性膝関節炎を発症し，長期間の膝関節痛に悩まされた．その後，末梢部のグラフト抜去と関節炎に対する手術を余儀なくされ，閉鎖孔バイパスの閉塞で緊急ステント留置も施行した．

現在，膝関節は拘縮し杖を使用して歩行している．

POINTS

人工血管の感染の治療には血管外科医の存在が不可欠である

人工血管の感染は治療に難渋する．血流確保，感染制御，創傷コントロールのすべてが同時進行で要求される．

第4章 症例集

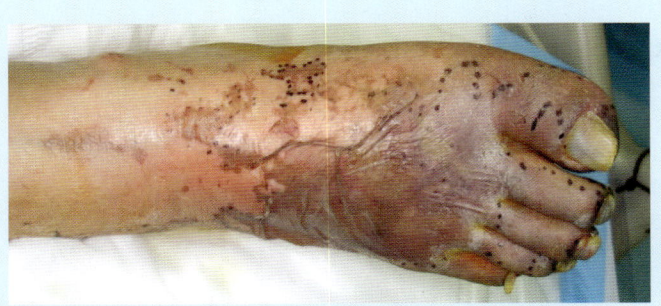

図1 形成外科での初診時所見
右足は急性動脈閉塞の所見を呈している。
チアノーゼ，水疱形成が著しい。疼痛が強い。

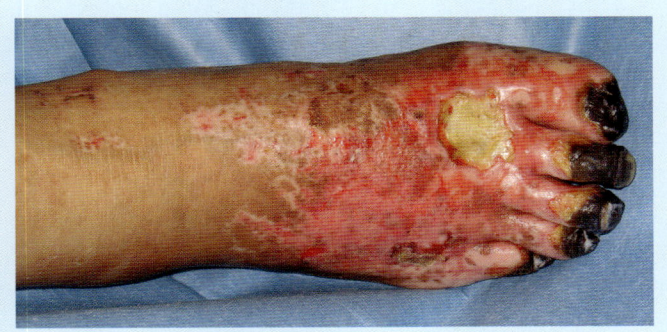

図3 緊急バイパス術後1カ月の状態
全趾に先端の壊疽と足背部の潰瘍が残っている。

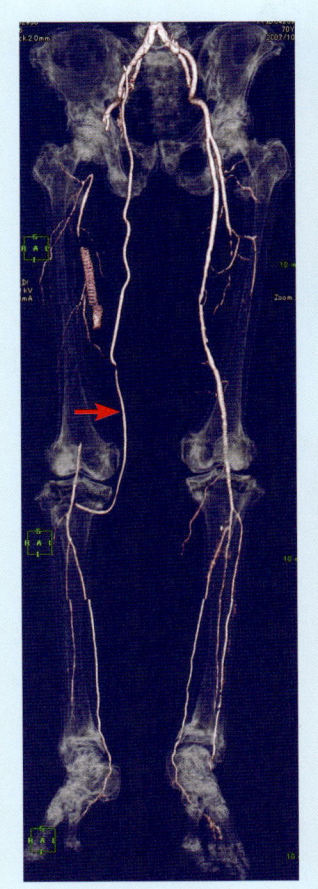

図2 緊急バイパス術後
グラフトを示す（→）。

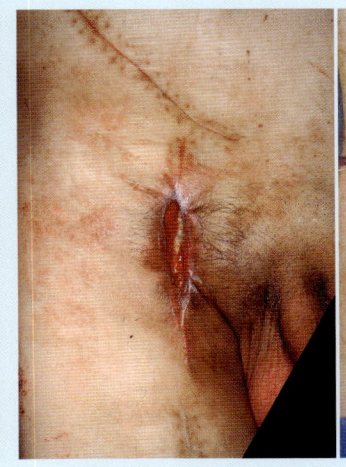

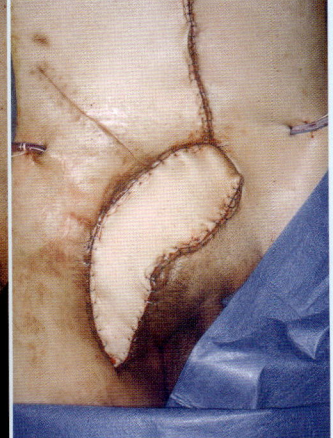

図4 鼠径部の潰瘍に対する腹直筋皮弁による被覆

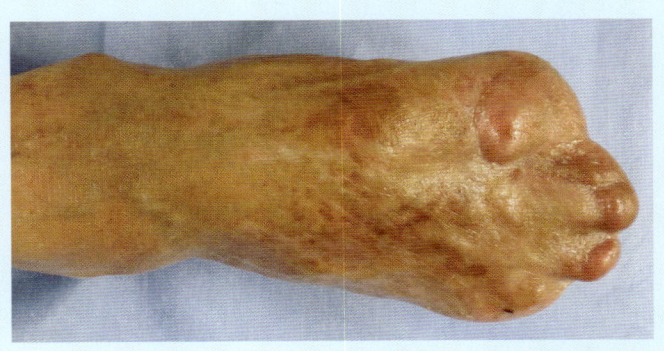

図5 治癒後7年の状態

Type II

037 Heloma molle から始まるCLIがある

■放射線科／形成外科／義肢装具士　■治癒期間：1カ月
■Key Word：重症下肢虚血　皮膚灌流圧　末梢血行再建術　Heloma molle　保存的治療

多くの創傷はわずかな創で始まる。創が小さなうちに治療（末梢血行再建術）すれば，局所手術は不要となる。今回の創傷はHeloma molle[1]である。本来は第5趾が第4趾外側を圧迫することで生ずるが，それがきっかけで重症下肢虚血が始まる症例であった。末梢血行再建術後の保存的治療で除圧は重要だが，治癒後も予防的処置は講じたい。

症例

患者：74歳，男性
病歴：20代から糖尿病と高血圧で内服治療中である。急性心筋梗塞，うっ血性心不全，不安定狭心症にて入退院を繰り返している。糖尿病性神経障害，糖尿病性腎症の診断も受けている。約3カ月前からの左第1趾先端の潰瘍が近医皮膚科の外用療法で治癒しなかった。また，他院での血管造影で膝上膝窩動脈に90％狭窄と膝下三分枝の狭窄を認めたため，これに対して血管内治療が施行されたが治癒傾向が得られなかったため，受診した。
現症：左第1趾先端と左第4趾外側に潰瘍がある（図1）。大腿動脈，膝窩動脈は両側とも動脈拍動を触知できるが，左は足背動脈，後脛骨動脈とも触知できずドップラー聴診で足背動脈のみ弱く聴取可能であった右は足背動脈の拍動を触知する。ABIは右／左=0.87/0.65で，SPPは，左足背／足底=35/45mmHgであった。HbA1c=5.9％であった。

治療方針

末梢血行再建術を優先する。
①再度血管造影を施行し，可能ならば，そのまま血管内治療
②SPP値を測定し，保存的治療

治療経過

入院後すぐに血管造影とともに血管内治療を施行した（左浅大腿動脈，前脛骨動脈，後脛骨動脈に血管内治療）。5日後のSPPは，足背／足底=70/70mmHgと上昇した。ロッカーソールサンダルで足趾に負担をかけないように歩行し，外来で経過観察とした。約1カ月の保存的治療にて治癒した（図2）。

その後は予防的装具を作製し，第4～5趾間にはHeloma molle再発予防のためスポンジを挿入している（図3）。定期的に受診させて，経過観察している。（→症例038）

POINTS

第4趾外側の創の原因はHeloma molleを考える

創が小さいうちに的確な治療に直結しなければ悪化するのみである（最も多いパターンが「とりあえず軟膏治療」である！）。虚血性潰瘍で最初に軟膏治療を選択することは避けなければならない。なお本症例の第4趾外側の潰瘍は，もともとはHeloma molleが原因であるが，CLI発症の原因となることも忘れてはならない。

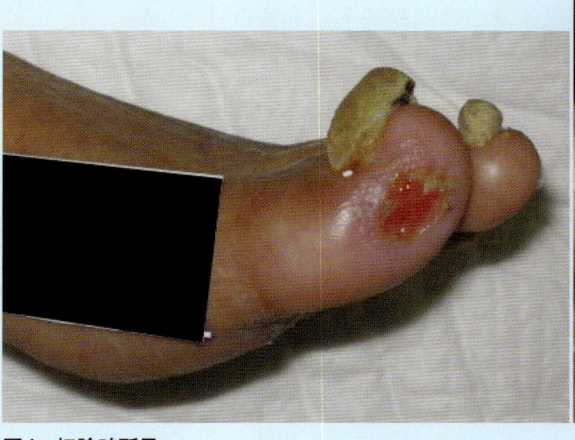

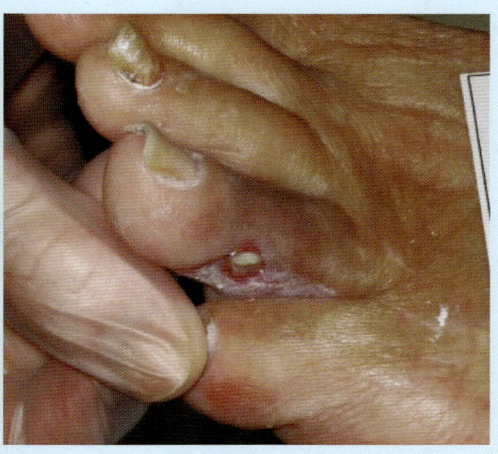

図1 初診時所見
左第1,4趾に小潰瘍がある。第4趾の小潰瘍は Heloma molle を想定した。

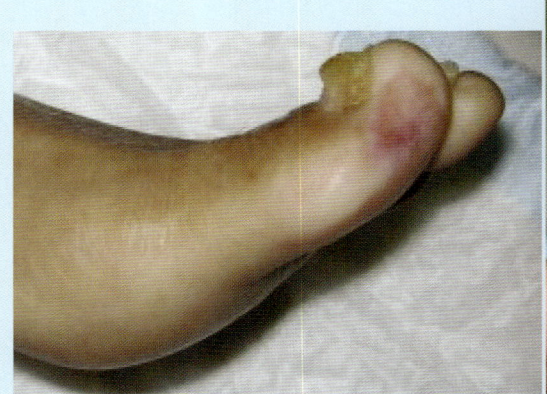

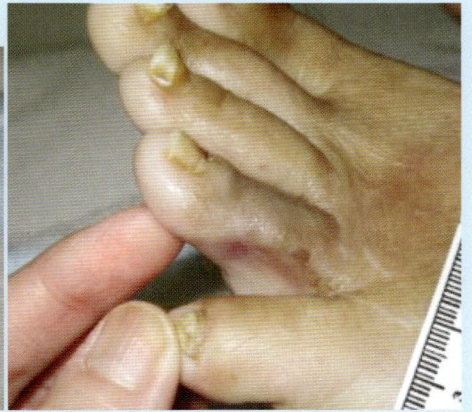

図2 末梢血行再建術後約2カ月の状態
保存的治療を1カ月行った。

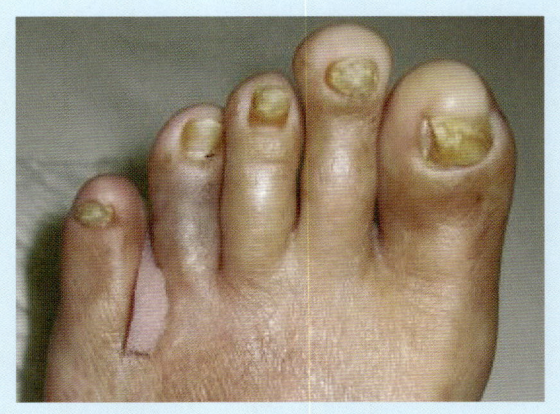

図3 再発予防の工夫
第4~5趾間にスポンジを常時挿入して,第5趾からの圧迫を予防している。

参考文献1:梶田智ほか:潰瘍を伴う Heloma molle に関する検討. 日形会誌 32:892-896, 2012

Type II

038　CLIの急性増悪は，進行が早い

■放射線科／血管外科／形成外科／義肢装具士／理学療法士　■治癒期間：3カ月
■Key Word：重症下肢虚血　急性増悪　末梢血行再建術　遠位バイパス術　modified TMA法

血流が改善して順調に治癒し，定期的に受診させて血流を確認していても，ちょっとしたきっかけで潰瘍が再発しCLIが急速に進行することがある。これを急性増悪という。

症例

患者：75歳，男性
病歴：症例037のつづき。治癒し転院した約1カ月後，左下肢に冷感を自覚して来院した。左膝窩動脈以遠の動脈拍動が触れなかったため，前回よりも悪化していると判断し，緊急に再び血管内治療を施行した（前回と同様の浅大腿動脈と前脛骨動脈）。術後，膝窩動脈は拍動が触れ，足背動脈と後脛骨動脈はドップラー聴診で聴取可能となった。しかし，その3カ月後に再び冷感を訴え来院した。ABIは右／左=0.77/0.48であったが，患者が早期治療を望まなかったために経過観察とした。その約1カ月後に自宅で転倒し，左下腿，左第2，5趾に小潰瘍を生じた。
現症：左第2，5趾先端に小潰瘍がある（図1）。大腿動脈，膝窩動脈は両側とも動脈拍動を触知するが，左は足背動脈，後脛骨動脈とも触知せず，ドップラー聴診でも聴取不可であった。

治療方針

緊急に末梢血行再建術を行う。
①血管造影を施行し，そのまま血管内治療
②頻回に血管内治療を施行しているため，バイパス術を検討する
③血流改善後に創閉鎖

治療経過

緊急入院後すぐに血管造影とともに血管内治療を施行した。左浅大腿動脈の閉塞は前回以上であり，膝窩動脈まで血管内治療を施行したが，それ以遠はワイヤークロスせず断念した。上記の結果からバイパス術への早期転換を余儀なくされた。血管内治療後6日に浅大腿―後脛骨動脈バイパス術を施行した（図2）。この間の2週間で創は悪化した（図3）。

バイパス術後2週のSPPは足背/足底=35/35mmHgであり，これ以上の改善は困難と判断しmodified TMA法で創閉鎖を行った（図4）。一部創離開したが，その後の植皮により創は治癒し，退院した（図5）。

POINTS

CLIの急性増悪では毎日刻々と壊死が進行する

何度も血管内治療を繰り返す症例は，そもそもバイパス術の適応である。

第 4 章　症例集

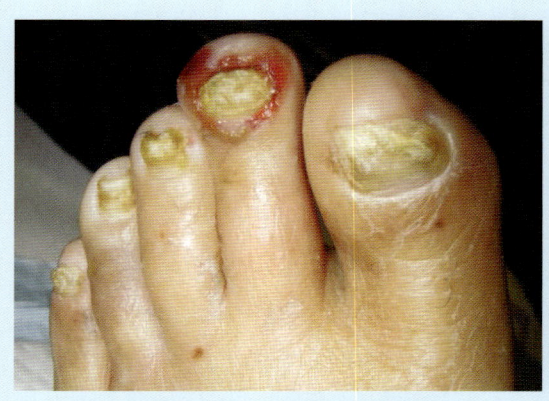

図1　症例O37の1カ月後，転倒による創傷
左第2趾先端にびらんに近い小潰瘍を認める。第5趾にもごくわずかな潰瘍がある。

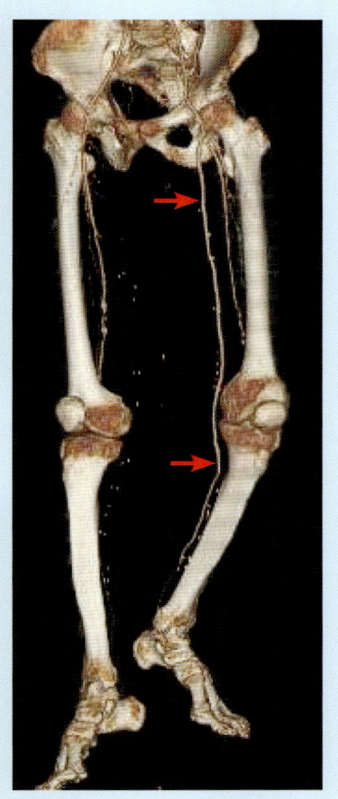

図2　左浅大腿―後脛骨動脈バイパス術後のCTA
バイパスで使用した自家静脈を示す（➡）。

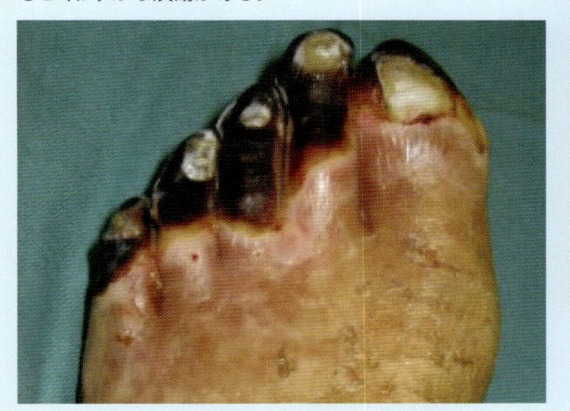

図3　遠位バイパス術後約2週の状態
全趾が壊死している。

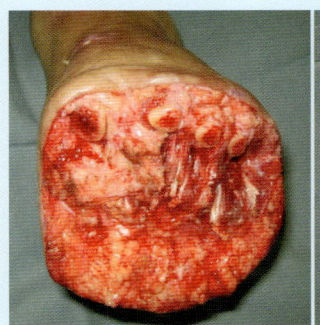

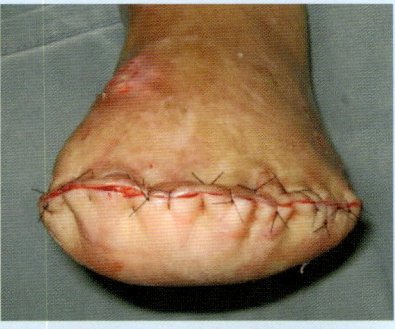

図4　Modified TMA 法の術中所見
足背―足底間の軟部組織の中の arterial connection を残す。

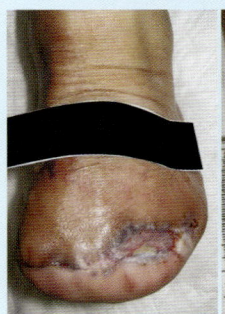

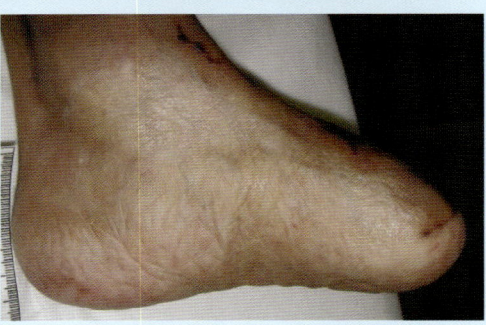

図5　バイパス術後約3カ月の状態
中足骨を残せば，足底の縦のアーチが残る。

Type Ⅱ

039 PADに慢性静脈不全症（CVI）が合併することがある

■血管外科／放射線治療科／形成外科／理学療法士／義肢装具士　■治療期間：2.5カ月
■Key Word：PAD　CVI　末梢血行再建術　チーム医療

PAD患者に慢性静脈不全症（Chronic venous insufficiency：CVI）を合併することがあるのは知られているが，その実態はよくわかっていない。PADが改善した時に静脈うっ滞が出現してくれば，CVIを疑うことになる。CVIの基本的な治療法は圧迫療法なので，PADの末梢血行改善と相反することになり，厄介である。PADの程度とCVIの程度によって下肢の循環管理をしていくことになろう。

症例

患者：73歳，男性
病歴：数年前より糖尿病のため内服治療中である（HbA1c＝9.0％）。両下肢に疼痛があり，左第2趾先端と足関節部に生じた潰瘍のため両側大腿－膝窩動脈バイパス術（F-P bypass）を施行したが，翌日に左下肢虚血となり（図1-a），バイパス内血栓除去術と後脛骨動脈に血管内治療を施行した（図1-b）。虚血の2カ月前に心筋梗塞のため緊急冠動脈バイパス術と虚血性腸炎のため血管内治療が施行されていた。
現症：左第2趾は壊死しており，また足関節部に皮膚潰瘍があった（図2）。大腿動脈，膝窩動脈，後脛骨動脈はドップラー検査で聴取できるが，前脛骨動脈は聴取不可，左足背部のSPP＝20mmHg，ABI＝0.8であった。

治療方針

血行が不充分であるため，経過をみて改善なければさらなる末梢血行再建術を依頼する。
　①末梢血行再建術
　②局所手術

治療経過

足関節部の潰瘍の治癒が遷延し，SPPの改善が得られなかったため，再度末梢血行再建術を依頼した（図3）。Angiosomeは前脛骨動脈領域であるため，同血管への血管内治療が望ましいと考えて試みたが，ガイドワイヤーが通過せず断念した。再狭窄していたバイパス遠位端のみにバルーン拡張術を施行した。

その後，ABIが0.8から1.0と改善し潰瘍が縮小し始めたため，1カ月後に第2趾趾列切断術を施行した。しかし，術中，創部からの出血が不良であったため血管の再狭窄があると判断して，翌日に再々度の血管内治療を施行した。その際の血管造影所見では膝窩動脈が完全閉塞していたため，バルーン拡張術を施行した。

その後，創部は治癒傾向を示し，局所手術後2週で治癒した。

結果的に，バイパス術後に3回の血管内治療を要した。以後，吐血で緊急入院し死亡するまでの7年間，左脚の血行再建術を要することはなかった（治癒後2年の左足背部SPP＝63mmHg）。しかし，下肢の静脈うっ滞では悩まされた（図4）。

POINTS

急性虚血は1日で創が悪化する

局所手術の際の出血が不良だったり，創部の治癒遷延が認められるような場合は，速やかに血行再建術を施行すべきである。1日遅れると取り返しがつかなくなることもある。常に，血流を改善させる医師と創傷を診る医師との連携がなければならない。

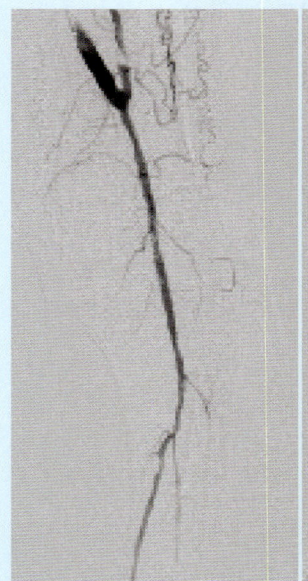

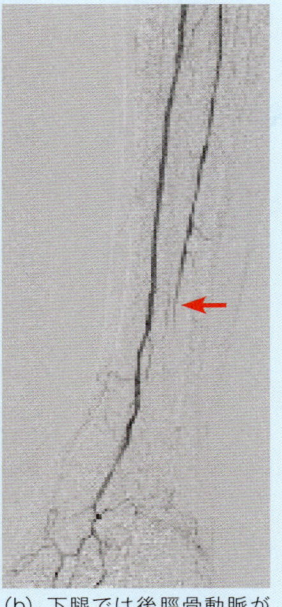

第4章 症例集

(a) 血管内治療でバイパス遠位端をバルーン拡張している。　(b) 下腿では後脛骨動脈が末梢まで描写できるが，前脛骨動脈はここで（→）閉塞している。

図1　術前の左下肢の血管造影所見

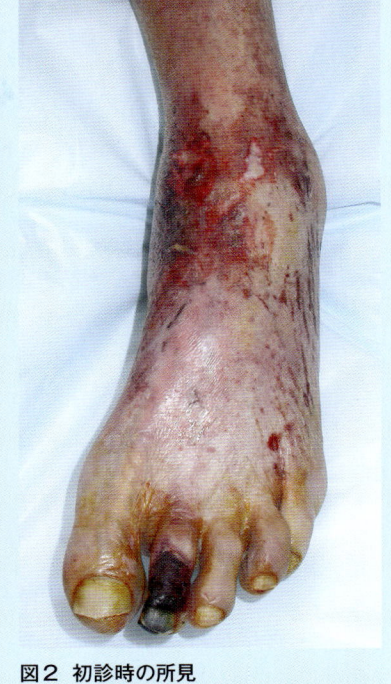

図2　初診時の所見
足全体が蒼白で第2趾に壊疽がある。

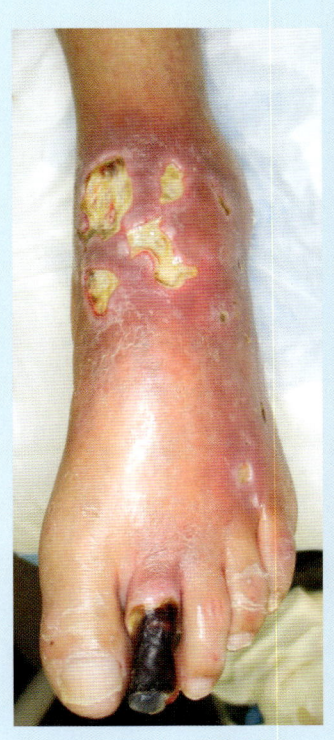

図3　再度，末梢血行再建術を依頼した時点
足関節部潰瘍の治癒が遷延している。

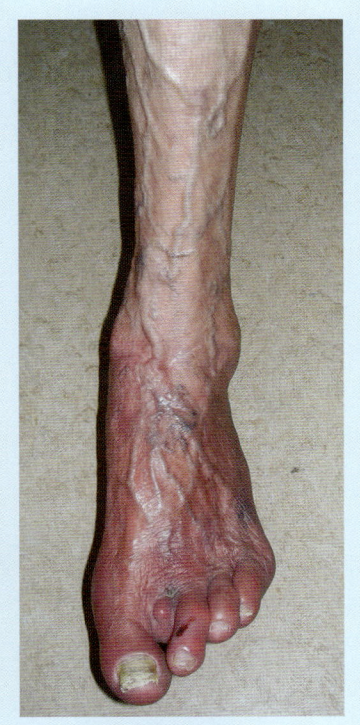

図4　治癒後3年の状態
静脈うっ滞が著しい。

Type II

040 CLIでは，血行再建術ができない場合がある

■看護師／介護士／形成外科　■治癒期間：6カ月
■Key Word：寝たきり　重症下肢虚血　手術適応

CLIでは末梢血行再建術ができない患者が多く存在する。それは，認知症があったり寝たきりであるなど施術そのものができない場合，また心筋梗塞後や脳梗塞後など全身状態が良好ではない場合などである。

症例

患者：80歳，男性
病歴：糖尿病はいつ頃からか不明で，内服治療中である。左踵部が黒色を呈していることに介護士が気づき，近くのクリニックから紹介された。
現症：左踵部に黒色壊死がある。また，左第4趾にも壊死がある（図1）。両側とも大腿動脈は拍動を触れるが，足背動脈と後脛骨動脈の拍動は触れなかった。右側はともにドップラー聴診で聴取可能であった。脳梗塞のため，寝たきりで膝関節が屈曲拘縮している。SPPやABIは体動のため測定不可である。HbA1c=5.9%。全介助で車椅子に乗車できる。

治療方針

踵部の除圧を行う。全身状態から末梢血行再建術は困難と判断し，保存的治療を行うこととした。
①ヒーリフトによる除圧
②毎日の洗浄と外用薬塗布

治療経過

創傷処置の方法を訪問看護師と介護士に指導した。毎日洗浄とゲーベン®クリームの塗布を行い，ヒーリフトによる踵部の除圧を行う（図2）。2週間に1度の外来時に必ずメンテナンス・デブリードマンを行うことで，踵部，第4趾とも創傷治癒機転が働いた。約6カ月でともに創傷は治癒した（図3）。
創治癒後も予防的にヒーリフトの装着を続け，第4～5趾間にはスポンジを挿入するように指導した。6カ月で再発はない。

POINTS

ゴールは創傷治癒ではなく，QOLの向上である

痛みと感染のコントロールさえつけば，創傷があっても毎日の処置を適切に行うことにより，創傷治癒へ向かうこともある。一方で，そのまま持ち続けることもある。

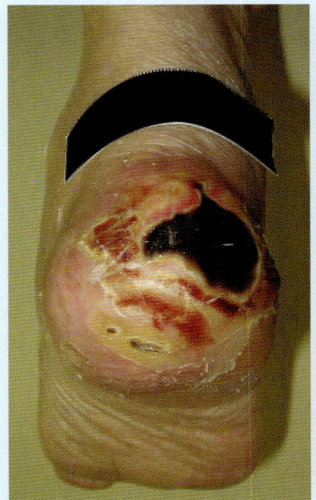

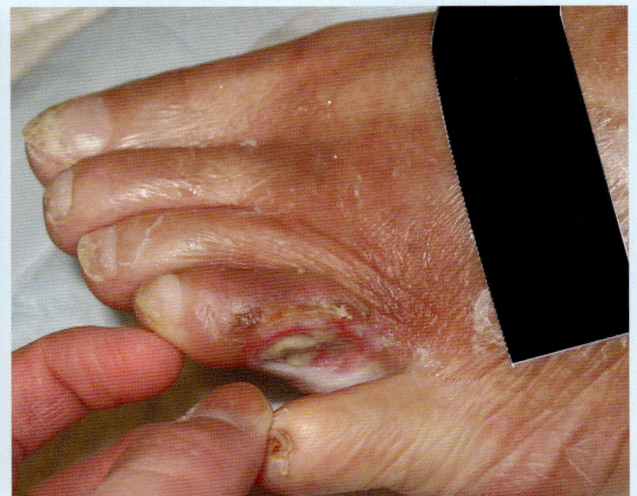

(a) 左踵部の黒色壊死を示す。　(b) 左第4趾外側の壊死を伴う潰瘍がある。原因は Heloma molle[1]だが，それがきっかけに CLI を生じた。

図1　初診時所見

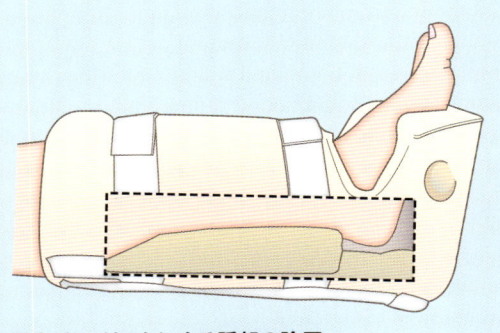

図2　ヒーリフトによる踵部の除圧

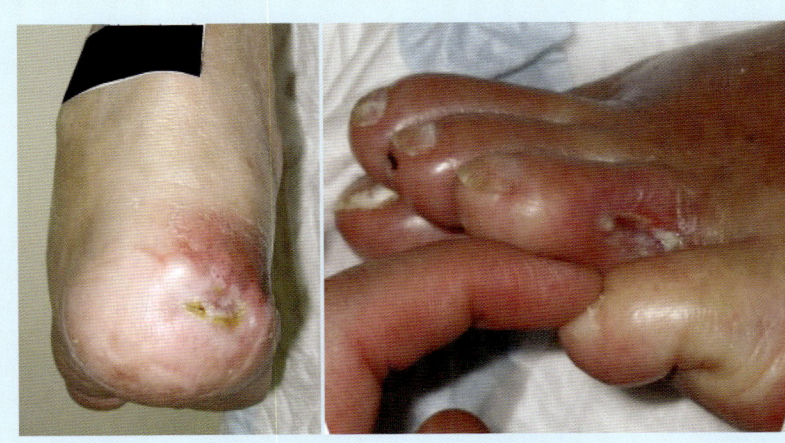

図3　術後6カ月の状態
踵部と第4趾の潰瘍は治癒した。

参考文献1：梶田智ほか：潰瘍を伴う Heloma molle に関する検討．日形会誌，32：892-896，2012

Type II

041 長期保存的治療のみで治すことも可能である

■看護師／義肢装具士　■治癒期間：8カ月
■Key Word：フットケア　保湿　保温

重症下肢虚血では末梢血行再建術が絶対適応であるが，様々な理由により施行できないことがある。SPP が 20mmHg 台であれば長期保存的治療にて治癒することもある。周囲皮膚の保湿，保温，moist wound healing を徹底して毎日行うフットケアが重要となってくる。

症例

患者：85 歳，男性
病歴：20 歳頃に列車から転落し右第 2～5 趾を切断した。60 年以上経って同部に潰瘍が出現してきた。いつ頃からか不明であるが，糖尿病と高血圧の内服治療を受けている。
現症：右第 1 趾を残して切断された足部先端に，壊死を伴う潰瘍がある（図 1）。足背動脈，後脛骨動脈，膝窩動脈は触知できなかった。ドップラー聴診では後脛骨動脈がわずかに聴取可能であった。超音波検査で浅大腿動脈閉塞であった。ABI 測定は不可，SPP は足背/足底=15/30mmHg であった。認知症があり末梢血行再建術は不可であった。CRP=1.25mg/dl。車いす歩行である。

治療方針

末梢血行再建術不可のため，保存的治療を余儀なくされた。
①保湿
　毎日石けんでよく洗い周囲皮膚に白色ワセリンを塗布する。
②保温
　ガーゼ保護のみとせず，入浴時以外は緩めの靴下を履く。
③局所処置
　創部も石けんでよく洗い，bFGF 製剤を噴霧し白色ワセリンを塗布して乾燥させない。

治療経過

創に対する自浄作用により壊死組織が徐々に取れていき，肉芽組織に置き換わって創が縮小していった（図 2）。

創は順調に治癒傾向をみせ，治療開始後約 8 カ月で治癒した。その間は一貫して上記処置を行った。

治癒後は，先端保護のためシリコン素材のフットウェアを装着し（図 3），毎日の白色ワセリン塗布のみを続行して保湿に努めた。死亡するまでの 5 年間，再発を認めなかった（図 4）。

POINTS

虚血性潰瘍では創を乾燥させない

SPP が低くても長期保存的治療で治癒せしめることがある。毎日の徹底的なフットウェアが重要である。

第4章 症例集

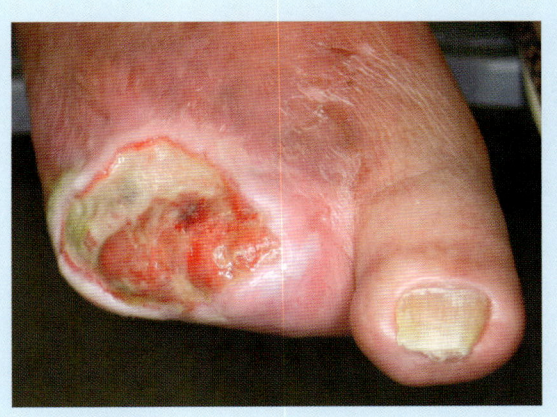

図1 初診時所見
右足は第1趾以外の足趾は切断され，同部に潰瘍がある。骨の露出はないが，近位側に壊死がある。疼痛の訴えはない。

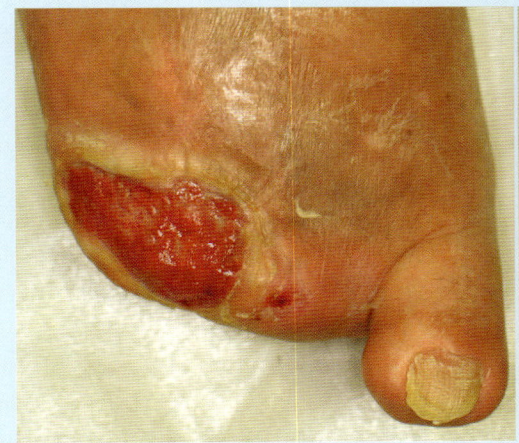

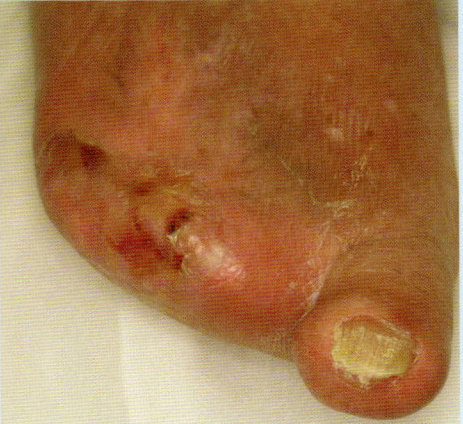

治療開始後3カ月　　　　　治療開始後5カ月

図2 保存的治療

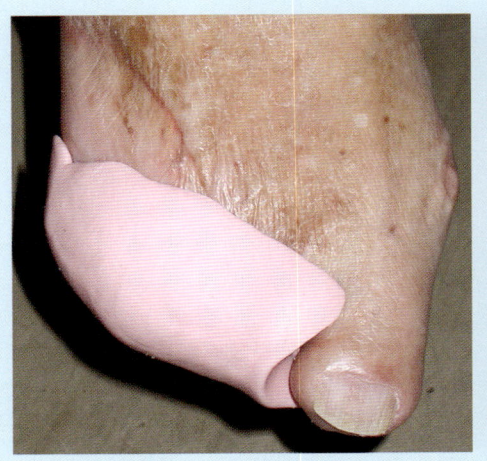

図3 シリコン素材のフットウェア
装着して常に保護した。

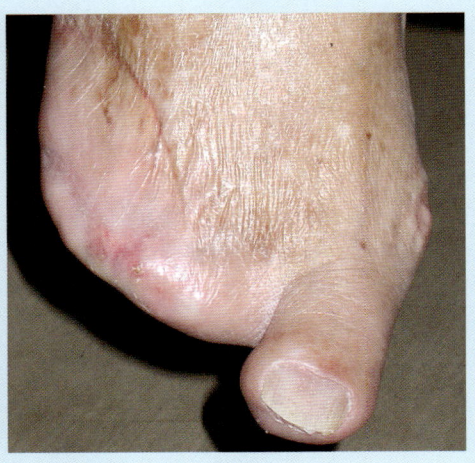

図4 治癒後約2年の状態
保湿は保たれ，以後潰瘍の再発を認めなかった。

97

Type II

042 バージャー病は，血管造影所見で診断する

■放射線科／形成外科／義肢装具士　■治癒期間：6カ月
■Key Word：バージャー病　歯科衛生　禁煙　皮膚灌流圧　末梢血行再建術

バージャー病（Thromboangiitis obliterans：TAO）は狭義のPADとは異なる病態である。PADは動脈硬化性病変であり，バージャー病は血管炎を病態とする。ところが，末梢動脈の閉塞性疾患という広義の意味ではこれを含んで言うこともあり，今回はあえてType IIとして位置付けした。実際には糖尿病との因果関係はない。本邦では歯科衛生環境の改善により近年激減しており，厚生労働省の特定疾患医療受給者証による統計では，8,000人程度が登録されている。確定診断は特徴的な血管造影所見である。重症度分類（1～5度）もあり，潰瘍を有する病態は5度である。喫煙との関連は深く，患部血管試料から歯周病菌が検出され，本病と歯周病菌感染との間に関連があると報告されている[1]。

症例

患者：65歳，男性
病歴：4年前に左第3趾切断を受けている（詳細不明）。2年前から糖尿病で内服治療中である。2カ月前に同側第5趾外側部に潰瘍が出現したが，保存的治療に反応せず，近医整形外科より紹介され受診した。喫煙歴は40年以上ある。
現症：左第5趾バニオン部に壊死を伴う潰瘍がある（図1-a）。また，第3趾は足趾切断状態である。大腿動脈，膝窩動脈は両側とも動脈拍動を触知できる。左は足背動脈，後脛骨動脈とも触知できないがドップラー聴診で聴取可能であった。右は後脛骨動脈の拍動を触知する。ABIは右／左＝1.23/1.00で，SPPは，左足背／足底＝17/30mmHgであった。HbA1c＝6.9%であった。
画像検査：血管造影所見では，膝窩動脈まで病変はなく，下腿3分岐は腓骨動脈と後脛骨動脈が下腿部で閉塞，前脛骨動脈は起始部から閉塞していた。足関節部以下は側副血行路のみでcork screw signを認め，典型的なバージャー病と診断した（図1-b）。

治療方針

末梢血行再建術（血管内治療）を行う。

①禁煙
②歯科に口腔内衛生依頼
③血管内治療後にSPP値を測定し，血管新生療法も考慮する

治療経過

まず血管内治療（腓骨動脈のみ）を施行した。創部に対してはゲーベン®クリームによる保存的治療を行い，ロッカーソールサンダルで創部への応力を制限した。禁煙は確実に守ってもらうことができた。また，歯科に口腔内衛生指導を依頼した。血管内治療後のSPPは，左足背／足底＝15/16mmHgと上昇を認めなかったが，徐々に創の縮小と疼痛が緩和されてきたことから，血管新生療法をせず，保存的治療のみを続行したところ，約6カ月で治癒した（図2）。以後，禁煙を続行しており，約3年間再発を認めない。

> **POINTS**
>
> **バージャー病は減少してはいるが，忘れないで視野に入れよう**
>
> 60歳を過ぎてバージャー病による新病変は稀である。若い頃に本症に罹患し，後になってPADが発症してCLIとなることもある。

第4章 症例集

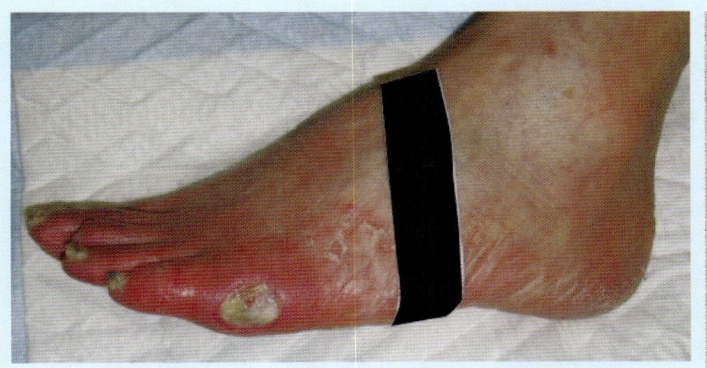

(a) 左全足趾は赤みが強く，第5趾のバニオン部には壊死を伴う潰瘍がある。また，第3趾は切断状態である。

図1 初診時所見

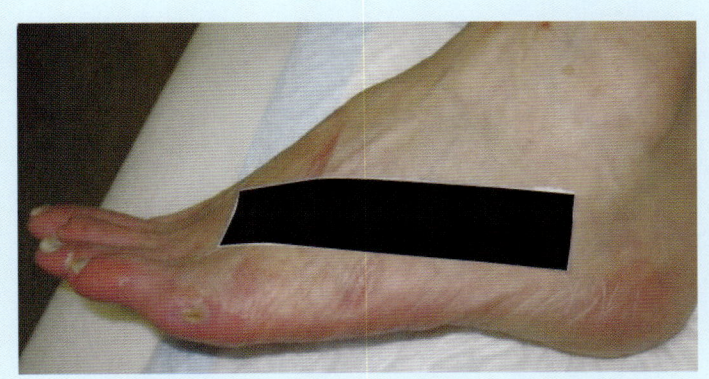

図2 治療開始後6カ月の状態
左第5趾外側の創は治癒している。全足趾の赤みも消失している。

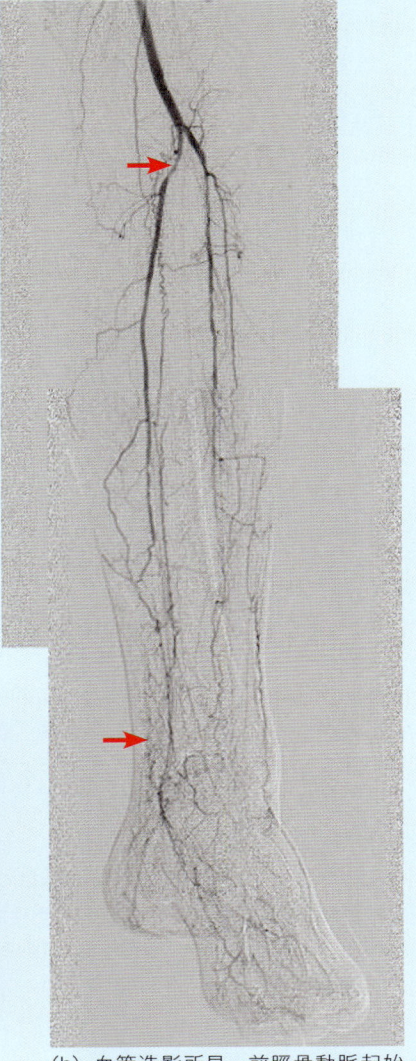

(b) 血管造影所見。前脛骨動脈起始部の閉塞と足関節部の cork screw sign を示す（→）。

参考文献1：Iwai T, et al: Oral bacteria in the occluded arteries of patients with Buerger disease. J. Vasc. Surg., 42: 107-115, 2005

Type II

043 耐え難い疼痛は，大切断の適応である

■血管外科／循環器内科／透析科／形成外科／糖尿病内科／理学療法士／義肢装具士
■治癒期間：4カ月　■Key Word：重症下肢虚血　末梢血行再建術　皮膚灌流圧　疼痛　下腿切断術

CLI症例で両側かつ第1趾の場合は，angiosomeの理論から言っても前脛骨動脈と後脛骨動脈がともに途絶している症例が多い。通常，下腿三分枝では腓骨動脈が最後まで保たれている傾向にある。しかし，このような場合，要となる腓骨動脈がいったん侵されてしまうとその予後は悪い。また，遠位の末梢血管が完全に閉塞していれば，遠位バイパス術の適応とならず救肢は困難となる。

症例

患者：75歳，男性
病歴：20年前から糖尿病の治療中で，1年前から透析が導入された。5カ月前から右第1趾に潰瘍が出現し，1カ月前に近医にて右後脛骨動脈に末梢血行再建術（血管内治療）が施行されたが創の改善がなかったため受診した。入院前には左第1趾にも潰瘍が発症した。
現症：両側第1趾の壊疽を認めた（図1）。両側大腿動脈と膝窩動脈の拍動は触れるが，足背動脈と後脛骨動脈は拍動を触知できなかった。ドップラー検査では後脛骨動脈の動脈音をわずかに聴取可能であった。SPPは，右足背／足底／足関節=54/20/48mmHg，左足背／足底／足関節=34/44/60mmHgであった。

治療方針

末梢血行再建術を優先する。
①血管内治療による末梢血行再建術
②創治癒が得られる血流確保の後，足趾切断術
③①②が得られず耐え難い疼痛があれば下腿切断術

治療経過

両側とも2回の血管内治療を施行して，最終的にSPPは，右足背／足底=35/20mmHg，左足背／足底=45/64mmHgとなった（図2）。
右は，これ以上の血管内治療は困難であった。SPP値の回復を待つことも考慮したが，疼痛が著しく耐え難かったため，早期に下腿切断術を行った。左は第1趾切断術を施行した。
創はともに治癒し，転院した（図3）。

POINTS

糖尿病の罹患期間が長く，かつ透析患者では，血管の石灰化が強い。血管内治療に抵抗性である

第1趾のangiosomeは前脛骨動脈と後脛骨動脈の両方からそれぞれ背側と底側に存在する。このため，第1趾が壊疽の場合は，ともに血流が途絶えていることが多い。腓骨動脈は最後まで血流を維持する傾向にあるが，そもそも足関節までが本幹でありcollateralからの栄養とならざるを得ないため救肢が困難となりがちである。

第4章 症例集

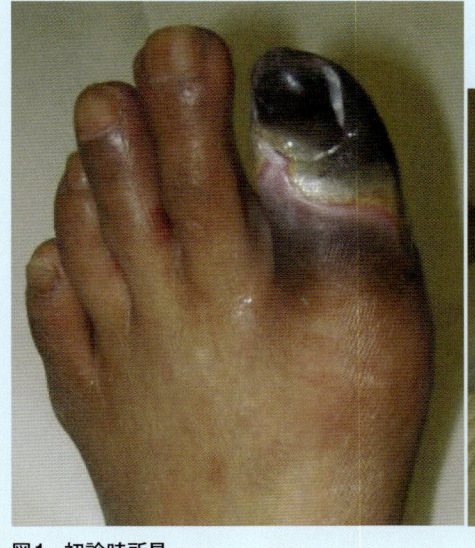

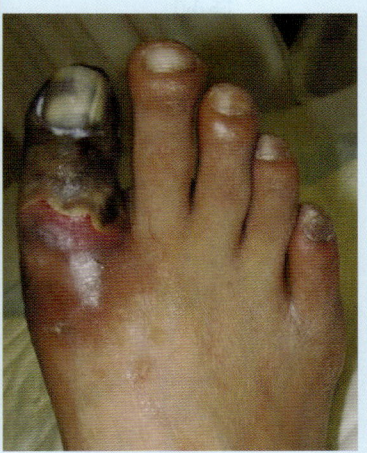

図1 初診時所見
両側第1趾の壊疽を示す。

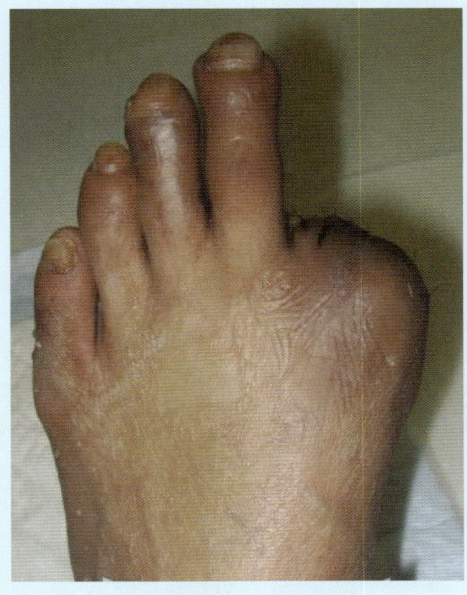

図3 左第1趾切断術後1カ月の状態
創はないが、やや紫色を呈し血流不良である。

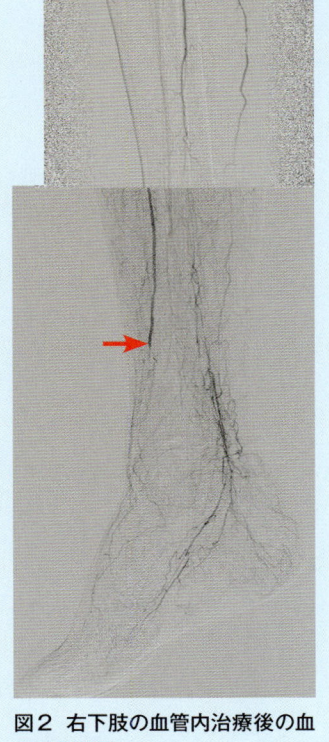

図2 右下肢の血管内治療後の血管造影所見
腓骨動脈と前脛骨動脈に血管内治療を施行したが、前脛骨動脈は途絶し(→)、足部までの血流を得ることができなかった。

101

TypeⅡ

044 陰茎壊疽は，予後不良因子である

■放射線科／血管外科／循環器内科／形成外科／糖尿病内科／透析医／義肢装具士
■治癒期間：3カ月
■Key Word：陰茎壊疽　重症下肢虚血　末梢血行再建術　予後

本邦における糖尿病患者の陰茎壊疽は全例が糖尿病腎症による透析患者に発症している[1]。その予後は極めて不良である。陰茎壊疽は糖尿病に合併するPADが進行した結果であるが，透析期間との相関を認めない。また，糖尿病では陰茎血管に何らかの閉塞性病変が95％以上にみられるという報告もある。

症例

患者：66歳，男性
病歴：7年前から糖尿病の治療を受けている。右下肢の痺れのため近医を受診し，MRA検査を受けたところPADを指摘されて受診した。
現症：右全足趾先端にミイラ化した壊死がある（図1）。両側とも大腿動脈は動脈拍動を触知できるが，膝窩動脈，足背動脈，後脛骨動脈とも触知できない。ドップラー聴診では両側とも足背動脈，後脛骨動脈ともに聴取可能である。ABIは右／左=0.56/0.67で，SPPは両側とも足背=50mmHgであった。HbA1c=6.9％であった。腎機能は，BUN=27.7mg/dlで，クレアチニン=1.92mg/dlであった。
画像検査：近医のMRA所見では，右浅大腿動脈が完全に閉塞し，右下腿3分枝が狭窄している。左総腸骨動脈と左下腿3分枝は狭窄している。

治療方針

末梢血行再建術（血管内治療）を優先する。
①血管内治療
②血流評価後に保存的治療
③保存的治療に抵抗すれば局所手術を検討する

治療経過

まず血管内治療を施行した。右外腸骨動脈の75％の狭窄に対してステントを留置した。治療後にも自覚症状や創の改善，SPPの改善が得られなかったため，バイパス術への転換を余儀なくされた。約1カ月後に総大腿—膝上部膝窩動脈バイパス術を施行した（図2）。

術後のSPPは，足背／足底=80/60mmHgと改善したため，そのまま保存的治療を続行した。足趾への負担軽減のためロッカーソールサンダルで歩行を許可した。

術後3週に第1，2趾デブリードマンと第3趾断端形成術（術後開放創）を施行した。第4，5趾は保存的治療で治癒した。局所手術後約2カ月で創は治癒した。治癒後のABIは0.96であった。

約2年後に透析導入となった頃，右第1趾に再び潰瘍が出現した。末節骨の骨髄炎を呈していたが，SPPは，足背／足底=54/45mmHgと比較的血流が維持されていたため，断端形成術を施行した（図3）。

その約1年後に右第1，2趾先端に再び潰瘍が出現し，SPPは足背／足底=39/29mmHgと血流が低下していた。血管内治療に抵抗し，左足にも潰瘍が出現した。6カ月後に陰茎にも潰瘍が出現し（図4），血流改善が見込まれず約2カ月後に死亡した。

POINTS

透析患者の陰茎壊疽は生命予後不良である

腸骨動脈領域のPADでは陰茎も障害されうる。

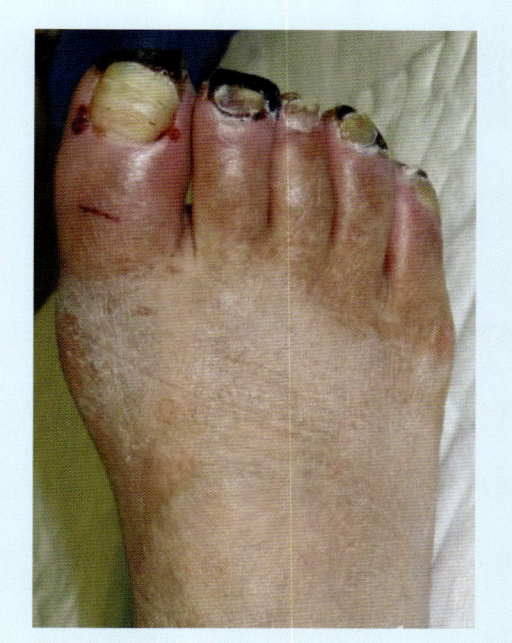

図1 初診時所見
右全足趾先端は乾燥した黒色壊死がある。

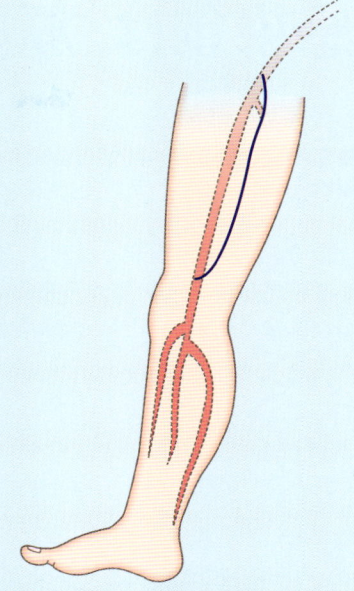

図2 バイパス術のシェーマ

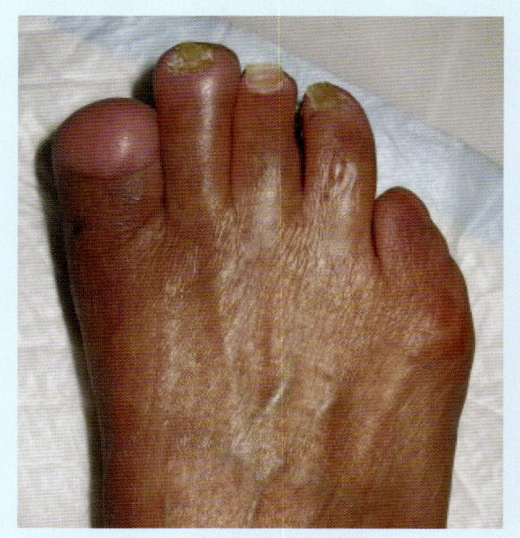

図3 第1趾断端形成術後6カ月の状態

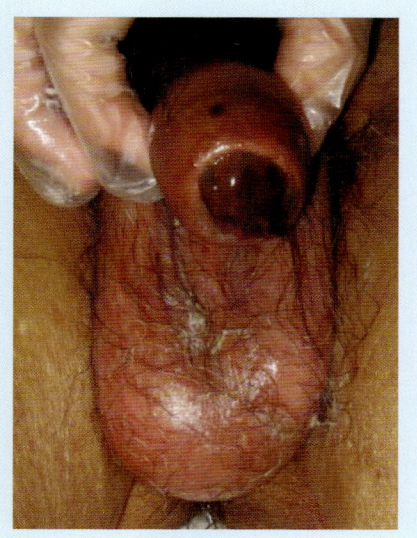

図4 陰茎先端の壊疽

参考文献1：野々村秀明ほか：糖尿病性腎症に合併した陰茎壊死の経験．日形会誌　29：506-509，2009

TypeⅢ

045 感染創は，原則的に開放創とする

■糖尿病内科／形成外科／感染症内科／義肢装具士　■治癒期間：45日
■Key Word：感染　デブリードマン　足底腱膜　長母趾屈筋腱　開放創

症例047の感染が深くなれば，本症例のように腱膜ではなく腱に沿って感染が上行する。本症例では，元々の創から長母趾屈筋腱に沿って上行したために，最初から短趾屈筋のレベルよりも深いレベルへ感染が及んだと考えられる。

症例

患者：43歳，男性
病歴：数年前から糖尿病であったがコントロール不良であった。約1カ月前から左第1趾底に潰瘍を呈していたが，網膜症で視力が悪く疼痛もないため放置していた。数日前から発熱し，当院内科を受診した。内科からそのまま紹介された。
現症：左第1趾底に潰瘍があり，足底の土踏まずが腫脹し熱感を伴っていた（図1）。潰瘍からは排膿と異臭があった。前脛骨動脈と後脛骨動脈，膝窩動脈の拍動は良好であった。HbA1c=9.2%，CRP=19.2mg/dl，血糖値=460mg/dl，WBC=18,500/mm^{3}であった。細菌培養では，MRSA陽性であった。

治療方針

早めのデブリードマンを施行後，開放創とする。
①適切なデブリードマン
②感染のコントロール（歩行禁止，毎日の洗浄）
③Wound bed preparation後に創閉鎖

治療経過

初診日に緊急入院し，全身麻酔下にデブリードマンを施行した（図2-a）。第1趾底からは感染壊死した長母趾屈筋腱が露出したためこれを摘出し（図2-b），そこから連続するように足底腱膜と短趾屈筋腱を全切除した（図2-c）。
手術後はシーネ固定で開放創とし，毎日の洗浄とユーパスタ®を使用した処置を施行した。ベッド上安静で歩行を禁止した。抗生物質はバンコマイシン®を投与した。感染が沈静化した2週間後の検査では，CRP=3.7mg/dl，血糖値=137mg/dl，WBC=7,100/mm^{3}であった。
初診から1.5カ月で治癒し歩行退院した（図3）が，以後受診していない。

> **POINTS**
>
> 発熱を呈しているようなTypeⅢ症例では，できる限りその日のうちにデブリードマンを施行する
>
> 感染した腱や腱膜の切断は感染していない頭側まで追い，正常位置で切断する。

第4章 症例集

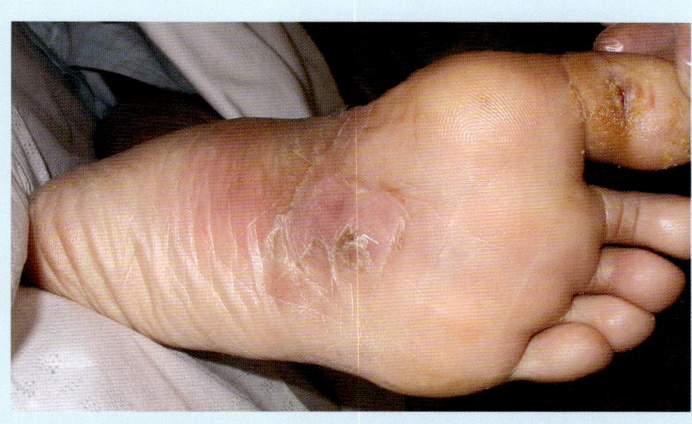

図1 初診時所見
左第1趾底に潰瘍があり，土踏まずには発赤と腫脹がある。第1趾底からのみ排膿があった。

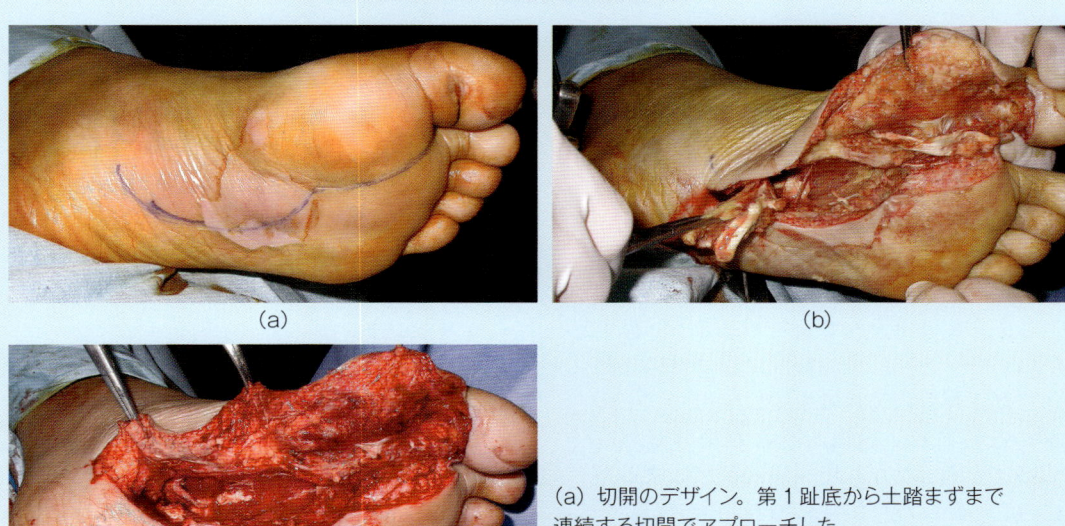

(a) 切開のデザイン。第1趾底から土踏まずまで連続する切開でアプローチした。
(b) 足底腱膜と長母趾屈筋腱，短趾屈筋を摘出した。
(c) デブリードマン終了直後の状態。
図2 デブリードマン

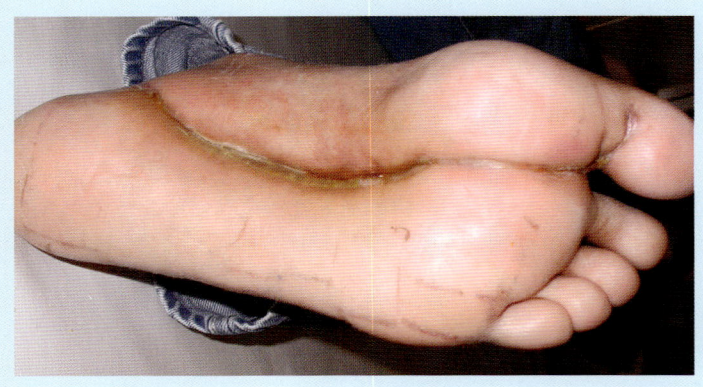

図3 治療開始後1.5カ月の状態
退院時。足底の荷重部の瘢痕を避けている。

参考文献1：寺師浩人ほか：病態よりみた難治性下腿潰瘍の診断と治療；感染性下腿潰瘍とは．形成外科 49：181-192, 2006
参考文献2：Sakakibara S, et al: Is immobilization of the ankle and metatarso-phalangeal joint effective in suppressing the spread of infection in diabetic foot ulcers? Int J Low Extrem Wounds 13: 226-229, 2014

TypeⅢ

046 感染は，腱や腱膜に沿って上行する

■形成外科／糖尿病内科／義肢装具士／理学療法士　■治癒期間：2カ月
■Key Word：腱　ギプス固定　運動療法

Type Ⅰを放置して歩行すれば，必ず Type Ⅲに移行する．移行すればデブリードマンを施行しなければならない．感染は腱や腱膜に沿って上行する傾向にある．壊死した腱や腱膜は（血行には関与せず）感染の波及にのみ寄与する．その機能は終えているので充分にデブリードマンする．

症例

患者：70歳，男性
病歴：2年前から糖尿病を指摘され，当院糖尿病内科で治療中であった．1年前から水疱性類天疱瘡に罹患し，当院皮膚科でステロイド内服のため入院治療中に，右第1趾底の胼胝下に潰瘍を生じた．左外果と左5趾（バニオン）にも潰瘍が出現し，ともに治癒傾向にないため当科を受診した．当科の装具外来でロッカーソールサンダルを処方し，右第1趾と左第5趾バニオン潰瘍は治癒したが，糖尿病内科医による運動療法の勧めから積極的に歩行をしていた．プレドニン®は45mg/日を内服中で漸減中であった．約4カ月の入院中，歩行制限を守ることができず，退院後も積極的に歩行をしていたため，左外果潰瘍はしだいに滲出液が増えていった．
現症：左外果の深達性潰瘍を中心に発赤，腫脹，熱感があり，滲出液が多く排膿しているが，疼痛はない（図1）．腱に沿う頭側へのポケットがあり，大きさは 80×45mm であった．潰瘍底には腓骨筋腱と上腓骨筋支帯が露出していた．HbA1c=7.9％，足背動脈，後脛骨動脈，膝窩動脈は拍動触知可能であった．ABIは右/左=1.29/1.59 で，SPP は右足背=92mmHg，左足背/足底=54/59mmHg であった．5.07モノフィラメントテスト，振動覚ともに陰性であった．血清学的検査では，CRP=8.08mg/dl であった．細菌学的検査では，MRSA を検出した．
画像検査：MRI 所見では，腓骨筋の感染と外果の骨髄炎が疑われた（図2）．

治療方針

腓骨筋の切除と腓骨外果部のデブリードマンが必要であり治癒するまで歩行禁止であること，治療後，左足内反は必発なのでこれを予防する特殊靴を作製する．そうすれば自力歩行で退院できることを説明し納得を得た．
①デブリードマン
②安静（歩行禁止）
③開放創とした場合には二期的に創閉鎖術

治療経過

駆血下に（止血帯使用）で手術を施行した．ポケット内をピオクタニンブルーで染色した後，これを周囲組織と骨膜をつけて一塊として摘出した（図3-a）．この際，長短腓骨筋腱を，頭側は上伸筋支帯のレベル，尾側は下伸筋支帯のレベルで切断した．骨の外顆表面を削り（図3-b）陰圧ドレーンを留置した．感染組織を確実に摘出できたと判断し，創を一期的に閉鎖した（図3-c）．

術後，良肢位でギプス固定を約1カ月施行した．経過は良好で，足型を作製し術後2カ月で特殊靴着用で自力歩行で退院した．

約3年間，潰瘍の再発はなく，毎日1万歩歩行している（図4）．

第4章 症例集

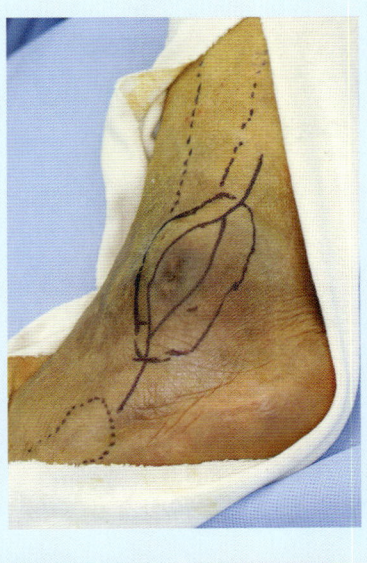

図1 術前デザイン
外果中心にポケットが広い。

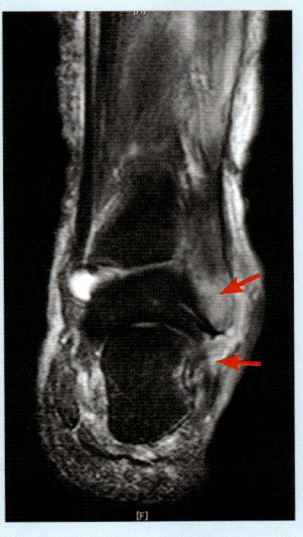

図2 術前のMRI所見（STIR像）
外果と腓骨筋に感染を認める（→）。

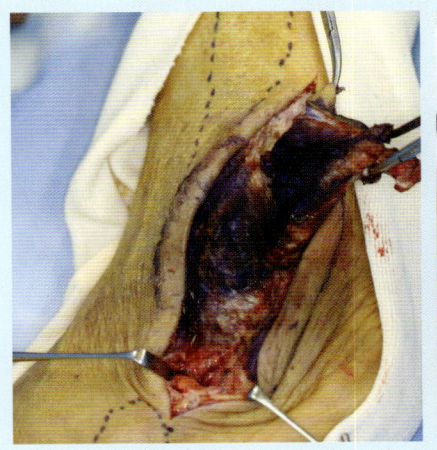

(a) 中空を染色し一塊でデブリードマンを行った。

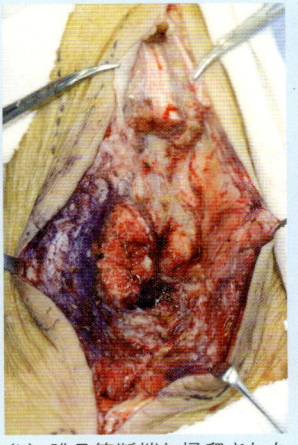

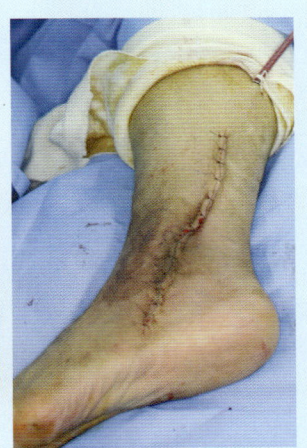

(b) 腓骨筋断端と掻爬された外果を示す。

(c) 術直後の状態。一期的に創を閉鎖した。

図3 術中所見

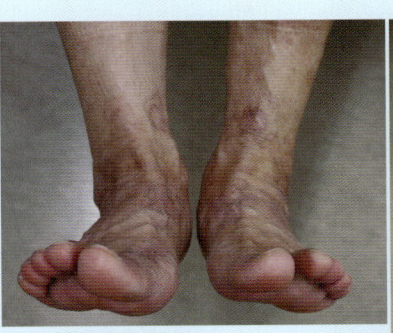

図4 術後3年の状態
特殊靴を着用し自力歩行している。左足の内反は軽度である。

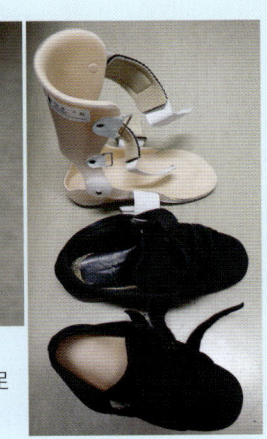

POINTS

壊死感染した腱は積極的にデブリードマンする

確実なデブリードマンのためには，組織をピオクタニンブルーで染色して一塊で摘出することが重要である。

TypeIII

047 感染は，足底腱膜へ移行しやすい

■糖尿病内科／感染症内科／形成外科／義肢装具士／理学療法士　■治癒期間：45日
■Key Word：感染　デブリードマン　足底腱膜　wound bed preparation

足趾や足底前荷重部に創傷が生じたまま通常歩行していれば，多くの症例において細菌が足底腱膜に沿い上行する傾向にある。感染は，いったん足底腱膜に落ち着き，その下床の短趾屈筋レベルへ波及していくのが次の段階である。通常歩行を続けると感染が足関節を越えてしまい，救肢が困難となっていく。

症例

患者：60歳，男性
病歴：5年前から糖尿病を指摘されていたが未治療のままであった。約2カ月前から右足外側と足底に潰瘍ができ排膿してきたため，近医に入院すると同時に糖尿病の治療も開始された。創傷治療目的で紹介されたが，通常歩行をしていた。
現症：右第5趾外側と足底土踏まず，さらに内果に排膿と異臭を伴う潰瘍があり，それらは皮下で連続していた（図1-a）。前脛骨動脈と後脛骨動脈，膝窩動脈の拍動は良好であった。HbA1c=5.1％，CRP=1.53mg/dlであった。細菌培養では，Enterococcus陽性であった。
画像検査：MRI所見で足底腱膜の感染と短趾屈筋への炎症波及があり，第5中足骨の骨髄浮腫と周囲軟部組織の感染も認めた（図1-b）。

治療方針

早めのデブリードマン後，開放創とする。
①適切なデブリードマン
②感染のコントロール（歩行禁止，毎日の洗浄）
③Wound bed preparation後に創閉鎖

治療経過

初診の4日後に転院して，全身麻酔下にデブリードマンを施行した（図2）。
術後はシーネ固定で開放創とし，毎日の洗浄とユーパスタ®を使用した処置を施行した。感染が沈静化した2週目から局所陰圧閉鎖療法を施行し，wound bed preparation後に分層植皮術で創を閉鎖した。
初診から約2カ月で退院した（図3）が，以後受診していない。

POINTS

**感染が足底腱膜を越えて
頭側に侵襲が進むと救肢が困難となる**

適切なデブリードマンとは，壊死した組織と感染して正常に復すことができない組織を，主要血管を温存しながらすべて切除することである。

第4章　症例集

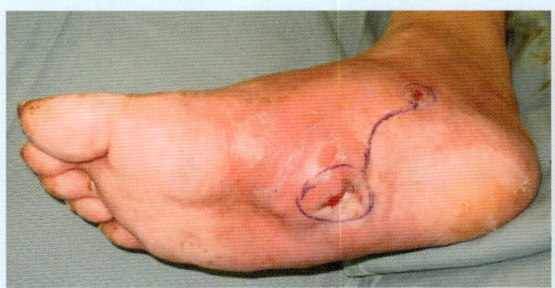

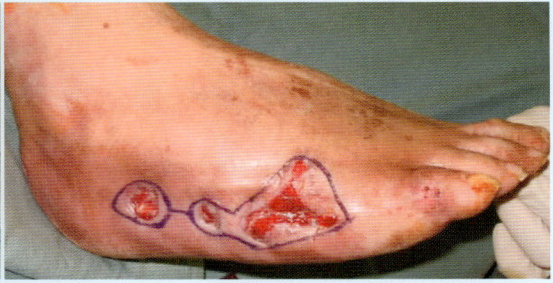

(a) 右足底土踏まずに潰瘍があり，発赤と腫脹を認めた。創は皮下で内果へも通じていた。外側にも皮下で連続する潰瘍があり，異臭と排膿を認めた。

(b) MRI所見では，足底腱膜の感染が明らかである。
図1　初診時所見

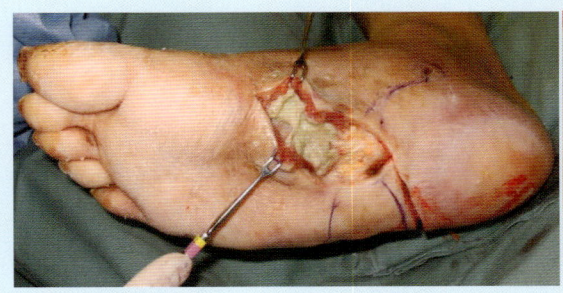

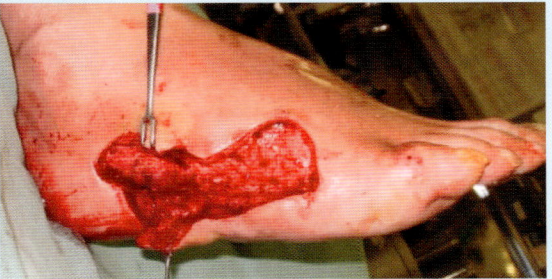

図2　術中所見
足底腱膜の感染壊死を認める。広範囲の軟部組織デブリードマンを施行した。

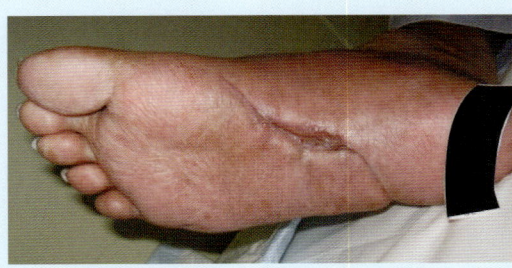

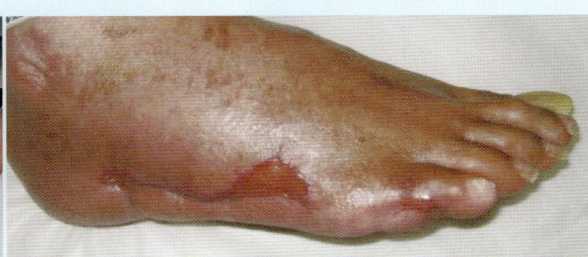

図3　治療開始後2カ月の状態
退院前の状態を示す。

Type III

048 ガス壊疽は，緊急デブリードマンで開放する

■皮膚科／形成外科／糖尿病内科／感染症内科／理学療法士／義肢装具士　■治癒期間：2カ月
■Key Word：血糖コントロール　ガス壊疽　CT　緊急デブリードマン　感染制御　第1趾切断

Type IIIの感染症では，軟部組織感染症のコントロールと骨の感染症のデブリードマン（切断）範囲の見定めが重要である．症例072では第1趾切断後の隣接趾変形が高率であることを示したが，歩容（または歩行不可）によっては術後の変形を来たさないこともある．

症例

患者：72歳，女性
病歴：20年前から糖尿病を指摘されていたが未治療であった．10年以上前から足白癬のため近医皮膚科で外用剤治療を受けていた．1週間前から誘因なく左第1趾が腫れ，第1趾底に潰瘍ができ排膿して来たため，当院皮膚科を受診した．
現症：第1趾底の握雪感ははっきりしなかったが，下腿までの発赤と腫脹，腐敗臭があったためガス壊疽を疑った（図1）．WBC=24,400/mm^3，CRP=20.45mg/dl，HbA1c=10.2%であった．細菌学的検査では，MRSAを検出した．足背動脈，後脛骨動脈はともに触知可能であった．ABI（後日）は右/左=1.10/1.18であった．
画像検査：CT所見で，ガス像を認めた（図1）．

治療方針

緊急デブリードマンを必要とする．
①感染のコントロール（抗生物質点滴）
　メロペン 0.5g×2/日
②血糖値コントロール（インスリン療法導入）
③緊急デブリードマン（CT所見でのガス像を目安に開放創とする）

治療経過

皮膚科にて緊急デブリードマンが施行された．ガス像に沿い切開すると，軟部組織が感染した壊死組織で充満していた（図2）．可及的デブリードマンで開放創とし，洗浄とユーパスタ®を使用した処置を毎日施行した．細菌検査結果での感受性を基にメロペン®からミノマイシン®に変更した．術後4日 CRP=6.63mg/dlであったのが，術後7日 CRP=4.91mg/dlへと順調に経過した．血流不全のため第1趾切断を余儀なくされたが，MRI所見で骨髄炎を認めなかった．術後3週に壊疽部分を趾列切断した（図3）．

創は順調に治癒しフットウェア作製後に退院した．退院時にはHbA1c=7.3%までコントロールできた．

術後2年で杖歩行をしているが，隣接趾の変形を認めない（図4）．

POINTS

第1趾趾列切断後のすべてに隣接趾の変形を来たすとは限らない

症例072でも示すように第1趾趾列切断後の隣接趾変形は高率である．切断がMTP関節を越えれば歩行時の踏み返し動作に加えて足内筋の拘縮によるclaw toe変形も来たしやすい．これに末梢神経障害を合併していれば（もともと合併していたからType I→IIIとなった），変形は必発で，潰瘍を再発し再手術する率が極めて高くなる[1]．

この症例において，歩行しているにかかわらず変形がないのは，杖歩行でほとんど踏み返し動作をせずにゆっくりと歩いていることによると考えている．第1趾趾列切断をする場合はTMA切断を推奨する論文[2]も散見されるが，他足趾に全く創がない場合は，患者の喪失感を考慮しても，また倫理的にも踏み切りにくい．

第4章 症例集

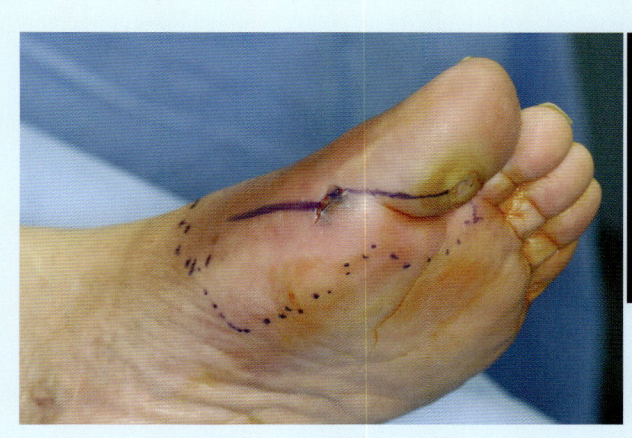

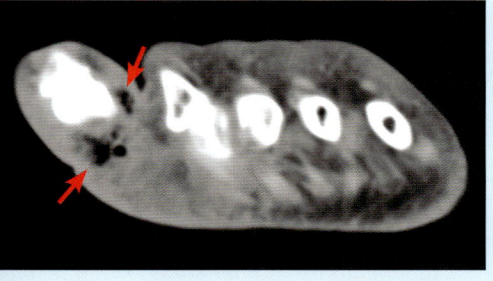

図1 初診時所見
第1趾に発赤と腫脹がある。CT所見では第1趾周囲にガス像（→）を認める。

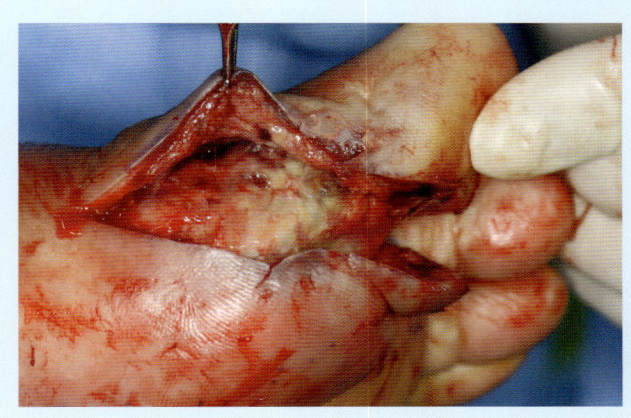

図2 緊急デブリードマン
軟部組織の感染壊死を認める。ガス像を認めた部分をすべて開放創とした。

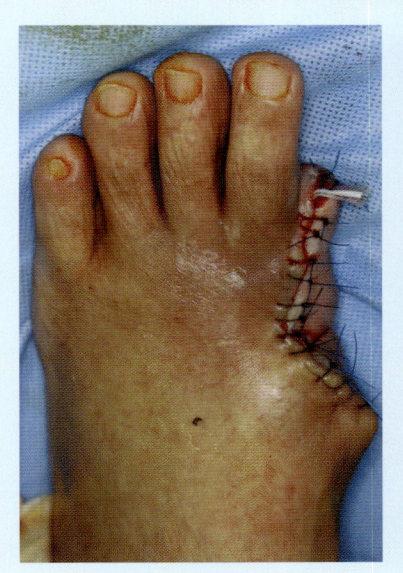

図3 緊急デブリードマン施行後3週の第1趾趾列切断術

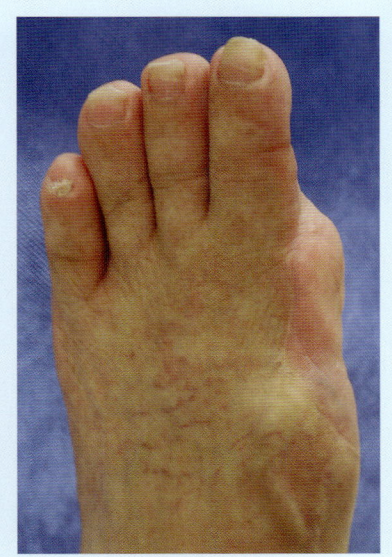

図4 術後2年の状態
隣接趾の変形を認めない。

参考文献1：Borkosky SL, et al: Incidence of re-amputation following partial first ray amputation associated with diabetes mellitus and peripheral sensory neuropathy: a systematic review. Diabet Foot Ankle 3. (Epub) 2012 Jan 20

参考文献2：Dalla PL, et al: Ulcer recurrence following first ray amputation in diabetic patients: a cohort prospective study. Diabetes Care. 26: 1874-1878, 2003

Type Ⅲ

049 踵部の亀裂から感染が始まる

■糖尿病内科／形成外科／感染症内科／義肢装具士／皮膚科　■治癒期間：6カ月
■Key Word：亀裂　感染　デブリードマン　足底腱膜　短趾屈筋腱

TypeⅢの感染は，TypeⅠの小潰瘍や亀裂から始まる。糖尿病性足病変では自律神経障害により足底の発汗が減少し乾燥傾向にある。特に踵部では，乾燥から亀裂を生じるため容易に感染の母地を作る。亀裂を生じさせないためには，保湿剤の塗布が必要である。

症例

患者：65歳，男性
病歴：数年前から糖尿病であったが放置していた。当院皮膚科を受診する10日前に，発熱と右踵部感染のため近医を受診した。その時の血液学的検査所見では，WBC=16,600/mm^3，CRP=24mg/dl，HbA1c=12.6%であった。緊急入院し，排膿からの細菌検査ではβ溶血性連鎖球菌を含む混合感染を認めた。糖尿病のコントロールが開始されて全身状態が沈静化した後に当院皮膚科へ転院した。デブリードマンを施行したがMRI所見で骨髄炎が疑われたため，形成外科を受診した。
現症：右足底の踵部～土踏まずにかけての皮膚欠損と1カ所踵骨に沿った瘻孔を認めた（図1-a）。瘻孔が骨に到達していたためMRI所見と併せ複合的に骨髄炎と考えた（図1-b）。足背動脈と後脛骨動脈は拍動が触知され，SPPは，右足背／足底=88/48mmHgであった。

治療方針

デブリードマン後，開放創とする。
①適切なデブリードマン
　骨の露出があれば骨掻爬する。
②感染のコントロール
③Wound bed preparation後に創閉鎖

治療経過

第5中足骨骨頭部と踵骨の一部を掻爬し，足底腱膜と短趾屈筋を切除した。その後，毎日の洗浄とユーパスタ®を使用した処置を施行した。
約3週間後に再度デブリードマンを施行し，創をできる限り小さくするために全層植皮をした（図2）が，部分的な生着であったために，約1カ月後に露出している踵骨を再度掻爬し植皮を追加した。
術後3週より装具装着で歩行訓練を開始した。
術後6カ月で糖尿病のコントロールは良好（HbA1c=6.4%）で，装具を履き1日5,000歩の運動療法をしている（図3）が，時に対側足底に胼胝下潰瘍が発症する（図4）。

> **POINTS**
>
> **適切な足底板を装着すれば足底の植皮でも再発しない**
>
> 糖尿病性足病変では，踵部に亀裂を生じやすい。保湿剤にて管理していなければ，創から感染を来たす。歩行することにより足底腱膜から感染は容易に拡大し，時に踵骨骨髄炎となることもある。

第4章　症例集

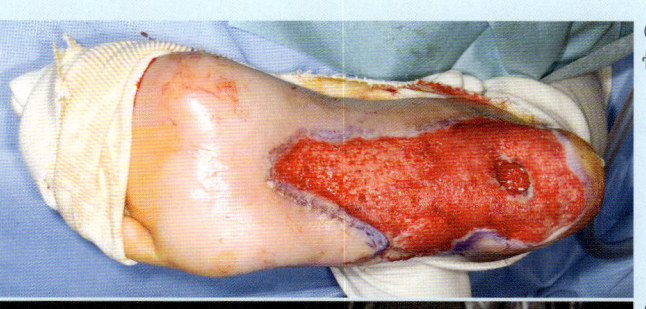

(a) 右足底に潰瘍があり，踵骨部に瘻孔を認め，骨に到達する。

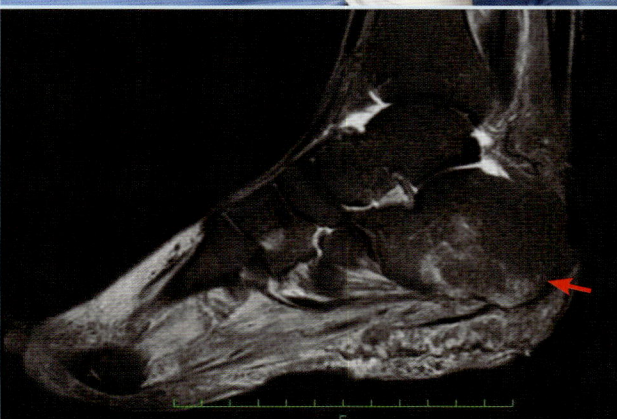

(b) MRI所見（STIR像）を示す。足底腱膜とその下床の短趾屈筋にも炎症が波及している。踵骨は骨髄浮腫を呈している。

図1　初診時所見

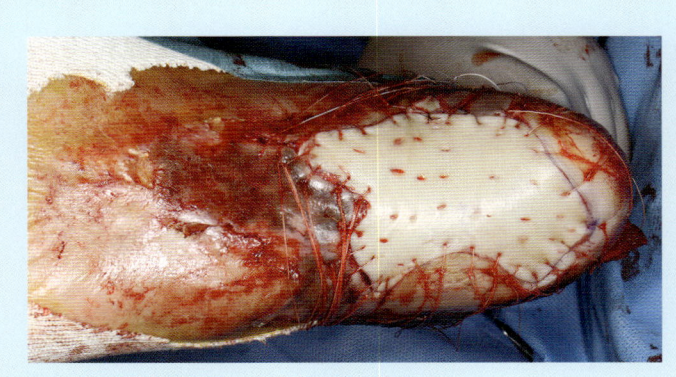

図2　治療開始後3週，植皮術直後の状態

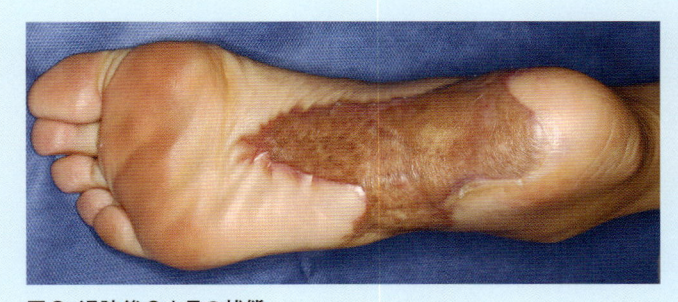

図3　退院後6カ月の状態
装具で運動療法をしている。保湿も良好である。

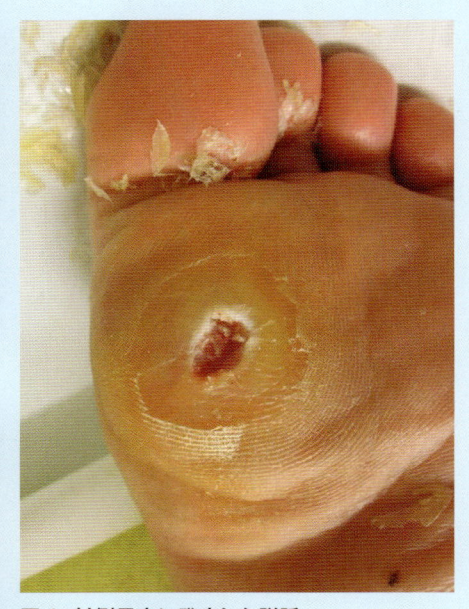

図4　対側足底に発症した胼胝
左足底第1趾の踏み返し部に胼胝があり，その下が潰瘍化している。手術部位への荷重を無意識に制限するため，対側の足底へ負担がかかる傾向にある。

Type Ⅲ

050 原因は不明でも，容易に感染性潰瘍になる

■ 感染症内科／糖尿病内科／形成外科／看護師　■ 治癒期間：70日
■ Key Word：蜂窩織炎　デブリードマン　在宅　老人保健施設　超高齢化社会

糖尿病性足病変では，原因不明のまま蜂窩織炎や化膿性リンパ管炎になりやすい傾向にある。特に下肢は外傷を受けやすい部位であるが，本人が気づいていないことも多い。放置して（壊死性筋膜炎に至らずとも）感染性の潰瘍に陥ることは，臨床の現場ではよく見かける。

症例

患者：78歳，男性
病歴：30代の頃から糖尿病を指摘されていたが放置していた。70代で認知症のため老人ホームに入所し，関連病院でインスリン治療が開始された。4～5日前から左下腿の蜂窩織炎となっていたが放置されていた。発熱を伴い同部から排膿を認めたため受診した。
現症：左下腿前面に排膿と壊死を伴う潰瘍がある（図1）。その周囲には発赤と腫脹があった。足背動脈と後脛骨動脈の拍動を良好に触知した。HbA1c=6.2%，CRP=14.35mg/dlであった。また，細菌培養検査でMSSAが検出された。

治療方針

積極的にデブリードマンを行う。
①ベッド上安静で歩行禁止
②デブリードマン後に開放創（毎日の処置）
③必要であれば植皮術で創閉鎖

治療経過

ベッド上安静のうえ，糖尿病内科へ血糖値のコントロールをコンサルテーションし，抗生物質の投与を開始した。安静を守れないため，メンテナンス・デブリードマンを施行していった。創処置は洗浄とユーパスタ®軟膏の塗布を行った。
周囲の発赤と熱感はしだいに減少し，潰瘍は徐々に縮小してきた。しかし安静を守ることができなかったため施設での処置を指導して約2週間で退院した（図2）。退院時のCRPは2.11mg/dlであったため，抗生物質も終了して週1回の通院とした。
徐々に潰瘍は縮小化して（図3），約2カ月で創治癒に至った（図4）。

POINTS

本人には受傷の記憶がないことが多い

本邦では超高齢化が進み，自覚のない外傷からの感染性潰瘍の症例が増すことが予想される。入院できないこともあり，老人保健施設や在宅医療との連携強化が今後の課題である。

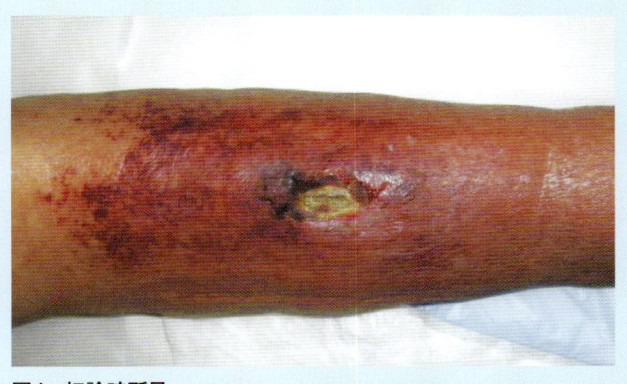

図1 初診時所見
左下腿前面に周囲の発赤と腫脹を伴う潰瘍がある。潰瘍底は壊死組織があり，熱感を有する。

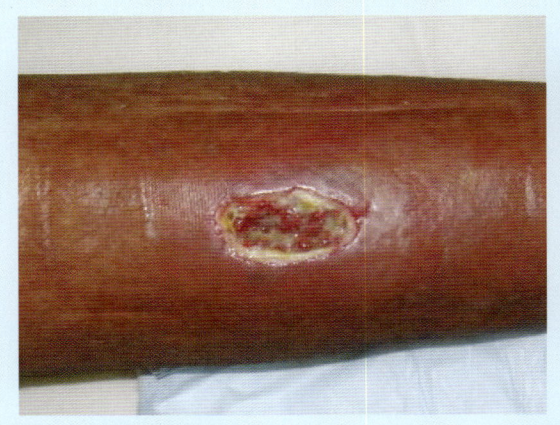

図2 治療開始後3週の状態
周囲の発赤は消失したが，まだ壊死が存在する。

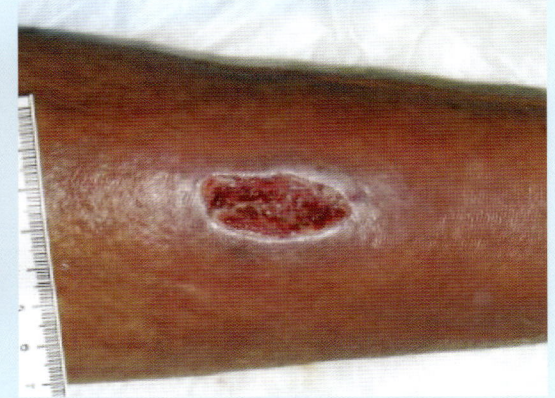

図3 治療開始後5週の状態
壊死組織が取れ，肉芽形成を認める。潰瘍が縮小している。

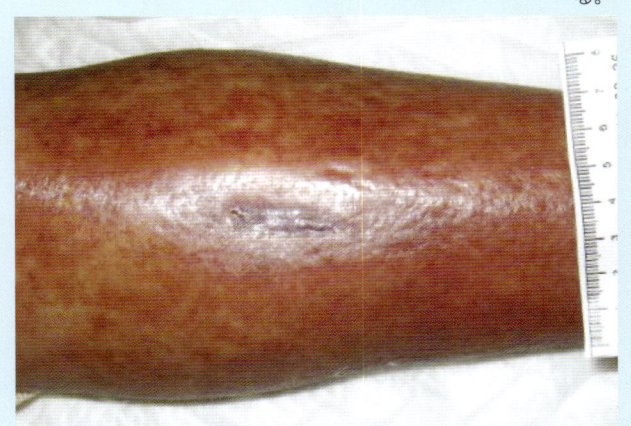

図4 治療開始後約2カ月の状態
創は上皮化が終了しており，その後は施設での観察強化を依頼した。

Type III

051 溶血性連鎖球菌には気をつけろ

■糖尿病内科／感染症内科／形成外科／義肢装具士　■治癒期間：40日
■Key Word：壊死性筋膜炎　緊急手術　デブリードマン　溶血性連鎖球菌

溶血性連鎖球菌感染症は壊死性筋膜炎の代表である。特にA群β溶血性連鎖球菌は人喰いバクテリアと言われ要注意である。「劇症型溶連菌感染症」とも呼ばれる。急速に進行する軟部組織感染症であり，典型的な例では四肢の末端部から，時間単位で壊死が進行する。死亡率は30％以上と高く，一両日中の正確なデブリードマンを要する。発熱，局所の腫脹，疼痛が主症状であるが，糖尿病患者の場合には局所はその症状を呈しているにもかかわらず疼痛がないために自覚症状に乏しい。

症例

患者：57歳，女性
病歴：数年来の糖尿病のため内服とインスリン治療を受けていた。左足底外側の胼胝下潰瘍を頻繁に繰り返していた。左足の突然の発赤と腫脹と異臭のため近医から紹介された。膿の培養結果でG群溶血性連鎖球菌が検出された。
現症：左第5趾外側に排膿と異臭を伴う潰瘍を認める（図1）。前脛骨動脈と後脛骨動脈，膝窩動脈の拍動は良好であった。HbA1c=10.1％，CRP=3.71mg/dl，血糖値=544mg/dlであった。

治療方針

①当日のデブリードマン
　第5趾趾列切断およびデブリードマンし，できる限りの開放創とする。
②糖尿病のコントロール
③感染のコントロール

治療経過

当日，全身麻酔下にデブリードマンを施行した（図2）。骨露出面のみを覆い，他は開放創とした。以後，毎日の洗浄とユーパスタ®を使用した処置を施行した。

順調に創は閉鎖し40日で退院となった。以後5年間再発なく経過した。その間にClaw toe変形が進行しており，足底の圧分布が変化していることがわかる（図4）。

定期的に受診させ，足底板を製作して予防に努めていたが，その後しばらく受診が途絶えて，3年後に糖尿病のコントロール不良で，血管障害が一気に進行した結果，PADの病変が一気に進行した。（→症例086）

POINTS

一両日中のデブリードマンが重要である

Type IIIでは，1日デブリードマンが遅れるとショパール関節よりも近位の切断となる確率が1.6倍増加するという報告がある。

第4章 症例集

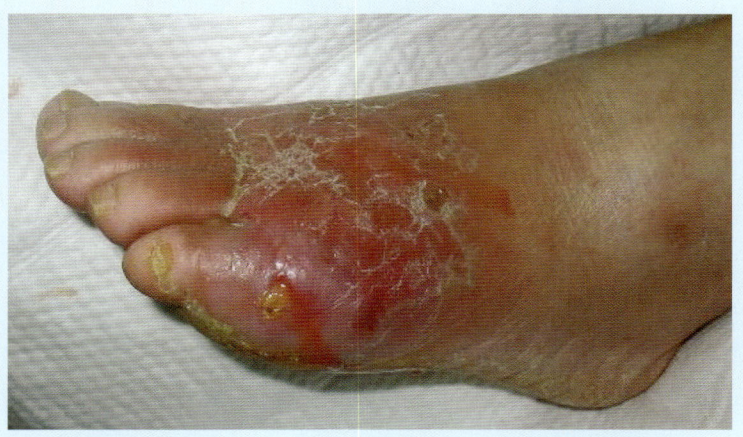

図1 初診時所見
左第5趾から異臭を伴う排膿があり，ソーセージ様に腫脹し熱感が強い。

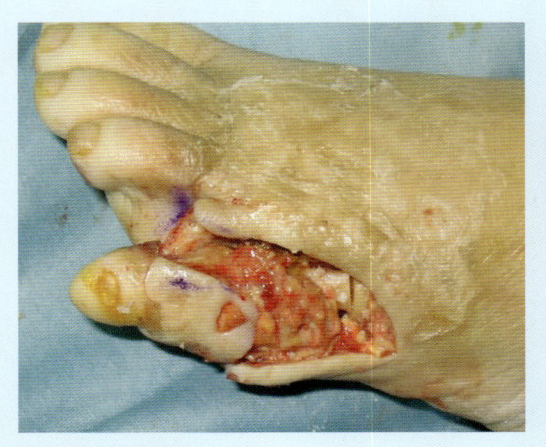

図2 第5趾切断
骨断端は被覆し，ほかは開放創とした。

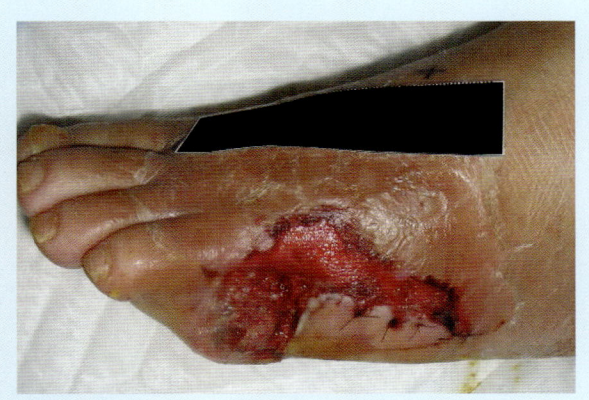

図3 手術直後の状態

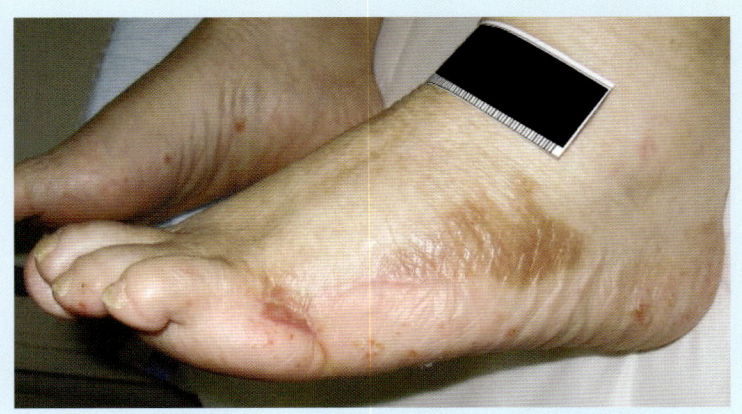

図4 治癒後5年の状態
Claw toe 変形を呈している。運動神経障害が進んだ。

117

Type Ⅲ

052 敗血症から糖尿病治療が始まることがある

■感染症内科／糖尿病内科／形成外科／義肢装具士　■治癒期間：70日
■Key Word：敗血症　壊死性筋膜炎　デブリードマン

外傷から壊死性筋膜炎となり敗血症に陥り，それによって糖尿病が判明することがある。Type Ⅲは積極的なデブリードマンが優先的であるが，敗血症となっていれば，内科的治療により敗血症が沈静化してから行わざるを得ない。比較的年齢の若い患者に起こりやすい。

症例

患者：36歳，男性
病歴：糖尿病罹患がいつ頃からかは不明であった。高校生の時に高度肥満であったとのことであった。3週間前にバイクで転倒して左足に外傷を負った（詳細は不明）。数日後に敗血症となり近医に緊急入院し，この時に糖尿病が発覚した（HbA1c=13.8%，WBC=22,500/mm^3，CRP=26.5mg/dl）。血液培養にてB群溶血性連鎖球菌による敗血症と診断され，3剤の抗生物質を投与された。同時にインスリンによる糖尿病の治療も開始された。約2週後にCRP=1.46mg/dlとなったが，足の創傷が治癒傾向にないため受診した。
現症：左足外側に，異臭と排膿と壊死を伴う潰瘍がある。疼痛はなかった（図1）。前脛骨動脈と後脛骨動脈の拍動は良好であった。ABIは右／左=1.12/1.11で，SPPは足背／足底=100/110mmHgと正常であった。

治療方針

積極的にデブリードマンを行う。
①ベッド上安静で歩行禁止
②デブリードマン後に開放創（毎日の処置）
③糖尿病のコントロール

治療経過

ベッド上安静のうえ，シーネ固定とした。糖尿病内科へ血糖値のコントロールをコンサルテーションし，デブリードマンを施行した。壊死した軟部組織と周囲の皮膚をデブリードマンするとともに，壊死した腱は正常部まで引き抜いて切断した。その後の創はできる限り開放とした（図2）。

術後の局所処置に，毎日の洗浄とユーパスタ®を使用した処置を続行したところ，徐々に創治癒へ向かった。術後40日で松葉杖歩行で退院し，70日後に創は治癒した（図3）。

その後は約3カ月で外来を受診しなくなった（最終のHbA1c=6.4%）。

約6年後に右足が同様に壊死性筋膜炎を発症して受診した（図4）が，希望により他院へ転院した。

POINTS

敗血症で糖尿病が発覚することがある

Type Ⅲの創では，適切なデブリードマンが施行されれば，創傷治癒は比較的早い。しかし，治癒後の経過観察と糖尿病治療が適切でなければ容易に再発する。

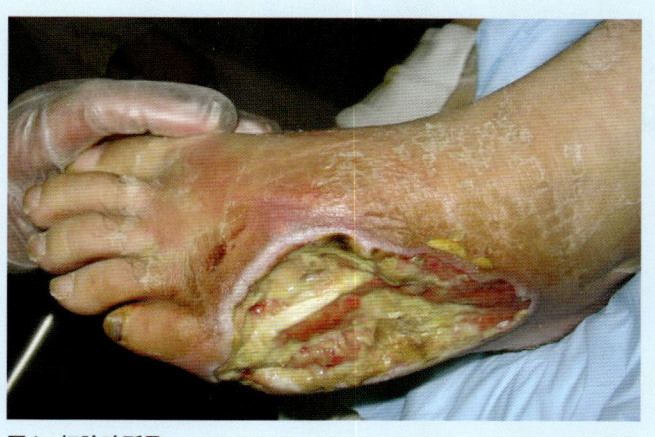

図1 初診時所見
左足外側に排膿と壊死を伴う深達性の潰瘍がある。周囲は発赤と腫脹，熱感があるが疼痛はない。壊死腱の露出も認める。

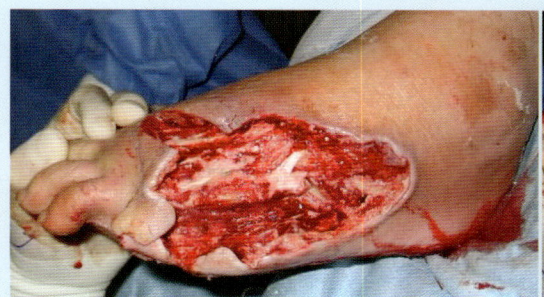

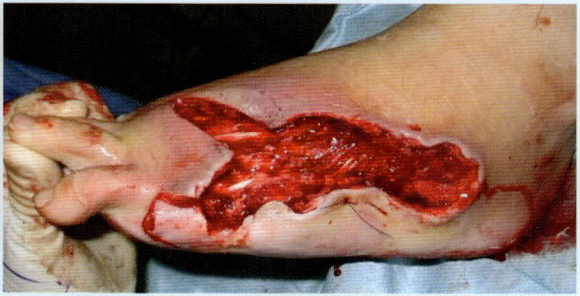

図2 デブリードマン
直後の状態。開放創とした。

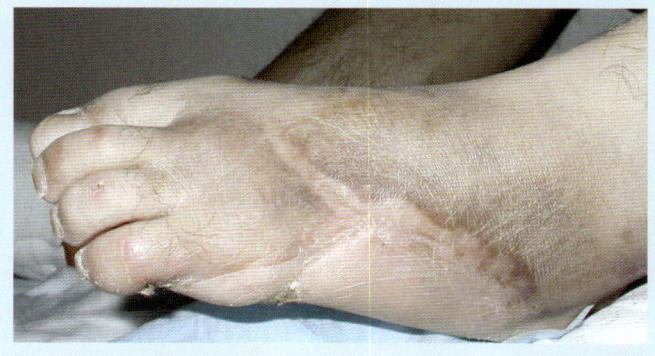

図3 左足の術後6年の状態
再発は認めない。

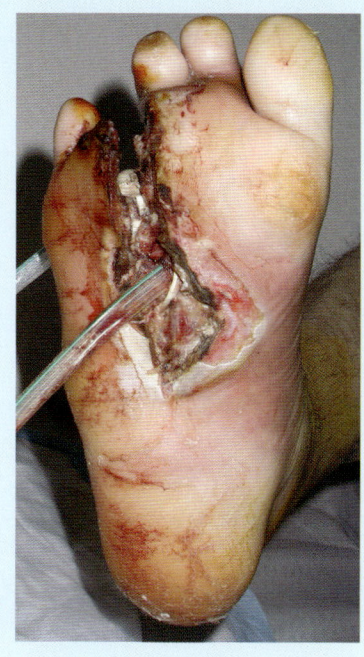

図4 右足の壊死性筋膜炎
左足の治癒後6年である。

Type Ⅲ

053 中間趾に発症した感染は，切断後，縫合しない方がよい

■形成外科／感染症内科／糖尿病内科／義肢装具士／理学療法士　■治癒期間：2カ月
■Key Word：中間趾　デブリードマン　central plantar space

Type Ⅲでは適切なデブリードマンが施行されれば縫合閉鎖も可能であるが，中間趾からの感染の場合は，軟部組織感染の残存の可能性があるため，単純縫合しない方がよい。もし感染が認められれば直ちに開放創としなければならない。

症例

患者：73歳，男性
病歴：30年前に糖尿病のため内服治療が開始された。2年前からインスリン治療が始まった。3カ月前に左足が発赤し，その後，第4趾が黒色化して来たため来院した。
現症：左第4趾がミイラ化し，足背全体に発赤と腫脹を認めるが，疼痛はない（図1-a）。大腿，膝窩，前脛骨動脈の拍動は良好であったが，後脛骨動脈は拍動を触れず，ドップラー聴診で動脈音が聴取可能であった。細菌培養では，黄色ブドウ球菌が検出された。ABIは右/左＝1.13/1.27で，WBC=9900/mm^3，CRP=10.8mg/dl，HbA1c=6.6%であった。
画像検査：MRI所見にて，左第4基節骨骨髄炎を認める（図1-b）。中足骨には画像上，骨髄炎は明らかではない。

治療方針

積極的デブリードマンを行う。
①第4MTP関節離断術
②デブリードマン後に開放創
③糖尿病と感染のコントロール

治療経過

ベッド上安静のうえ，シーネ固定とした。入院後セフェム系抗生物質投与を始め，糖尿病内科へ血糖コントロールを依頼した。
同時に直ちに局所デブリードマン手術を施行した。MTP関節を離断し中足骨骨頭のリュウエルでの掻爬では，臨床的に骨髄炎を認めなかったため（図2）骨閉鎖の目的で創をいったん閉鎖したが，3日目に創感染を認め開放創とした。
毎日の洗浄とユーパスタ®軟膏による処置を続行したところ，術後1週で周囲の炎症所見（CRP=0.45mg/dl）が鎮静し，2週後に創を閉鎖した。安静を守れずシーネしたまま歩行する行為があったが，約2カ月で治癒した（図3）。
術後1年で装具を装着して歩行している。再発はないが，HbA1c=7.3%である。

POINTS

趾間からの感染（web infection）で足趾壊疽を引き起こす

中間趾からの感染ではcentral plantar spaceに感染が及び，軟部組織の感染コントロールが困難であるため，デブリードマン後の1次創閉鎖ができないことが多い。

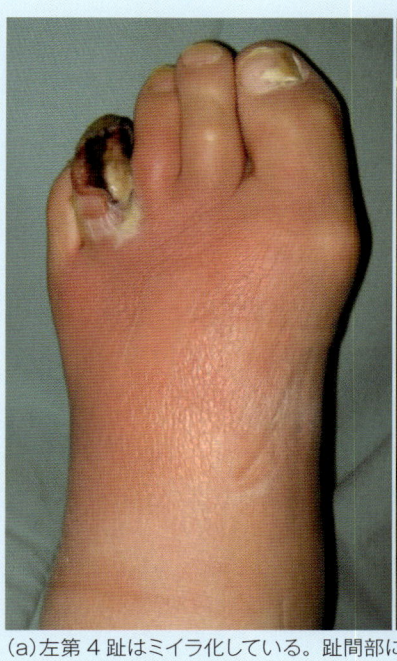

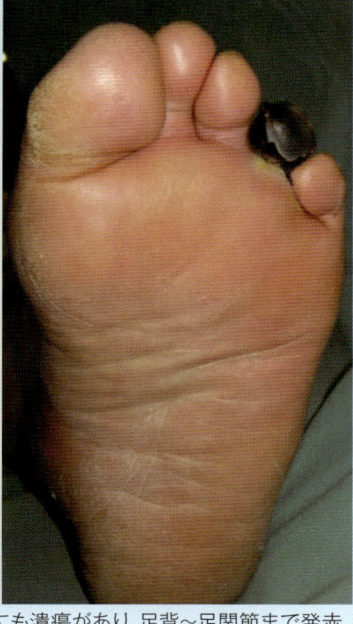

第4章 症例集

(a) 左第4趾はミイラ化している。趾間部にも潰瘍があり，足背〜足関節まで発赤，腫脹，熱感がある。足底側には炎症は及んでいない。
図1 初診時所見

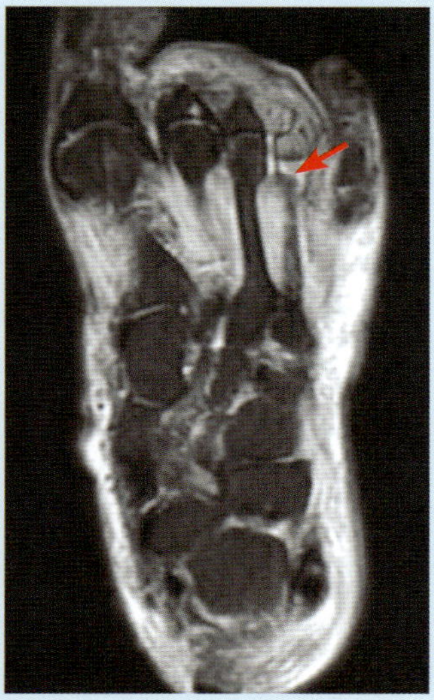

(b) MRI所見では，第4基節骨骨髄炎（→）は明らかであるが，中足骨は骨髄浮腫のように見える。軟部組織の炎症が波及したためのsecondary effectの可能性が高い。

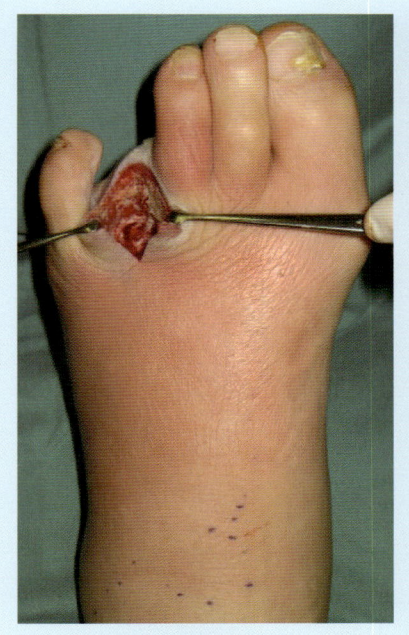

図2 中足骨骨頭掻爬後の状態
足背部の発赤が残る。

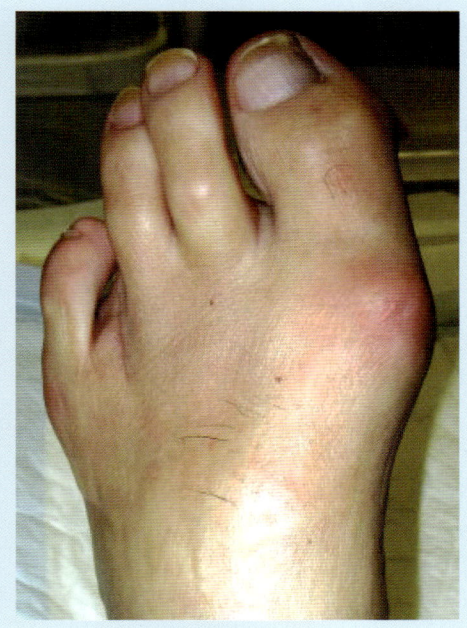

図3 術後9カ月の状態
潰瘍の再発を認めない。

Type III

054 骨髄炎にまで進行した症例

■形成外科／感染症内科／義肢装具士　■治癒期間：40日
■Key Word：central plantar space　MRI　デブリードマン　趾列切断術

典型的な糖尿病性神経障害性足が、趾間白癬から二次感染を伴い、足趾動脈を閉塞させて壊疽を生じた例である。進行すれば、末梢から PAD が悪化し Type IV に移行する。SPP が正常範囲内であるので、末梢血行再建術は不要である。Type IV に移行する前にデブリードマンを施行しなければならない。

症例

患者：50歳，男性
病歴：10年前から糖尿病で内服治療中である。趾間に白癬があったが放置していた。5日前、突然、右足背部が発赤、腫脹、熱感を伴い排膿するようになったために来院した。
現症：右第2趾基部から近位にかけて発赤、腫脹、熱感があり、第1趾間部の骨に達する潰瘍から排膿しているが、疼痛はない。足趾尖端は壊死している（図1-a）。足背動脈、後脛骨動脈とも拍動を触知できないが、ドップラー聴診にて動脈音の聴取は可能であった。膝窩動脈は拍動触知が可能であった。5.07 モノフィラメントテストは陰性であった。血液学的検査では、CRP=1.12mg/dl、細菌学的検査では、MRSA を検出した。HbA1c=9.1% であった。
画像検査：軟部組織感染と骨髄炎の把握のために MRI 撮影が有用である。MRI 所見では、第2中足骨骨髄炎を認めた（図1-b）。

治療方針

デブリードマンを施行して開放創とし、感染が沈静化した後に創閉鎖をする。
①適切な抗生物質投与とデブリードマン
②開放創
③感染が沈静化したのち創閉鎖

治療経過

MRSA 感染症が存在するため、バンコマイシン®を投与しながらデブリードマンを行い、第2趾の列切断後は開放創とした（図2, 3）。

ベッド上安静で、かつ（足関節の動作だけでも感染が腱や腱膜に沿って上行するため）シーネ固定を施行した。開放創に対しては、毎日の洗浄とヨード含有軟膏塗布とし、滲出液が減少した後、銀含有被覆材に変更した。開放して3週間後に創閉鎖術を施行した。

足底板を作製し歩行しているが、1年ですでに第3趾が Hammer toe 変形を来たした（図4）。（→症例013）

POINTS

感染症例には MRI を撮影する！

MRI 所見は骨髄炎と軟部組織感染の把握に有効である。感染を生じたら関節の動作を止める必要がある。

第 4 章　症例集

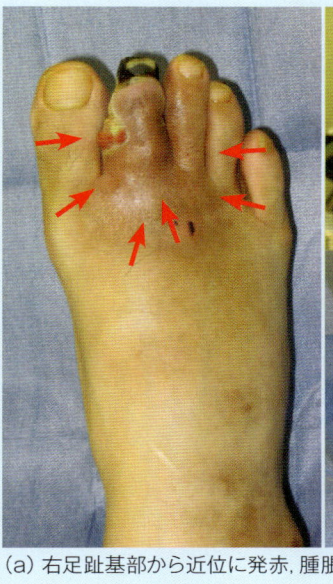

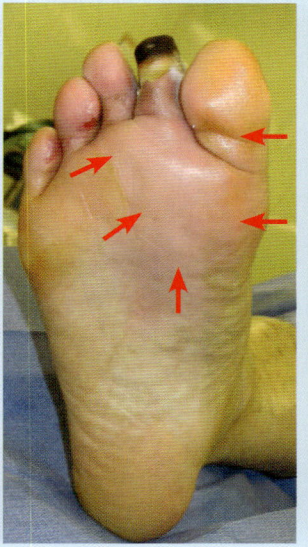

（a）右足趾基部から近位に発赤，腫脹がある（→）。　　　（b）T2 強調像で，第 2 趾の骨髄炎（→）と足底腱膜に沿う感染の波及がある。

図1　初診時所見

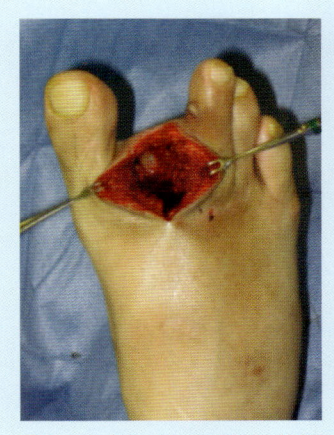

図2　デブリードマン直後の状態
開放創とする。

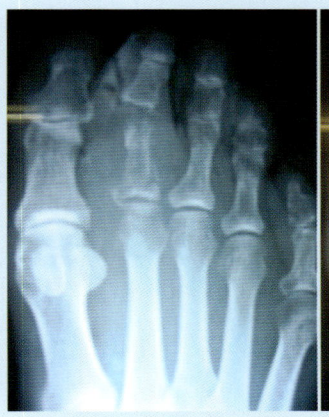

術前　　　　　　　　　術後
第 2 基節骨の骨融解を認める。
図3　単純 X 線所見

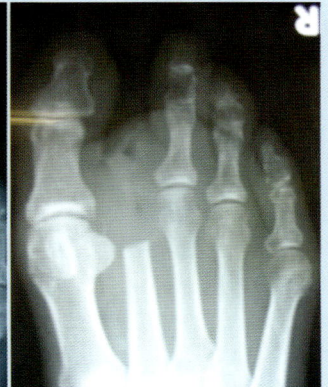

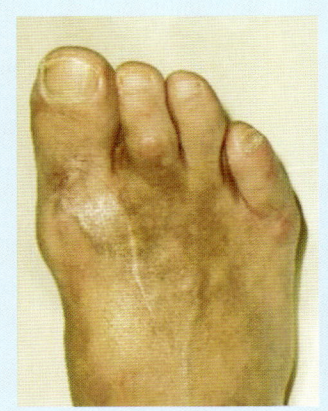

図4　術後 1 年の状態
第 3 趾が Hammer toe 変形を示している。フットウェアで切断外側列の偏位を予防したが，効果は低かった。第 3 趾の潰瘍再発が危惧される。

Type Ⅲ

055 趾間から central plantar space へ感染する

■感染症内科／糖尿病内科／形成外科／義肢装具士／理学療法士　■治癒期間：80日
■Key Word：central plantar space　骨髄炎　デブリードマン　局所陰圧閉鎖療法

感染症は表層から深部へと拡大するが，趾間からの感染は直接，足底腱膜下の central plantar space へ移行しやすい。この space の感染は深部のため骨髄炎も併発しやすく，デブリードマンのタイミングやその方法が重要である。

症例

患者：47歳，女性
病歴：2カ月前に右第1，2趾の壊疽（原因不明）で他院皮膚科へ入院し，糖尿病と診断された（HbA1c=12.2%, CRP=8.4mg/dl）。ABI は正常で，細菌検査で MRSA が検出された。抗生物質（メロペン®）投与と局所処置で感染は沈静化したが，治癒には至らず，MRI 所見で骨髄炎を指摘され当科を受診した。
現症：右第1趾に骨に到達する潰瘍があった。第2趾は脱落し，同部に過剰な肉芽形成を認めた。創周囲に発赤と腫脹を認めるが疼痛はなかった（図1-a）。前脛骨動脈と後脛骨動脈の拍動の触知は良好であった。肉芽組織の細菌培養では MRSA を認めた。
画像検査：単純 X 線所見にて，第1趾末節骨，第2，3趾の基節骨と中足骨に骨融解像（図1-b）を認める。MRI 所見にて，中足骨骨髄炎を認めた（図1-c）。

治療方針

軟部組織感染を沈静化させてから，デブリードマンを行う。
①ベッド上安静
②糖尿病と感染のコントロール
　歩行は禁止する。
③デブリードマン後に開放創

治療経過

ベッド上安静のうえ，シーネ固定とした。感染症内科の指示のもと，バンコマイシン®の点滴を始めた。糖尿病内科へ血糖値コントロールをコンサルテーションしインスリン治療が開始された。
毎日の洗浄とユーパスタ®を使用した処置を続行したところ，周囲の炎症所見（CRP<0.1mg/dl）が消失したため，入院後約1カ月でデブリードマンを施行した（図2）。手術時の HbA1c は 8.6% であった。切断骨の病理組織検査で骨髄炎部が取り切れたことを確認し，バンコマイシン®を術後1週で中止し，局所陰圧閉鎖療法を3週間施行した。創は術後約1カ月で治癒した。
足底装具を作製し退院後，約4年を経過して再発はない（図3）。

> **POINTS**
>
> **デブリードマンの適切な時期とその方法を考える**
>
> デブリードマンは，壊死組織と感染して元に復さない組織を確実に摘出し，主要な血管と神経を残す手術である。

第4章 症例集

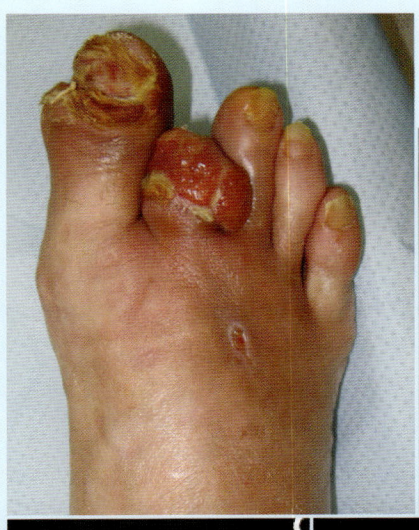

(a) 右第1趾に骨に達する潰瘍と，第2趾部に過剰肉芽を認める。

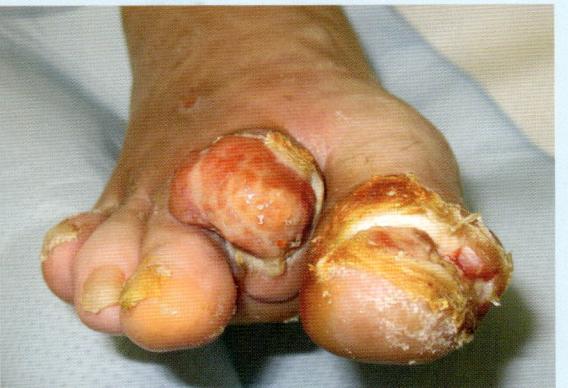

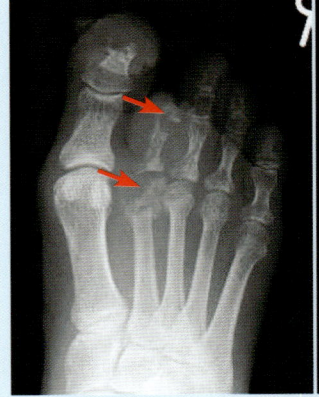

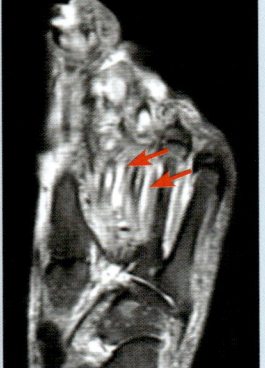

(b) 単純X線所見
第1趾末節骨と第2, 3趾基節骨と中足骨遠位骨頭に骨融解像（→）を認める。

(c) MRI所見（STIR強調像）
中足骨間の軟部組織の強い炎症所見と第2, 3趾中足骨骨髄炎（→）を認める。

図1 初診時所見

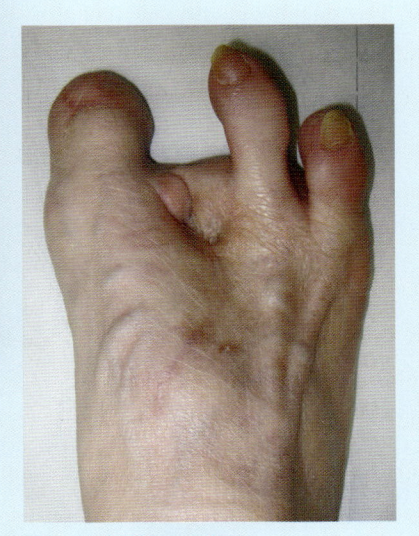

図3 治癒後4年の状態
再発はない。

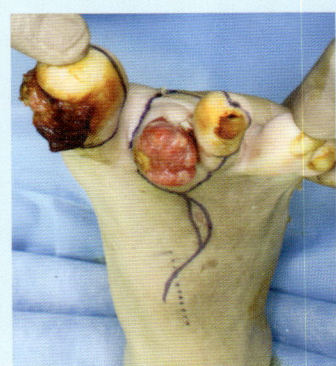

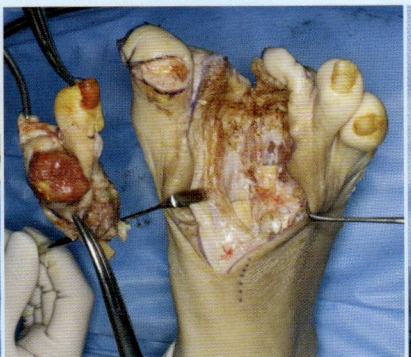

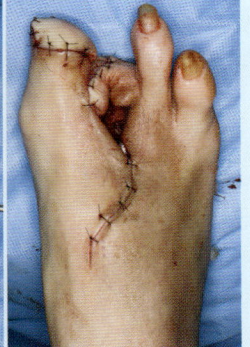

図2 治療開始後1カ月のデブリードマン
感染巣を趾列切断しながら一塊に摘出し，開放創とした。

125

Type III

056 術中臨床所見でも，骨髄炎を見分ける

■糖尿病内科／形成外科／義肢装具士　■治癒期間：2カ月
■Key Word：骨髄炎　MRI

骨髄炎の診断にはMRI所見が感度・特異度ともに最も高く，有用である。臨床的に足趾骨髄炎を疑う所見は，足趾のソーセージ様腫脹，骨の露出・破壊がある。手術の際，関節離断術を施行した後でその近位骨頭が骨髄炎か否かを見分ける方法がある。先細リュウエル鉗子で骨頭軟骨と皮質を薄く削ると容易に骨皮質が剥がれる場合は，骨髄炎と判断することができる。

症例

患者：67歳，男性
病歴：15年来の糖尿病のため内服治療していたが，自己判断で5年前より治療を中断していた。転倒して左第5趾先端に外傷を負ったが，近医にて消毒のみの処置を受けた。骨髄炎を疑い整形外科を紹介されたが，糖尿病の治療をすることで治癒すると言われ当院糖尿病内科を受診し，その後，紹介された。
現症：左第5趾外側に排膿と異臭を伴う潰瘍があった（図1-a）。両側とも前脛骨動脈と後脛骨動脈の拍動は触れなかったが，ドップラー聴診では聴取可能であった。両膝窩動脈の拍動は触知可能であった。HbA1c=10.5％。単純X線所見にて左第5趾基節骨の融解像があり，骨髄炎と診断した（図1-b）。SPPは，左足背／足底=58/78mmHgであった。

治療方針

正確に骨髄炎を確定診断したのち，足趾切断術（もしくは関節離断術）を施行する。
①糖尿病のコントロール
②感染のコントロール（歩行と足浴は禁止，毎日の洗浄）
③MRI画像診断後に足趾切断（もしくは離断術）

治療経過

歩行を禁止し，毎日の洗浄とユーパスタ®を使用した処置を施行しながら糖尿病内科で糖尿病のコントロールを行った。HbA1cが6％台となり，切断（離断）レベル決定のためMRI検査を施行した。基節骨までは骨髄炎が確定し，また，中足骨遠位端と第4趾骨では骨髄浮腫と診断した（図2）。周囲軟部組織の炎症の影響もあるため，まずはMTP関節離断を施行し，その近位と第4趾に対しては手術中に判断することとした。

術中，露出した中足骨骨頭をリュウエル鉗子で削ると硬くしっかりとしていたため，露出皮質骨を削るのみとした。周囲の軟部組織に感染徴候はなく第4趾骨の露出はなかった（図3）。露出骨を周囲軟部組織でできる限り被覆し，創を一次縫合した。

その後は問題なく治癒し，糖尿病のコントロールも良好で，潰瘍の再発を認めない（図4）。

POINTS

骨髄炎の最終診断を術中に行う
骨頭けずりは，骨髄炎の臨床判断と骨髄そのものの露出による創傷治癒促進効果がある。

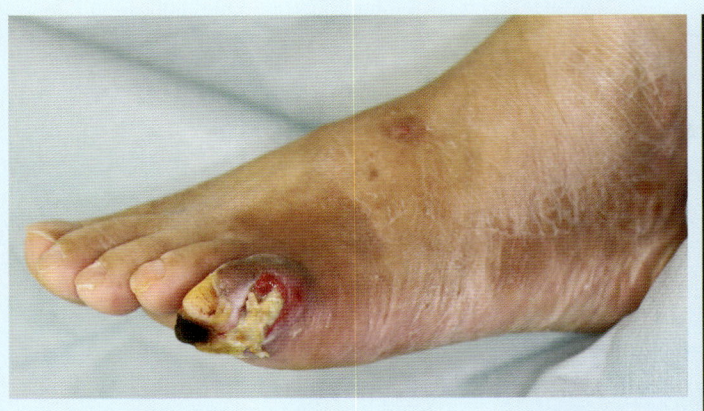

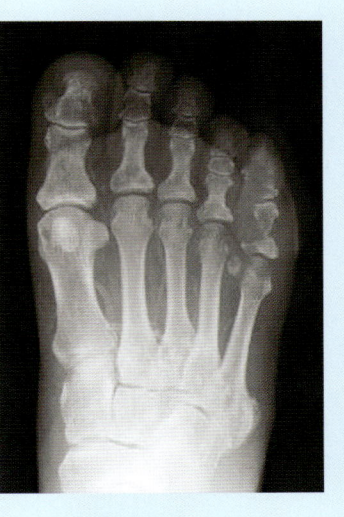

第 4 章　症例集

(a) 左第5趾に骨が露出した潰瘍があり，ソーセージ様に腫脹しており，骨髄炎を疑った。
(b) 単純X線所見で左第5趾骨の融解像を認める。
図1　初診時所見

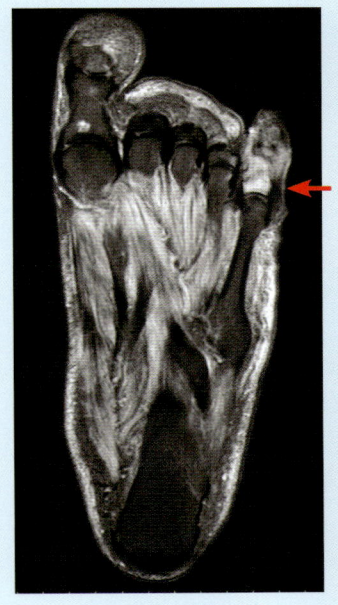

図2　MRI 所見（STIR 像）
基節骨骨髄炎と診断された（→）。

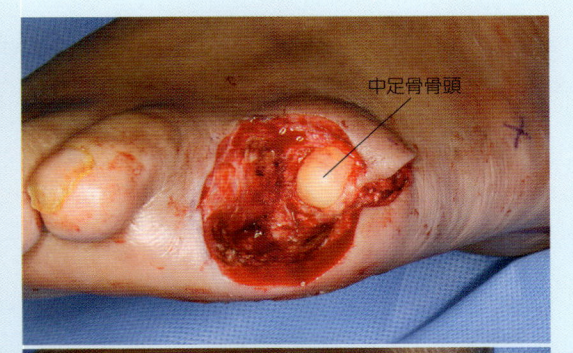

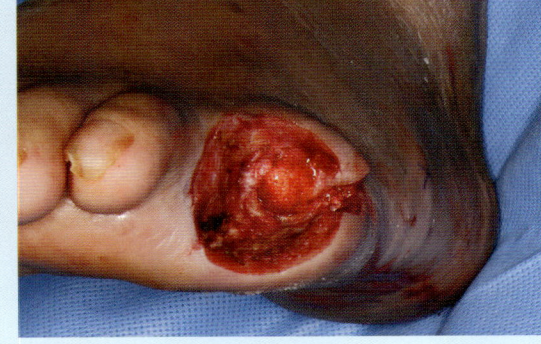

中足骨骨頭

図3　術中の診断
第5趾 MTP 関節離断後，中足骨骨頭を先細リュウエル鉗子で削ると，骨は硬く，かつ良好な出血を認めた。

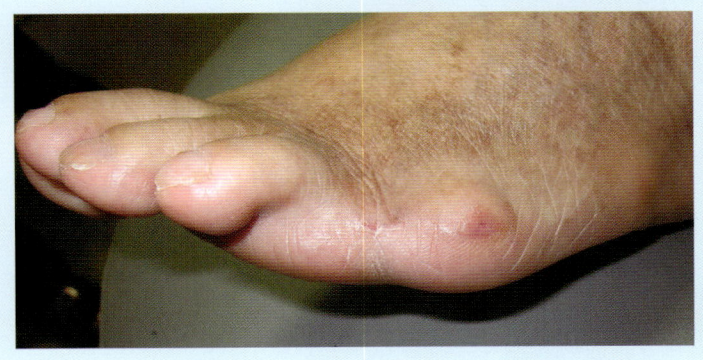

図4　術後6カ月の状態
潰瘍の再発を認めない。

Type III

057 ゾンデ法で骨髄炎を知る

■感染症内科／糖尿病内科／形成外科／義肢装具士　■治癒期間：約6カ月
■Key Word：骨髄炎　ゾンデ法（probe to bone test）　MRI　デブリードマン

骨髄炎は軟部組織感染症から波及する。単純X線所見では，骨髄は写らず骨破壊があって初めて骨髄炎が判明するため，特異度は高いが感度が低い。血流に問題がなければ創傷は収縮していくため，あたかも治癒傾向があるように感じるが，最深部の骨が治癒しない限り治癒には至らない。そのような時にゾンデ法（probe to bone test）は単純で有効な手段である。

症例

患者：63歳，男性
病歴：10年前から糖尿病で内服治療中であった。特に誘因なく1カ月前より右第1趾に胼胝や潰瘍があり近医で治療していたが，足底より排膿を伴う感染徴候を認めたため，受診した。
現症：初診時に右足から異臭と排膿があったため，局所麻酔下に右第1趾から踵部にかけて切開を施行した。第1趾は感染壊死で，足底腱膜を切開したところ，膿が多量に流出した。ついで第1趾屈筋腱と短趾屈筋をデブリードマンした（図1）。前脛骨動脈と後脛骨動脈の拍動は良好であった。HbA1c=8.4 %，WBC=9,800/mm^3，CRP=18.41mg/dl であった。

治療方針

積極的にデブリードマンを行う。
①ベッド上安静で歩行は禁止
②デブリードマン後，開放創とする（毎日の処置）
③糖尿病コントロールと創培養結果から適切な抗生物質の使用

治療経過

ベッド上安静のうえ，シーネ固定とした。糖尿病内科へ血糖コントロールをコンサルテーションした（インスリンに変更）。
初診の緊急デブリードマンから4日後，デブリードマンを追加施行した（図2）。創培養ではProteus mirabilisが検出されたため，フルマリン®の点滴を開始した。
術後の局所処置に，毎日の洗浄とユーパスタ®軟膏塗布を続行したところ，徐々に創治癒へ向かった（図3）。10日後にCRP=1.15mg/dl，HbA1c =6.2％となり，2カ月後には瘻孔を残していったん松葉杖で退院したが，瘻孔が治癒することはなかった。
デブリードマン術後4カ月，外来にてゾンデ法を施行すると骨に直接当たるため（図4-a），骨髄炎を疑いMRIを撮影した（図4-b）。残存するすべての中足骨に骨髄炎とその周囲軟部組織に感染があったため，modified TMA法にて創を閉鎖した。
術後，創は治癒し，装具を作製し歩行している（図5）。
約2年を経過し，受診しなくなった。

POINTS

**血流に問題がなければ
感染していても創は収縮する**

血流に問題がないためType IIIの創は，あたかも創が治癒方向へ向かっているかのように振る舞う。瘻孔が残存している時には，最深部の創の状態を把握する必要がある。特に骨髄炎の場合には炎症所見もないために，保存的治療を長引かせる傾向にある。

第 4 章　症例集

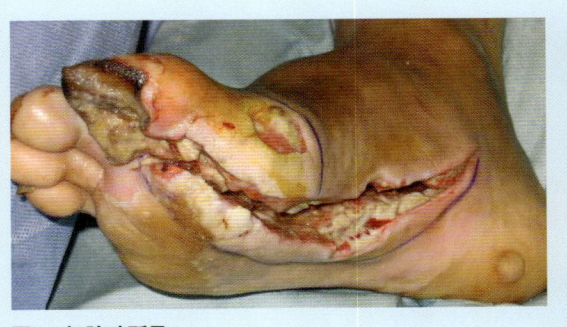

図1　初診時所見
初診時に緊急デブリードマンを施行した。

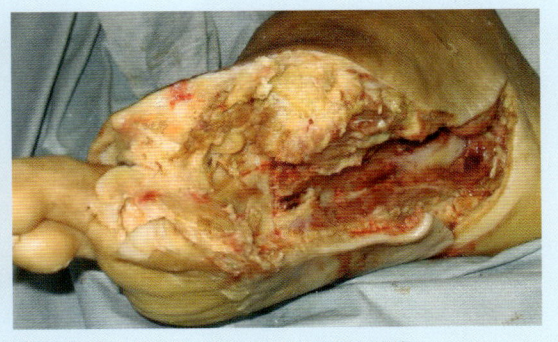

図2　初診の緊急デブリードマンから4日後
デブリードマンを追加した。

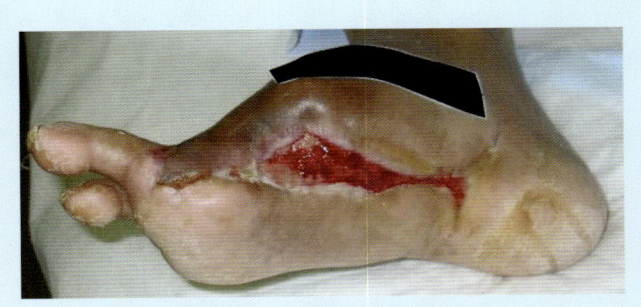

図3　デブリードマン後，2カ月の所見

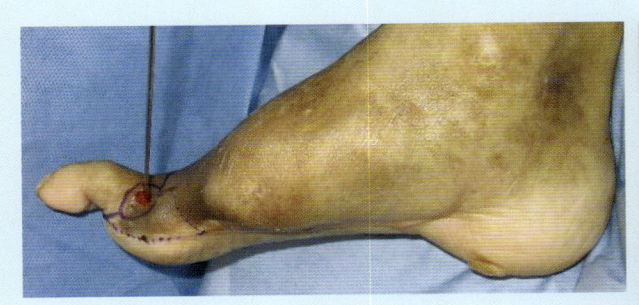

(a) ゾンデ法。ゾンデ挿入で骨に当たる。

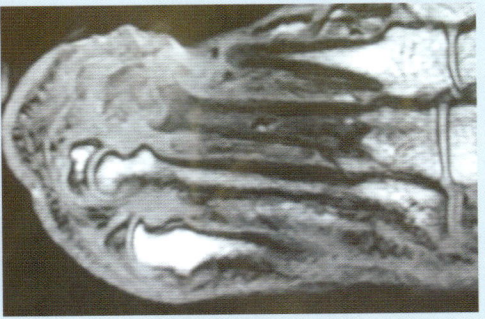

(b) MRI 所見で，全中骨骨の骨髄炎とその周囲の軟部組織感染が判明した。

図4　デブリードマン後，4カ月の所見

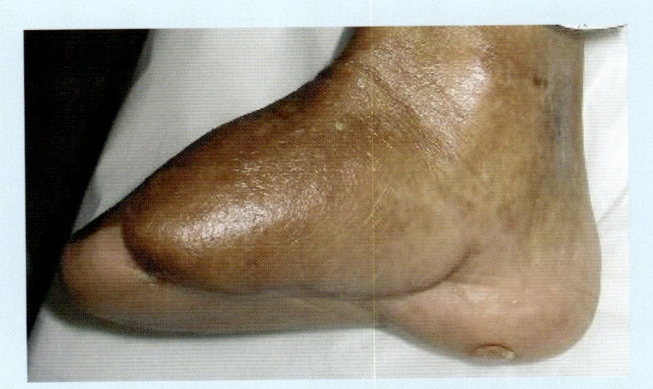

図5　ModifiedTMA 法による創閉鎖後2年の状態

Type Ⅲ

058 バニオネットは感染を来たしやすい

■形成外科／義肢装具士／感染症内科　■治癒期間：1カ月
■Key Word：バニオネット　内反小趾　骨髄炎

バニオネット（Bunionette or Tailor's Bunion：仕立屋の腱膜瘤）は本来，仕立て屋が一日中あぐらをかいて座り地面に自分の足の外側をこすることによって生じたことからその名が付いた．Type Ⅲ の感染症の中でバニオネットの感染から骨髄炎に陥るケースは多い．現在では不適切な先の細い靴を履くことによって生じた内反小趾から発症し，糖尿病による知覚神経障害を伴って容易に潰瘍化する傾向にある．Bursa（滑液包）や lateral plantar space への感染を伴いやすい環境を作る．

症例

患者：74歳，男性
病歴：いつ頃からか不明だが糖尿病を指摘されていた．1カ月前から誘因なく右第5趾外側に潰瘍が生じたために他院で入院し糖尿病の治療を受けた．潰瘍が治癒傾向にないため，当科を受診した．
現症：右第5趾外側のMTP関節部に異臭を伴う潰瘍があった（図2-a）．CRP=0.73mg/dl，HbA1c=10.4％であった．細菌学的検査では，MRSAを検出していた．足背動脈は触知するが後脛骨動脈は触知せずドップラー検査では動脈音を聴取できた．ABIは右/左=1.05/1.02で，右足のSPPは足背/足底=100/50mmHgであった．
画像検査：単純X線所見では正常で，MRI所見では，第5基節骨と中足骨の骨髄炎を認めた（図2-b）．

治療方針

趾列切断を要する．
①第5中足骨骨幹部での趾列切断術を行い，抗生物質投与
② Wound bed preparation
③植皮

治療経過

趾列切断術を行い，できる限り開放創とした（図3）．毎日の洗浄とユーパスタ®軟膏を使用した処置を行い，2週間後に順調に wound bed preparation が整ったため分層植皮術を施行し創を閉鎖した．

創治癒後，ロッカーソールサンダルで退院した（図4）が，その後は約3年間，通院しなかった．（→症例024）

> **POINTS**
>
> **典型的なバニオネット骨髄炎の治療例である**
>
> MRI所見で適切なレベルの趾列切断を施行する．

第4章 症例集

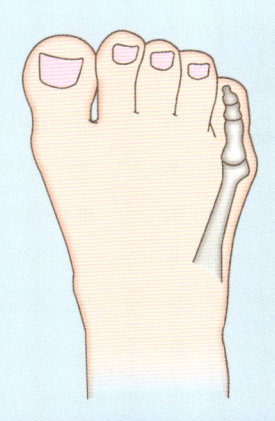

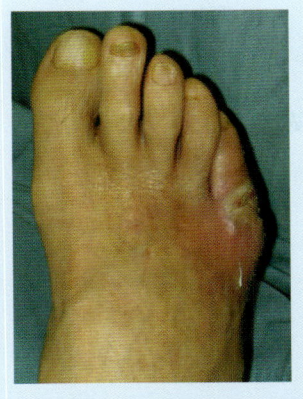

図1 バニオネットと内反小趾

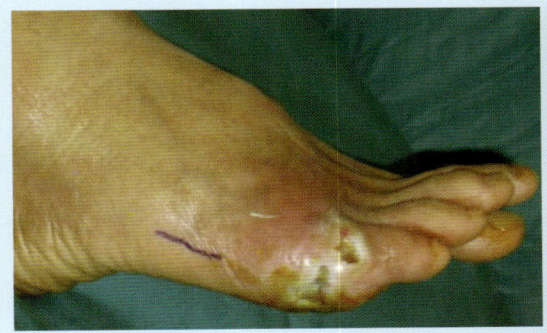

(a) 右第5趾外側に異臭を伴う潰瘍を認める。内反小趾がある。

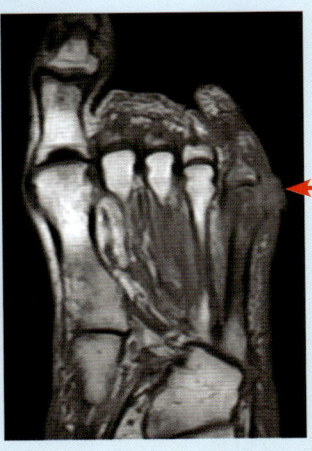

図2 初診時所見

(b) MRI所見にて，第5基節骨と中足骨の骨髄炎が判明した（→）。

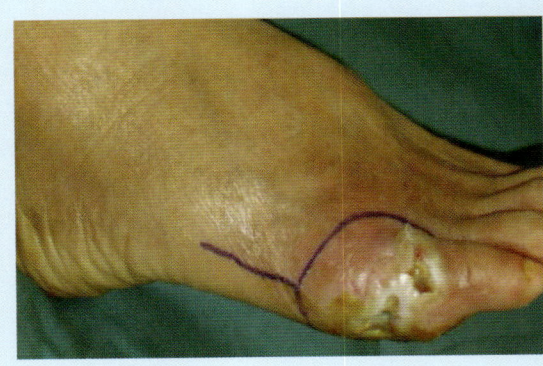

図3 趾列切断術
開放創とした。

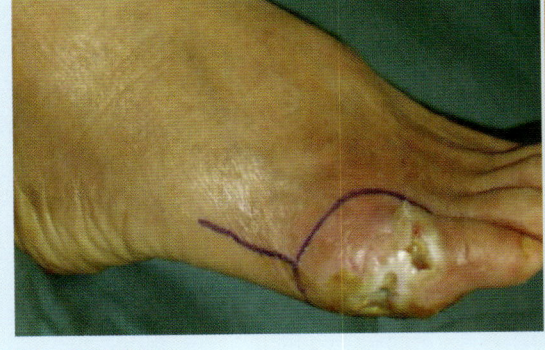

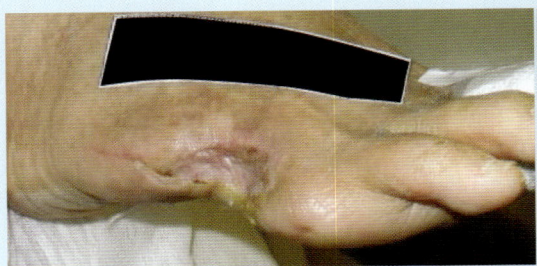

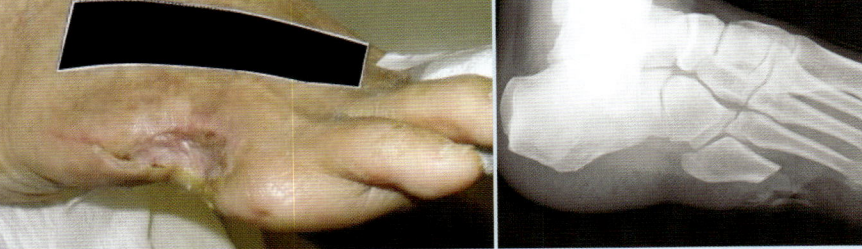

図4 治療開始後1カ月（退院時）の状態

131

TypeIII

059 左右で病態の異なる潰瘍を生じる

■形成外科／糖尿病内科／放射線科／義肢装具士／理学療法士　■治癒期間：40日
■Key Word：感染　腱　デブリードマン　開放創　足趾変形

糖尿病性足潰瘍の病態は複雑である。左右で異なる潰瘍の病態があり得る。それぞれの病態に応じた治療をする必要がある。例えば，左がCLIであったからといって，右の潰瘍もCLIであるとは限らない。

症例

患者：75歳，男性
病歴：いつ頃からか不明だが糖尿病で内服治療中である（HbA1c=4.9％）。5年前より糖尿病性腎症による透析が開始された。約1年前に50mの間歇性跛行があり，他院にて血管内治療による末梢血行再建術が施行されたが不成功に終わっている。MRA所見では左外腸骨動脈の閉塞が認められ，ABIは右／左=0.96/0.56であった。約1カ月前に左2，3趾先端に潰瘍ができ，受診した。SPPは左足背／足底=30/45mmHgであったため，血管内治療を施行した（左外腸骨動脈にステント留置）。術後のSPPの改善を認めなかったが，冷感がなくなりドップラー聴診で後脛骨動脈の動脈音を聴取可能となったため保存的治療を続行したところ，約3カ月で創は治癒した。
　その4カ月後に，右第1趾に潰瘍ができた。痛みがなかったため歩行していたことから感染し潰瘍が拡大したため再来院した。
現症：右第1趾の足底から内側にかけて排膿を伴う潰瘍があり，足趾先端は黒色化している（図1）。足底まで腫脹があり，膿の細菌検査では大腸菌（E.coli）が検出された。大腿，膝窩動脈は拍動を触知し，足背，後脛骨動脈はドップラー聴診で聴取可能であった。SPPは右足背／足底=50/60mmHgであった。MRIでは第1中足骨の骨髄炎と周囲軟部組織感染を認めた。

治療方針

デブリードマン後開放創とし，wound bed preparationを図り創閉鎖を行う。
①第1趾趾列切断とデブリードマン後開放創
② Wound bed preparation
③創閉鎖

治療経過

　右第1趾中足骨幹部で切除した。感染は足底腱膜を越えて短趾屈筋にまで拡がっていたため，第1趾足底部の足底腱膜，短趾屈筋を切除し開放創とした（図2）。
　洗浄とユーパスタ®軟膏処置による保存的治療を約1カ月行い，wound bed preparation（図3）が整ったため，分層植皮術を施行した。
　植皮後約1カ月で創は治癒し，杖歩行で退院した。退院4カ月以降，来院していない（図4）。

POINTS

足趾先端が壊疽であっても，CLIではないことがある

この症例では，左側がTypeⅡで，その4カ月後に右側がTypeⅠからⅢとなった。ほぼ同時期であり，左右で潰瘍の病態が異なる。糖尿病性足潰瘍では，まさに神戸分類に応じた治療が必要であることを証明している症例である。

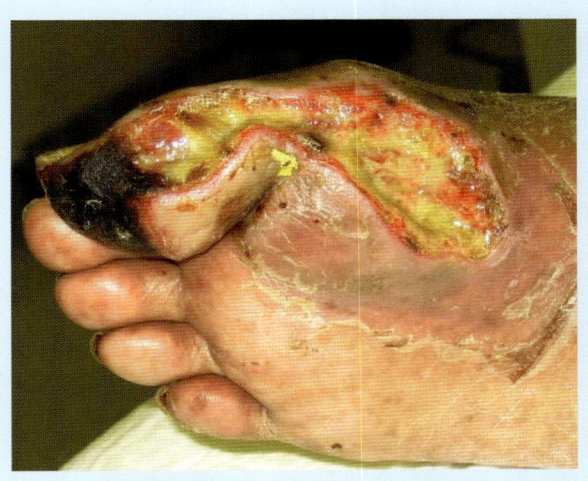

図1 右足の初診時所見
右第1趾の潰瘍と先端の壊疽。炎症は足底に波及している。

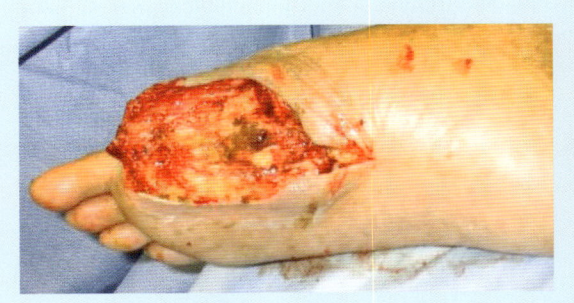

図2 デブリードマン直後の状態

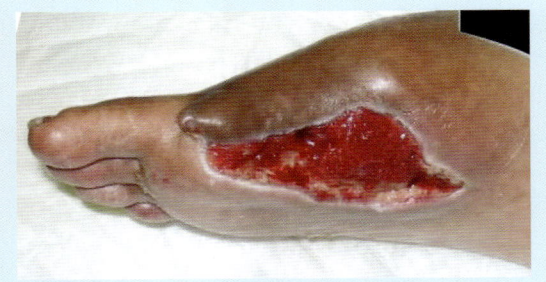

図3 術後1カ月，保存的治療を終了した状態
Wound bed preparation が整った。

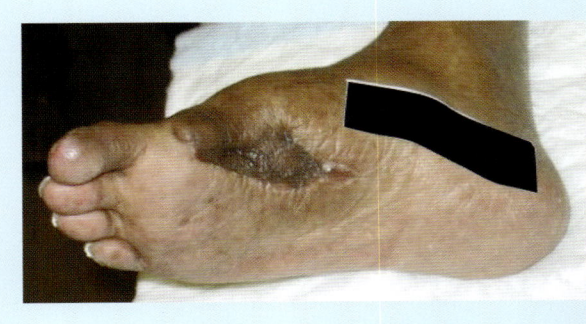

図4 植皮後4カ月の状態
杖歩行しているが，すでに隣接趾の変形がある。

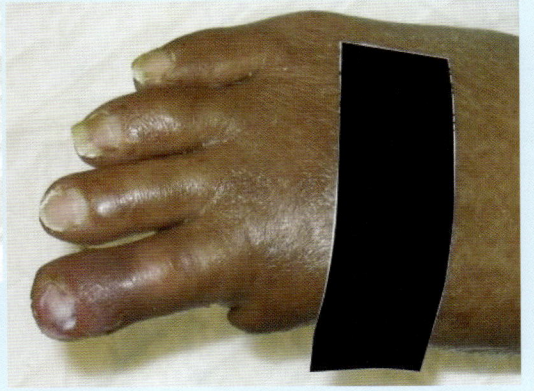

Type Ⅲ

060 感染沈静後の wound bed preparation に局所陰圧閉鎖療法を利用する

■形成外科／糖尿病内科／義肢装具士／理学療法士　■治癒期間：約2カ月
■Key Word：骨髄炎　MRI　デブリードマン　局所陰圧閉鎖療法　wound bed preparation

Wound bed preparation を図る方法の一つに局所陰圧閉鎖療法がある。Type Ⅲのような感染症例において，感染制御のためのデブリードマンを施行し，感染巣が取り切れた後に，良い方法である。

症例

患者：98歳，男性
病歴：10年以上前から糖尿病で内服治療中である。特に誘因なく1カ月前に右第2趾先端に潰瘍が出現し感染を伴い近位に拡大したため，近医で入院治療した。急性期の感染が沈静化した1カ月後に受診した。
現症：右第2趾は壊疽となり骨の露出を認める。両趾間にも潰瘍があり，足底部にも2カ所の壊死と排膿を伴う潰瘍がある（図1）。大腿，膝窩，後脛骨動脈の拍動は良好であったが足背動脈の拍動は触れず，ドップラー聴診で聴取可能であった。SPPは足背/足底=40/70mmHg，HbA1c=4.6％，WBC=4300/mm^3，CRP=0.02mg/dl，創培養でMSSAを検出した。
画像検査：MRI所見で，軟部組織の炎症所見と第2，3趾骨の骨髄炎を認める。

治療方針

積極的デブリードマン後，開放創とする。
①デブリードマン
②局所陰圧閉鎖療法による wound bed preparation
③創閉鎖

治療経過

炎症はすでに沈静化しており，当科に転院してデブリードマンを施行した。第2，3趾列切断と周囲の軟部組織および足底腱膜のデブリードマンを施行した（図2）。

充分に感染巣が取り切れていると判断したため，約1週間後より局所陰圧閉鎖療法を始めた。肉芽増生は良好であった（図3）。

約2週間後に第4趾趾節間関節の露出を認めたため，第4趾切断を追加し，局所陰圧閉鎖療法を継続した。

デブリードマン1カ月後（陰圧閉鎖療法開始後3週）に創閉鎖目的で分層植皮術を施行し，その約1カ月後に装具装着で退院した（図4）。

通院中で，再発を認めない。

> **POINTS**
>
> **感染がなければ局所陰圧閉鎖療法は有効である**
>
> CLI症例では局所陰圧閉鎖療法の陰圧は−75mmHgほどで留める。CLIがなければ−125mmHgで問題ない。

第 4 章　症例集

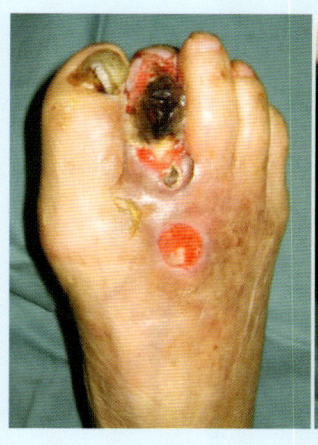

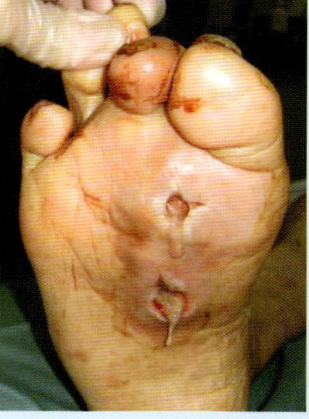

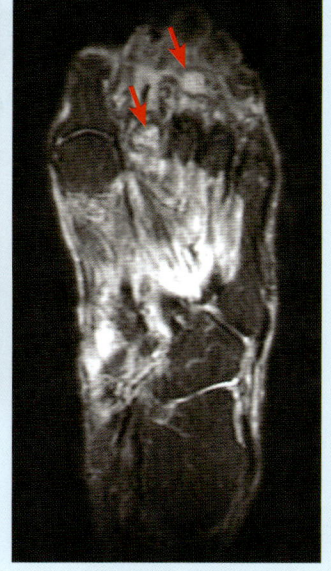

(a) 右第 2 趾に骨露出を伴う壊疽があり，足底には排膿があった。
(b) MRI 所見で骨髄炎（→）を認める。
図1　初診時所見

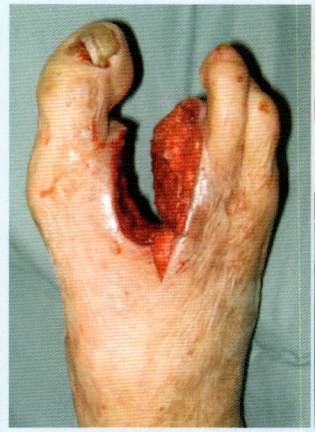

図2　デブリードマン直後の所見

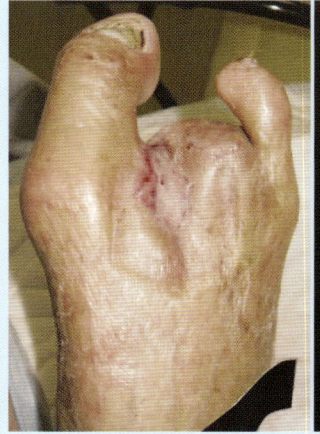

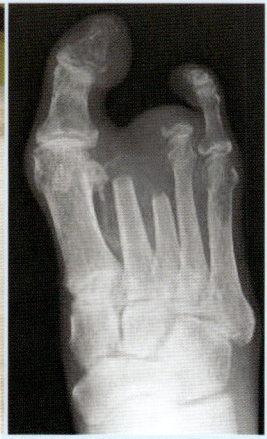

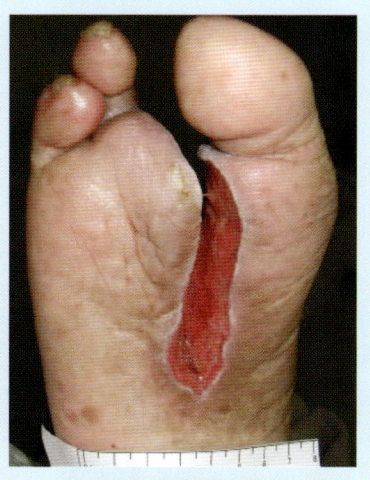

図3　局所陰圧閉鎖療法開始後 1 週の状態
良性肉芽である。

図4　分層植皮術による創閉鎖後 1 カ月の状態
退院時に創はまだあるが，外来経過観察中に治癒した。

135

Type Ⅲ

061　足背方向にも感染は波及する

■形成外科／糖尿病内科／感染症内科／義肢装具士／理学療法士　■治癒期間：約3カ月
■Key Word：感染　腱　デブリードマン　開放創　wound bed preparation　局所陰圧閉鎖療法

感染のルートとして多いものに，足底胼胝と第1趾，第5趾のバニオンがある．通常は足底腱膜に沿い感染が上行する傾向だが，時に足背へ拡大することがある．創傷管理，予防管理は足底よりも容易である．荷重部でないため潰瘍再発の可能性も低い．

症例

患者：65歳，男性
病歴：2～3年前より糖尿病を指摘されていたが未治療であった．3週間前に画鋲を踏んで足底に創傷を生じたが放置していた．4日前に近医外科を受診したが感染を伴っていたため紹介され受診した．
現症：右第5趾背部基部に壊死と異臭を伴う潰瘍があり，足背全体が腫脹し熱感を伴っていた．また，足底の第5趾踏み返し部に胼胝を伴う潰瘍があり，足背部潰瘍と繋がっている（図1）．疼痛はない．足背と後脛骨動脈は拍動を触れ，ABIは，右=1.15（左=1.25）で，WBC=12,000/mm³，CRP=18.82mg/dl，HbA1c=9.2%であった．細菌培養検査ではα-溶血性連鎖球菌が検出された．
画像検査：MRI所見では第5趾中足骨遠位端と基節骨骨髄炎を認めた．また，その周囲の軟部組織にも炎症所見を認めた．

治療方針

糖尿病コントロールと緊急デブリードマンを行う．
①右第5趾趾列切断術とデブリードマン後，開放創
② Wound bed preparation
③創閉鎖

治療経過

入院後直ちに第5趾趾列切断と周囲の軟部組織デブリードマンを施行した（図2）．また，糖尿病内科へ依頼し血糖コントロールのためのインスリン治療が開始された．2日後にはCRP=6.31mg/dl，2週間後にはCRP=2.79mg/dlとなったため，早いwound bed preparationを目指し局所陰圧閉鎖療法を開始した．

しかし，1週間後に発赤と腫脹がありCRP=12.58mg/dlと上昇したため，局所陰圧閉鎖療法を中止し再び開放創とした．細菌培養でMRSAが検出されたためバンコマイシン®の投与を開始した．感染は第4趾へと拡大したため追加の趾列切断を余儀なくされた．

最初のデブリードマンから2カ月でwound bed preparationが整った（図3）ため，露出していた第3趾MTP関節を閉鎖するために第3趾切断後に植皮術を施行し，その1カ月後に治癒して退院した．

以後，装具を装着して5年間，再発を認めない（図4）．HbA1c=6.0%で良好にコントロールされている．

> **POINTS**
> **感染創に局所陰圧閉鎖療法を行うのは禁忌である**
> Type Ⅲの開放創では局所陰圧閉鎖療法の開始時期の感染に注意する．

第4章 症例集

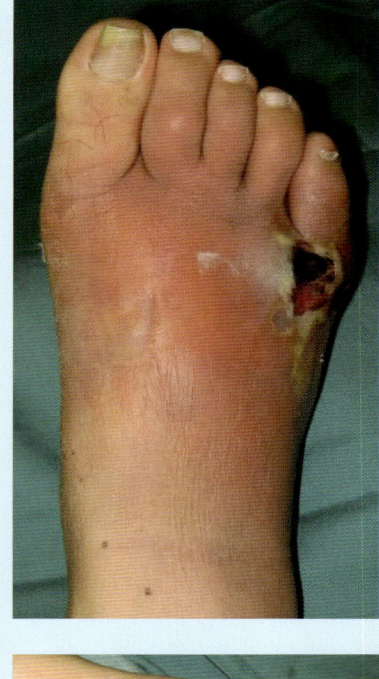

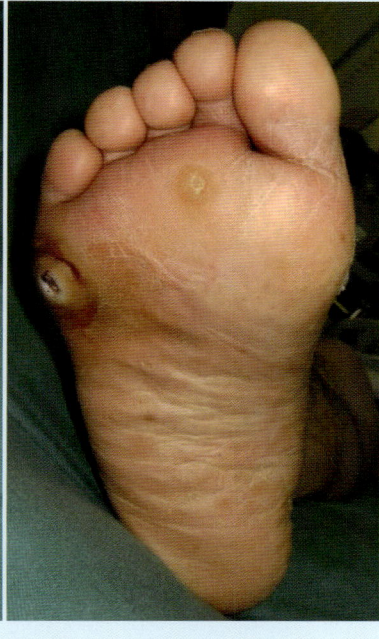

図1 初診時所見
右第5趾の腫脹（ソーセージ様）と足背部の発赤と腫脹が目立つ。足底には炎症所見を認めない。また足趾にやや Hammmer toe 変形がある。

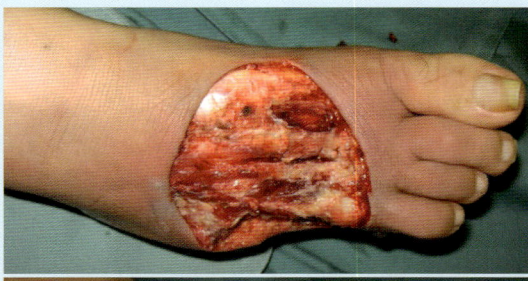

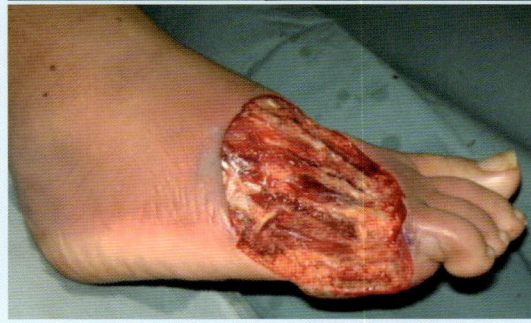

図2 緊急デブリードマンと第5趾趾列切断直後の状態
足背部の発赤が残る。

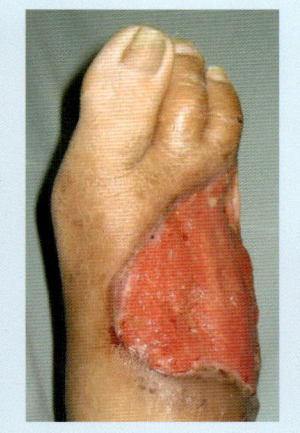

図3 最初の緊急デブリードマンから2カ月の状態
Wound bed preparation が整った植皮直前の状態を示す。

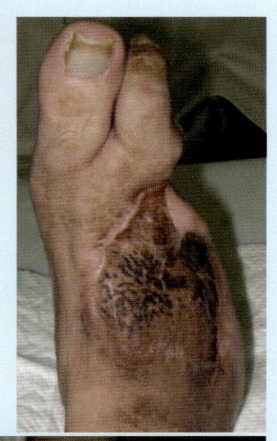

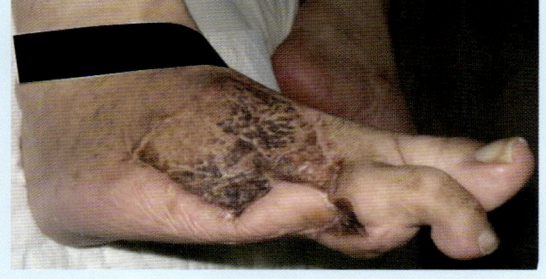

図4 植皮後2年の状態
第2趾が Claw toe 変形となっている。

TypeⅠ　TypeⅡ　TypeⅢ　TypeⅣ　番外編

137

Type III

062 時に腓腹皮弁は有用である

■形成外科／糖尿病内科／義肢装具士／理学療法士　■治癒期間：約2カ月
■Key Word：腓腹皮弁　distally based sural flap　踵骨骨髄炎　MRI　局所陰圧閉鎖療法　wound bed preparation

足関節周囲（踵部を含む）の皮弁による再建術の一つとして，遠位型腓腹皮弁（distally based sural flap）がある．Type Ⅰや wound bed preparation の整った Type Ⅲ の潰瘍に対して時に有用である．皮弁で被覆したい時の第1選択となり得る．踵部の皮弁術による被覆に利用した場合では，知覚がないことを考慮した適切なフットウェアが欠かせない．

症例

患者：57歳，男性
病歴：7歳時に掘りごたつで右足に熱傷を受傷した．近医で，デブリードマン，右第5趾切断術と大腿部からの分層植皮術が施行された．以降，荷重部に潰瘍を繰り返していた．2カ月前に右踵部の発赤，排膿を認めたため近医整形外科を受診した．踵骨骨髄炎と診断され，当科を受診した．糖尿病の罹患は10年以上で，内服コントロール中であった．バスの運転手である．
現症：右踵部に不良肉芽を伴う潰瘍があり，踵骨を触れる．第5趾は切断され，土踏まずから踵外側にかけて植皮を認める（図1-a）．大腿，膝窩，足背，後脛骨動脈の拍動は良好であった．HbA1c=5.0%，WBC=7,300/mm^3，CRP=5.53mg/dl であった．創部培養にて，溶連菌，MSSA，大腸菌が検出された．
画像検査：単純X線所見では，全足趾は底側へ偏位し，踵骨は変形している（図1-b）．MRI 所見 STIR 像では明らかな骨髄炎像を示している（図1-c）．

治療方針

デブリードマン後は開放創とし，wound bed preparation を図り，創閉鎖を行う．
①踵骨デブリードマン（病理検査）
② Wound bed preparation
③創閉鎖

治療経過

右踵骨の部分的切断で（図2），翌日に CRP は 0.72mg/dl と低下し，病理検査で瘢痕（瘻孔）癌を否定した．毎日の洗浄とユーパスタ®軟膏塗布により，wound bed preparation が整ったことを確認した3週間後に，distally based sural flap で創を閉鎖した（図3）．

創は順調に治癒し約1カ月後に装具で歩行退院した．擦れ予防のためシリコンシートでカバーしており（図4），約6年間再発を認めない．3カ月に1回の胼胝処置のみを行っている．現在は郵便配達の仕事をしている．

POINTS

踵部の再建に腓腹皮弁術は時に有用である
皮弁には知覚がないため，擦れ予防対策を要することが多い．

第4章 症例集

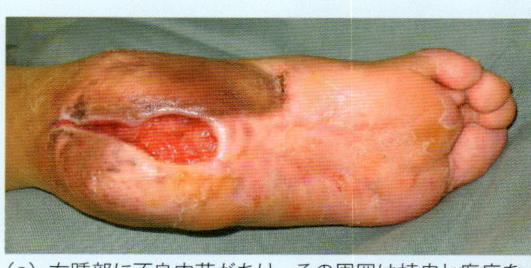

(a) 右踵部に不良肉芽があり，その周囲は植皮と瘢痕を認める。植皮部と踵部には知覚がない。

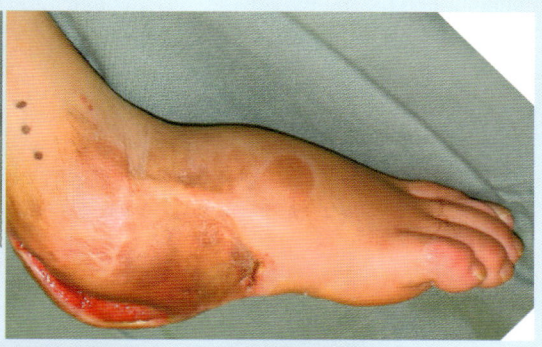

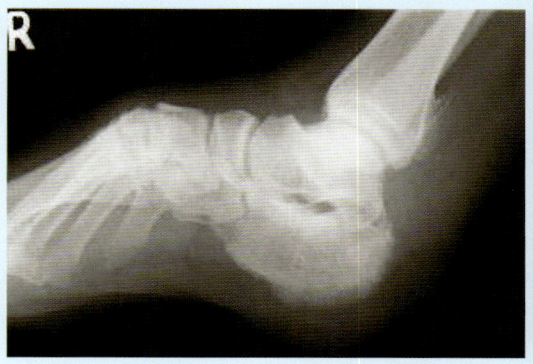

(b) 単純 X 線所見で，踵骨の変形と不整像を認める。

図1 初診時所見

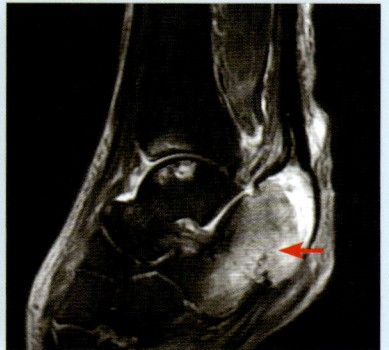

(c) MRI 所見では，踵骨に広範囲に骨髄炎（→）を認める。

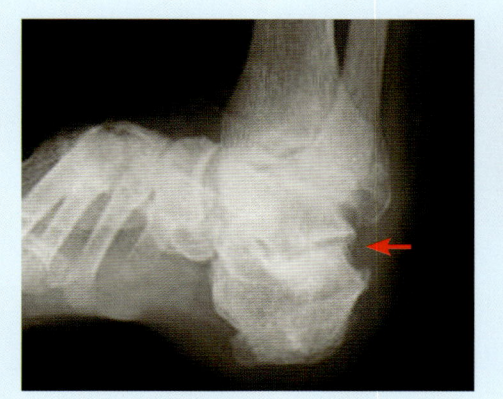

図2 踵骨の部分切断後の単純 X 線所見

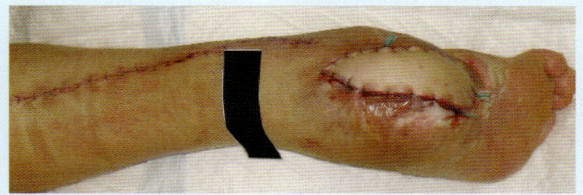

図3 皮弁術終了直後の状態

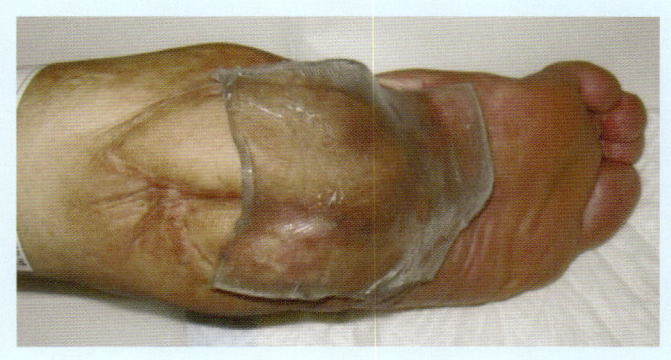

図4 術後3年の状態
擦れ予防のためシリコンシートを貼付している。

TypeⅢ

063 肥満では，足底の単位面積当りの負荷が増す

■形成外科／糖尿病内科／看護師／理学療法士／義肢装具士　■治癒期間：1カ月
■Key Word：肥満　骨髄炎　MRI　教育指導　保湿

TypeⅠの糖尿病性足潰瘍は本邦では欧米よりは比率が低いと考えられる。それは単純に，肥満患者が少ないからである。肥満では，両足底にかかる単位面積当りの体重負荷が大きい。放置すれば容易に感染を引き起こし，骨髄炎に移行するまでの期間も短くなる。また治癒後には，減量指導も重要である。

症例

患者：61歳，男性
病歴：いつ頃から糖尿病かは不明で，内服治療を受けていた。8年前から右足底外側に潰瘍形成があり治癒と再発を繰り返していた。その後，両側下腿の浮腫が出現し5年前より深部静脈血栓症の診断でワーファリン®の内服を始めた。6カ月前より両側下腿の腫脹と浮腫が徐々に増強して潰瘍の悪化を認めたため，近医循環器内科へ入院した。抗生物質の投与とインスリン治療が開始され3週後に当科を受診した。足潰瘍治療と両側下肢腫脹の精査目的で入院した。
現症：両側下肢は象皮病様に腫脹し，右足底外側に骨に到達する潰瘍がある（図1-a, b）。体重130kg，CRP=0.46mg/dl，HbA1c=5.7%であった。細菌学的検査では，B群溶血性連鎖球菌を検出した。足背動脈と後脛骨動脈は拍動の触知が可能であった。5.07モノフィラメントテストは陰性で，知覚神経障害があった。
画像検査：右足単純X線所見では，MTP関節周囲がすでに溶骨性変化を認め（図1-c），MRI所見では右第5中足骨全域に骨髄炎所見を認めた（図1-d）。下肢血管は下腿三分枝まで良好に描出された。CT所見では鼠径部リンパ節の軽度腫脹のみで，PET検査で腫瘍性病変を認めなかった。下肢静脈超音波画像検査では深部静脈血栓症は否定され，静脈の逆流もなかった。

治療方針

①第5中足骨の趾列切断
②減量
③保湿

治療経過

第5中足骨の趾列切断術を施行し，治癒後に足底板を装着して退院した。PADがないため両側にストッキングを装着させ，減量指導も行った。ワーファリン®は中止した。

術後1年，体重は80kgに減量し，術後3年の現在も再発なく歩行している。両側下腿には保湿剤を毎日塗布している（図2）。

POINTS

自律神経障害のため生じる下腿以遠の乾燥も，搔痒の原因となる

乾燥は非可逆的であるため，保湿剤塗布は生涯欠かせない。

第 4 章 症例集

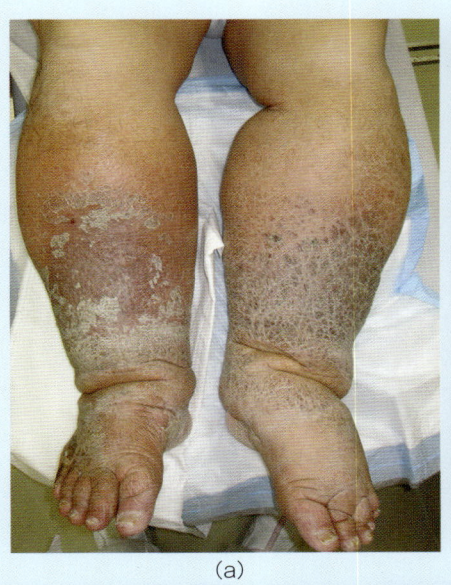

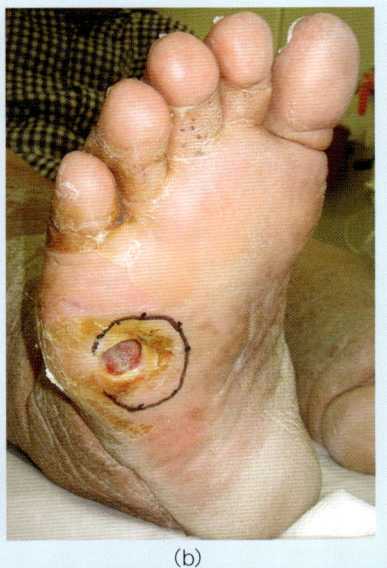

(a) 両側下肢の象皮病様状態を示す。
(b) 右足底外側の骨に到達する潰瘍を認める。その周囲ではゾンデが足背部の皮下まで達する。

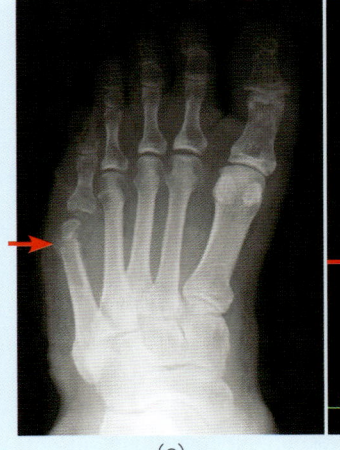

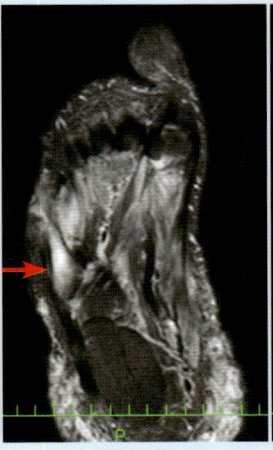

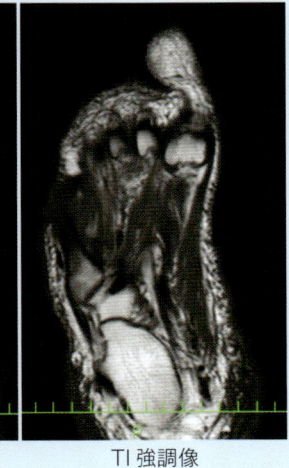

(a) (b)

(c) 右中足骨遠位の単純X線所見では，溶骨性変化を認める（→）。
(d) MRI 所見では骨髄炎を認める（→）。

(c)　　STIR 像　　T1 強調像
(d)

図1　初診時所見

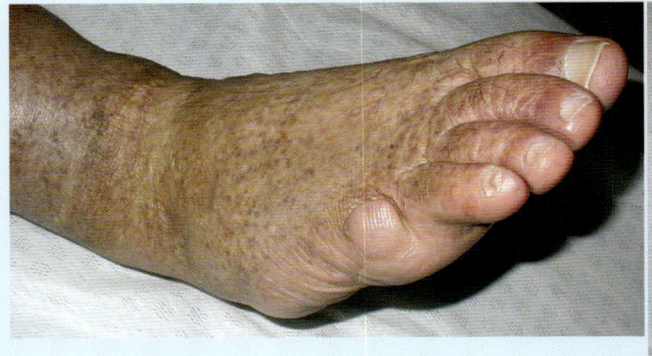

図2　術後1年の状態
象皮病様変化はなくなり，下腿の腫脹軽減と皮膚の保湿状態も良好である。

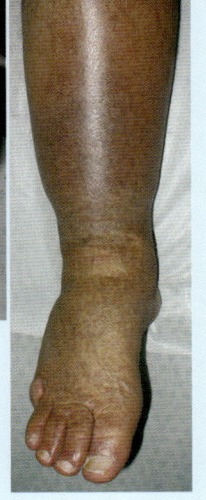

Type Ⅲ

064 土踏まずの形状が, 歩行には重要である

■ 形成外科／義肢装具士／理学療法士　■ 治癒期間：1カ月
■ Key Word：足底のアーチ　感覚麻痺　骨髄炎　瘢痕癌

創傷が治癒した後に適切なフットウェアを装着しても, 本来の歩行癖は変わらないため創傷を繰り返すことがある. そのような時に, 土踏まずを凹とする足のアーチ形成が重要な場合がある. 知覚麻痺があっても本来の足の形状と関節の動きが維持していれば, 適切なフットウェア装着で通常の歩行が可能となる.

症例

患者：55歳, 男性
病歴：50年前に髄膜炎を罹患し右下肢不全麻痺となった. 末梢神経障害のため, 足底も完全に感覚麻痺である. 30年前に右踵部に釘が刺さり潰瘍を生じ, 近医で数回植皮術を施行されたが完全治癒には至らなかった. 1年前に糖尿病を指摘され潰瘍が悪化傾向となり, 踵骨骨髄炎を併発したため当科を受診した.
現症：右踵部全体に周囲が疣贅状に角化傾向を呈した, 骨に到達する潰瘍がある（図1-a）. 足背動脈と後脛骨動脈は拍動を触知する. MRI所見では踵骨骨髄炎の所見であった（図1-b）. HbA1c=7.5%

治療方針

骨髄炎に加えて瘢痕癌（瘻孔癌を含む）の可能性も充分に考慮した.
① 皮膚病理組織学的所見による確認
　数回の組織検査で悪性像を確認できなかったため, 一塊のデブリードマン（骨の部分切断を含む）で全体の病理組織像を確認する.
② Wound bed preparation
　病理組織学的に悪性像が否定されれば母床を植皮可能な創へと導く.
③ いったんは分層植皮で被覆する

治療経過

一塊のデブリードマン（足底腱膜と踵骨部分切断を含む）を施行し, 病理組織学的所見で悪性腫瘍でないことが確認されたため, 臨床的に局所感染をコントロールした後, 局所陰圧閉鎖療法を施行した（図2）.

約1カ月後に分層植皮術を施行した. 生着後, 足型を採り足底板を作製し, 約1カ月で退院させ, 外来にて徐々に除圧制限を緩めていった.

しかし, 退院後すぐに義肢装具士, 理学療法士と相談しながらフットウェアの調整や歩行指導を行っていたにもかかわらず潰瘍の再発を繰り返すため, 植皮部を土踏まずからの皮弁で置き換える方針とした（図3）. 退院した約6カ月後に, 2回目の入院で内側足底動脈皮弁を施行した. 皮弁は問題なく生着し, 再び採型して新しい足底板を作製し, 約1カ月で退院した.

2回目の術後約8年を経過したが, 潰瘍の再発はない（図4）. 本来感覚麻痺があるが, 正常に近い足のアーチ構造を獲得したことが再発予防に貢献したと考えている.

> **POINTS**
>
> 足底のアーチ構造は
> 潰瘍再発予防に重要である
>
> 創傷治癒と歩行のための再建, この両方の意識を常に持つことが必要である.

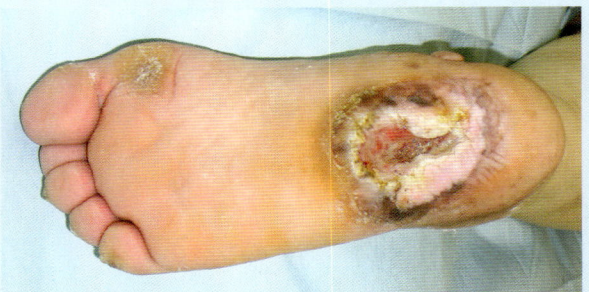

第4章 症例集

(a) 右踵部に踵骨に到達する潰瘍がある。周囲は角化傾向が強い。

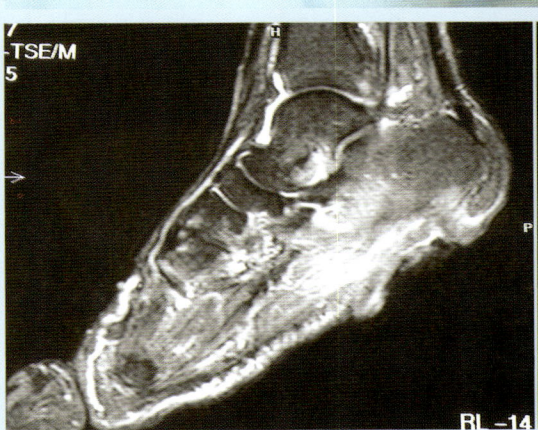

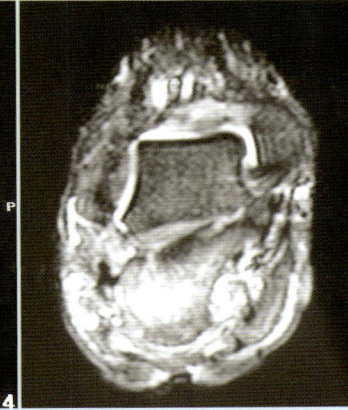

(b) MRI所見で足底腱膜炎，踵骨骨髄炎と診断された。

図1 初診時所見

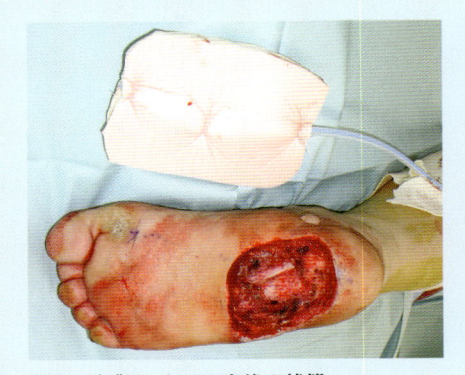

図2 デブリードマン直後の状態
局所陰圧閉鎖療法を施行した。

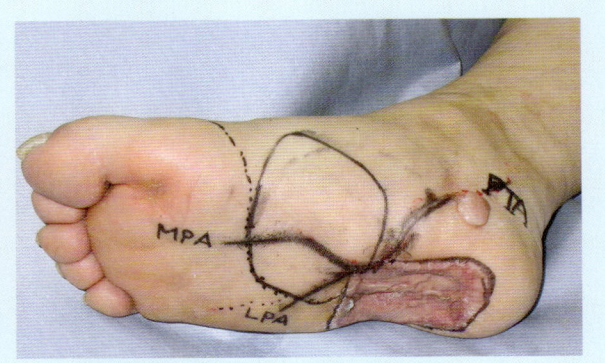

図3 局所陰圧閉鎖療法開始後1カ月の状態
内側足底動脈皮弁術のデザインを示す。

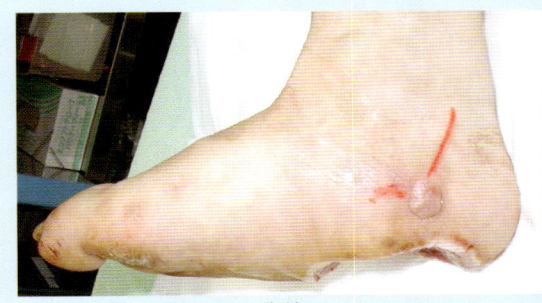

術前

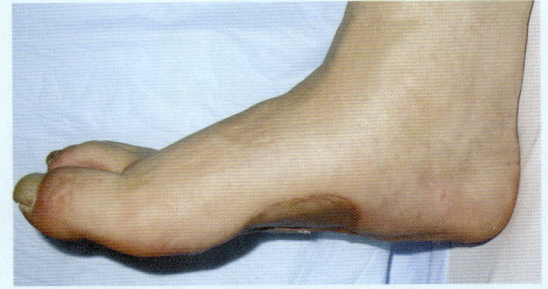

術後。土踏まずが形成されている。

図4 皮弁生着後8年の状態

Type III

065 リウマチの潰瘍の好発部位は，外果とアキレス腱である

■形成外科／膠原病内科／糖尿病内科／義肢装具士　■治癒期間：3カ月
■Key Word：リウマチ　アキレス腱　メンテナンス・デブリードマン

リウマチ患者では糖尿病やPADを合併しやすい。本来，外果やアキレス腱部，足底の踏み返し部が潰瘍の好発部位で，そのほか足関節の可動制限も加わり下腿潰瘍も起こしやすい。さらにステロイド内服のため糖尿病が悪化しやすい傾向にあり，感染を伴うと難治性となる。

症例

患者：66歳，女性
病歴：10年以上前からリウマチの治療中でプレドニン10mg/日を内服していた。糖尿病罹患期間は不明である（内服治療中）。左外果部に小潰瘍があったが未治療であった。2カ月前に左足全体に発赤と腫脹を生じ，その後アキレス腱部にも潰瘍が拡大したため受診した。
現症：左外果部とアキレス腱部に皮下で連続して排膿と壊死を伴う潰瘍がある（図1）。足背動脈と後脛骨動脈は拍動を触知する。CRP=3.5mg/dlであった。MRI所見では腓骨遠位端の骨髄炎を認めた。HbA1c=6.0%であった。

治療方針

メンテナンス・デブリードマンを行う。
①ギプスシーネ固定
②メンテナンス・デブリードマン
③Wound bed preparation後に分層植皮術

治療経過

入院で歩行を制限した。毎日メンテナンス・デブリードマンを施行した。足関節の可動制限のためギプスシーネ固定も行った。局所治療は，ゲーベン®クリームを塗布した。
壊死組織が取れた頃から局所陰圧閉鎖療法を施行し，入院後約1.5カ月でwound bed preparationが整った。アキレス腱部は分層植皮術で創を閉鎖した（図2）。外果骨髄炎部分は，骨を削り開放創のままユーパスタ®を使用した

処置を続けた。植皮後約1.5カ月後に治癒して退院し，以後再発はなかった（図3）。
術後6カ月で本人の希望により外来受診を終了としたが，その6カ月後に急性動脈閉塞を起こし近医で下肢大切断を施行された。

POINTS

アキレス腱の壊死にはメンテナンス・デブリードマンが重要

アキレス腱部の慢性創傷は，多くは分層植皮での閉鎖で機能的にも問題ない。アキレス腱部の感染・壊死では，粘り強いメンテナンス・デブリードマンにより徐々に肉芽に置き換えることができ，wound bed preparation後に分層植皮をすることで治癒させ得る。通常は皮弁による形成術も必要ない場合が多い。これを実施すれば，アキレス腱全切除に至る症例は少ない。

第4章 症例集

図1 初診時所見
左外果とアキレス腱の壊死を伴う潰瘍。
2カ所は皮下で連続している。

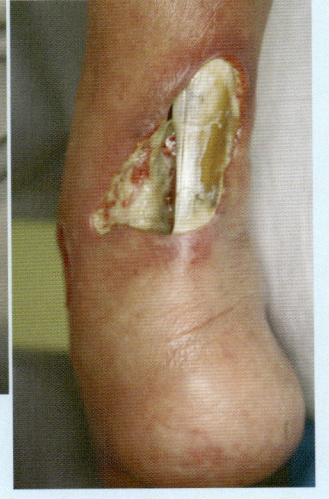

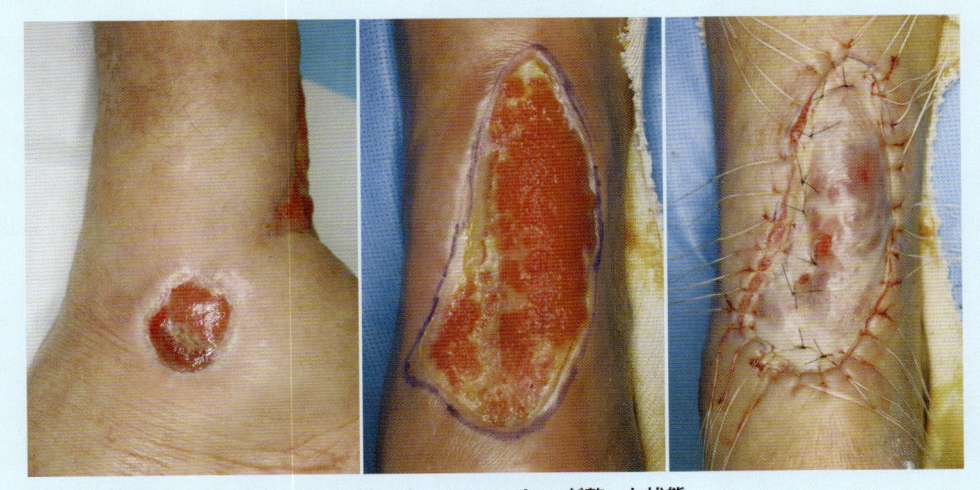

図2 治療開始後約1カ月，wound bed preparation が整った状態
外果部は骨触知部分1カ所を削った。アキレス腱部には分層植皮術を施行した。

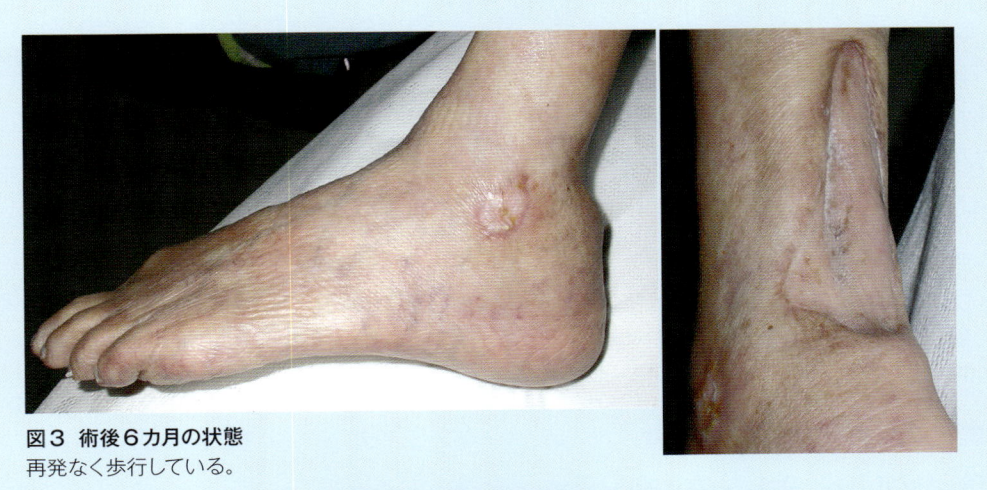

図3 術後6カ月の状態
再発なく歩行している。

参考文献1：武川力ほか：関節リウマチに伴う下腿皮膚潰瘍の難治化の原因―合併症の観点からの検討―．形成外科 51：1463-1469, 2008

TypeⅢ

066 Blue toe syndrome から末梢骨骨髄炎を併発した症例

■形成外科／糖尿病内科　■治癒期間：1カ月
■Key Word：足趾切断術　blue toe syndrome

足趾の切断術に関しては，横切開でアプローチする Dorsal-plantar flaps と縦切開でアプローチする Medial-lateral flaps がある．血流の方向，神経温存，腱の処理などを考慮すると，後者が望ましい．

症例

患者：72歳，男性
病歴：25年以上前から糖尿病で内服治療中である．24年前から透析を行っている．2年前に腎移植を受けている．3カ月前から両側の足趾先端が暗赤色となり，左第3趾先端と右第2，3趾先端に疼痛を有する潰瘍が出現した．心臓血管外科と循環器内科を受診したが末梢血行再建術の適応がないと言われ，当科を受診した．
現症：左第3趾先端と右第2，3趾先端に壊死を伴う潰瘍病変がある．両側とも，足背動脈は拍動を触知できないが，ドップラー聴診で動脈音を聴取できた．後脛骨動脈と膝窩動脈は拍動触知可能であった．SPP は，足背／足底＝右 33/48mmHg，左 56/68mmHg であった．血液学的検査では，好酸球 0.5％，CRP ＜ 0.1mg/dl であった．
他に高血圧で内服治療中，腎移植後であるため免疫抑制剤を内服治療中で，C型肝炎の既往があった．

治療方針

保存的治療をまず行う．
①メンテナンス・デブリードマン
②治療が遅延すれば，MRI 撮影
③MRI 所見で骨髄炎を認めれば足趾切断術

治療経過

保存的治療で，SPP の悪い右側は治癒したが，左側は治癒傾向が見られなかった（図1）．左第3趾の潰瘍は深達性で骨に達していたが，MRI 所見で末梢骨の骨髄炎と判明した．そこで，左第3趾のみ DIP 関節離断術を施行した（図2）．順調に創は治癒し術後2週で退院した．

退院して再発なく順調に経過していたが，8カ月後に突然同部に疼痛を伴うようになった．創傷は無いが，足趾にチアノーゼが出現していた．足背動脈も後脛骨動脈もドップラー聴診で動脈音を聴取した．Blue toe syndrome の臨床診断のもと，プレドニン®20mg/日を開始して疼痛と色調は軽減した．しかし，全身状態の悪化に加え肝機能の急性増悪を合併し，2カ月後に肝不全で死亡した．

最終的に，初診時の潰瘍発症も blue toe syndrome からの足趾壊死であったと判断した．当科受診時には色調は治まっていたため，CLI を疑った症例であったが，SPP が比較的維持されており末梢血行再建術の適応とならなかった．

POINTS

CLI の足趾切断術は縦切開アプローチが望ましい

足趾から壊死が発症する場合，本来は CLI を疑うが，病歴を鑑みると，色調が暗赤色であったことから，blue toe syndrome が創傷発症の契機となったことを念頭に置くべきであった症例である．治癒した後に再度発症したこと，予後が悪かったことから，それが推察される．

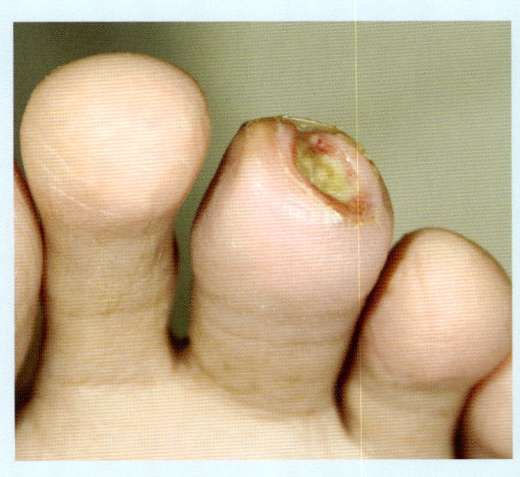

図1 保存的治療開始後2週の所見
左第3趾先端に骨に達する潰瘍がある。足趾の色調はよい。

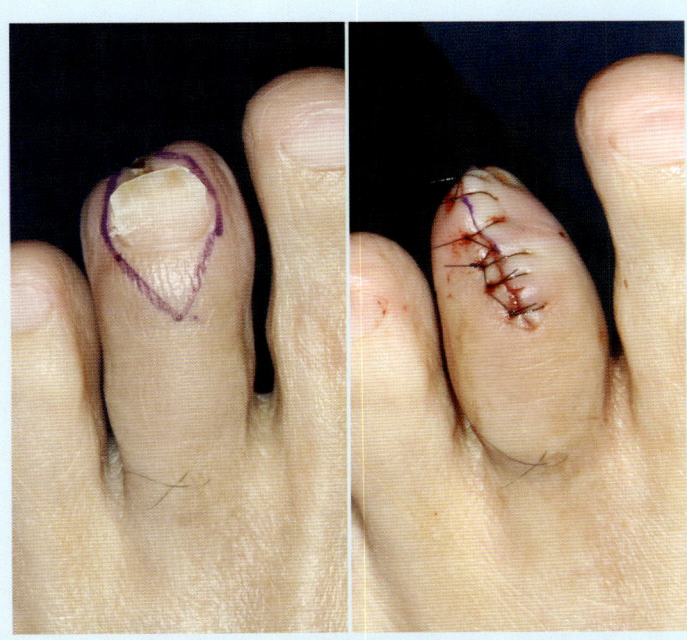

図2 Medial-lateral flaps法による足趾切断

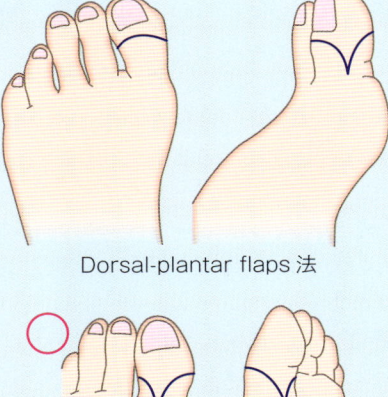

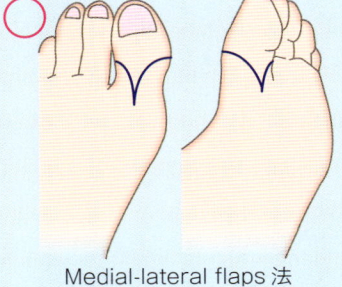

Dorsal-plantar flaps法

Medial-lateral flaps法

参考文献1：櫻井沙由理ほか：重症下肢虚血の足趾断端形成における皮膚切開の工夫．形成外科 55：554-557，2012

TypeIII

067 骨髄炎にHBOは有効である

■形成外科／感染症内科／理学療法士／義肢装具士　■治癒期間：3ヵ月
■Key Word：骨髄炎　感染制御　抗生物質　高気圧酸素療法（HBO）

Type IIIの感染症では，軟部組織感染症の病悩期間が長ければ長いほど骨髄炎に罹患する機会が増す。いったん骨髄炎に罹患すれば難治となる。創部の安静，抗生物質投与に加え，高気圧酸素療法（Hyperbaric oxygen：HBO）が著効することがある。症例によっては手術治療を要さずに保存的治療で治癒することがある。

症例

患者：74歳，女性
病歴：いつ頃からか不明であるが糖尿病を指摘され内服治療中である。下記の発赤・腫瘍の数日前に左踵部に潰瘍があったが未治療であった。3週間前，発熱と同部の発赤と腫脹のため近医を受診しガス壊疽と診断され（CRP＝21mg/dl），緊急入院しデブリードマンを施行された（図1）。救肢はできたが，最終的に踵部の瘻孔が残り，MRI検査で踵骨骨髄炎と診断され当科を受診した。
現症：左踵部中心部に瘻孔があり排膿を認めた（図2）。細菌検査ではMRSAで，当科初診時はCRP＝4.67mg/dl，HbA1c＝6.1％であった。
画像検査：MRI所見では，左踵骨全体に骨髄炎像を認めた（図2）。

治療方針

HBOでできる限り骨髄炎を消退させて，最終的なデブリードマンの範囲を最小限とする。その後，踵骨デブリードマンの範囲に応じて，必要ならば遊離広背筋皮弁術による踵部再建術を施行する方針とした。
①安静入院
②感染のコントロール（抗生物質点滴）
③HBO

治療経過

まずHBOを行うことのできる施設に転院させた。形成外科医が週2回，創部を確認した。創処置は，毎日洗浄してユーパスタ®軟膏を塗布することとした。抗生物質の点滴はゾシン®4.5g×3/日を6週間施行し，同時にHBOを2気圧（60分）×35回のメニューとした。入院期間は歩行を禁止し，足関節シーネ固定を行った。

HBO後6週，CRPは4.57から0.01mg/dlとなり踵部瘻孔は消失した。MRI所見では，炎症が持続しており（図3），以後，ミノマイシン®200mg/日を3ヵ月内服投与した。

結果的に踵部が変形して治癒したので，再建手術を要さなかった。再発予防のため足底板を作製した。

以後，杖歩行で3年間再発を認めていない。2ヵ月に1度外来で胼胝を削っている（図4）。

> **POINTS**
>
> **HBOは感染制御，創治癒促進に効果的である**
>
> HBOは糖尿病性足潰瘍に有効であるという欧米の論文は多く，ガイドラインでもその推奨度が高い[1)2)]。一方，本邦ではその有効性についてエビデンスの高い論文がないため診療報酬点数が低く，病院として採算が取れない。本邦においてもエビデンスの高い研究が行われ，採算の取れる保険点数を得ることができれば，患者にとって朗報である。

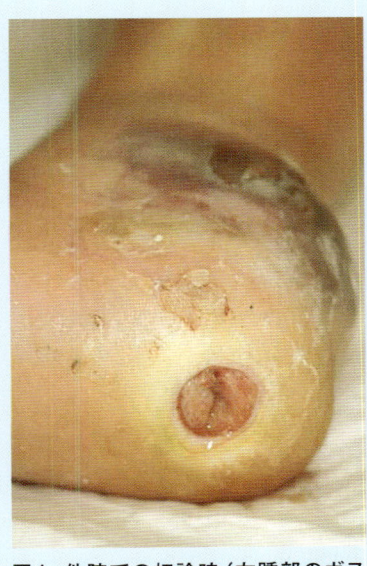

図1 他院での初診時（左踵部のガス壊疽）

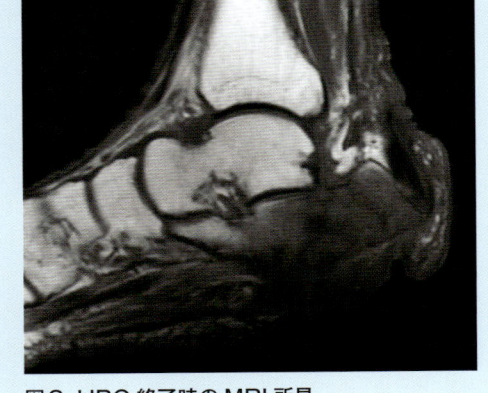

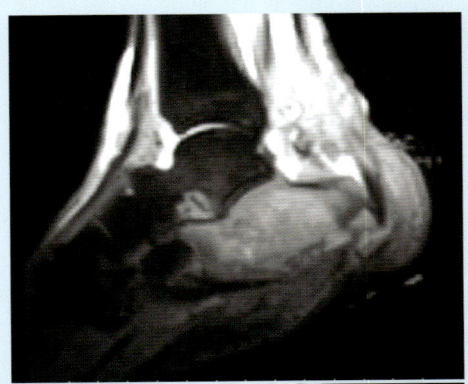

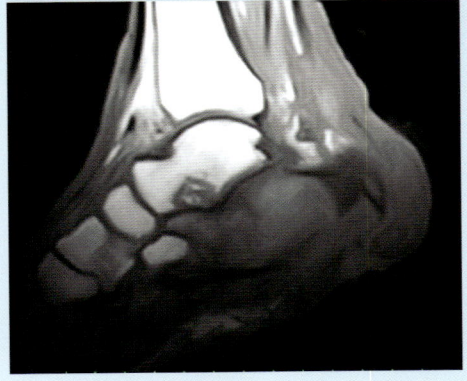

図2 当科初診時のMRI所見
踵骨全体に及ぶ骨髄炎の所見。

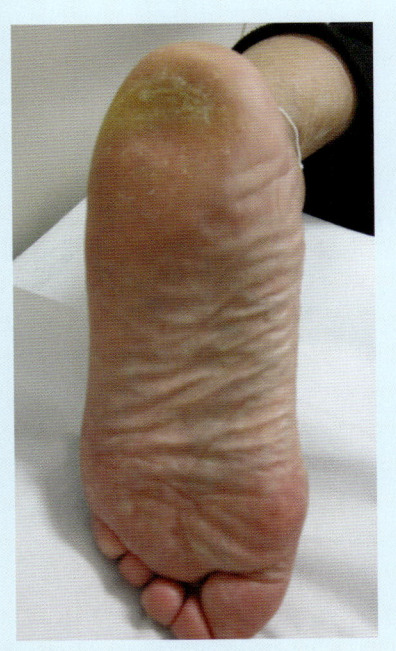

STIR像

T1強調像

図3 HBO終了時のMRI所見
踵骨の炎症が持続している。

図4 創治癒後約1年の状態
踵部に胼胝を認めるが、潰瘍の再発はない。

参考文献1：市岡滋ほか：糖尿病性潰瘍治療のガイドライン．足の創傷をいかに治すか．巻末，克誠堂出版，東京，2009
参考文献2：Steed DI, et al: Guidelines for the treatment of diabetic ulcers. Wound Rep Reg 14: 680-692, 2006

TypeⅢ

068 急性シャルコー関節症を見逃すな！

■形成外科／糖尿病内科／義肢装具士／理学療法士　■治癒期間：約3カ月
■Key Word：急性シャルコー関節症　感染併発　単純X線撮影　MRI　高気圧酸素療法

急性シャルコー関節症はPADのない糖尿病性足潰瘍の神戸分類TypeⅠへ進展する。骨格の変形から足底に潰瘍を伴うことがあるためである。同症は本来，創傷を伴わないものだが，外傷を負った時に急性シャルコー関節症を発症した場合には，感染を併発しないようにしなければならない。感染を併発すれば関節内に感染が波及しやすくなり問題は複雑化する。

症例

患者：75歳，女性
病歴：4〜5年前からリウマチのため，3年前から糖尿病のため，内服治療中であった（HbA1c＝7.6％）。5カ月前に転倒して挫傷を負い，その後，足関節腫脹を伴ったため近医整形外科で治療していた。1カ月前に他院皮膚科で創傷の治療を受けていたが治癒傾向にないため，同他院の形成外科を受診した。MRI検査で広範囲骨髄炎と診断されて下腿切断を薦められた。セカンドオピニオンで当科を受診した。
現症：右足は腫脹し，内果に排膿する瘻孔がある。足趾はリウマチのため変形が強い（図1-a）。足背と後脛骨動の拍動を触れる。ABIは右／左＝1.13／1.09で，細菌培養で表皮ブドウ球菌が検出され，CRP＝5.27mg/dlであった。HbA1c＝9.0％であった。
画像検査：単純X線所見で足根骨に広く骨融解像（図1-b）を認めた。MRI所見では，広範囲に骨髄炎と軟部組織の炎症が認められた（図1-c）。

骨に到達する潰瘍から細胞を検出したが，単純X線所見から，急性シャルコーが主体であると判断した。

治療方針

高気圧酸素療法（HBO）と抗生物質投与を行う。

①安静
②HBOと抗生物質投与
③創閉鎖後は装具にて歩行開始

治療経過

他院でHBO（合計35回）と抗生物質（ミノマイシン®）投与を開始した。入院で安静とし，創部には毎日の洗浄とユーパスタ®軟膏による処置を継続したところ，20回ころに創は閉鎖した。予定通り高気圧酸素療法を継続し，退院後もCRPが陰性化するまで2カ月抗生物質の投与を続けた。

骨硬化を認めた3カ月後（図2）より装具で歩行を開始した（図3）が，follow-upのMRI所見では骨髄浮腫は残存している。

> **POINTS**
>
> 骨融解像＝骨髄炎
> だけではない
>
> 本症例では整形外科医，形成外科医，皮膚科医すべてシャルコー関節症を見逃した。

第 4 章　症例集

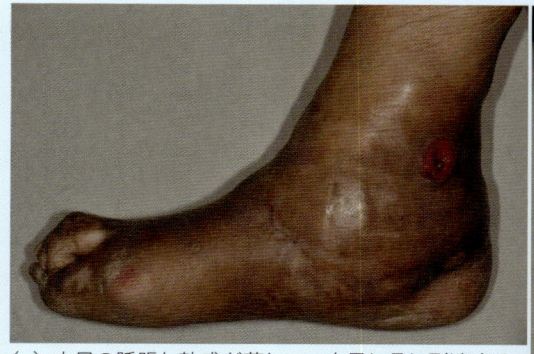

(a) 右足の腫脹と熱感が著しい。内果に骨に到達する瘻孔があり排膿している。

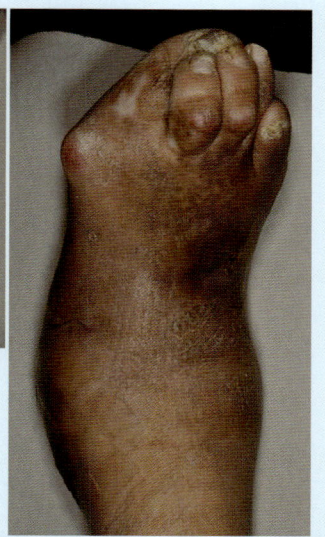

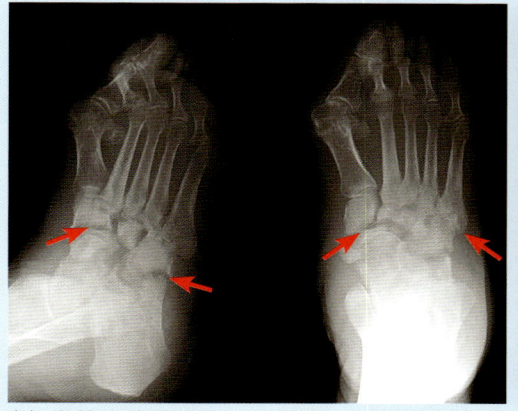

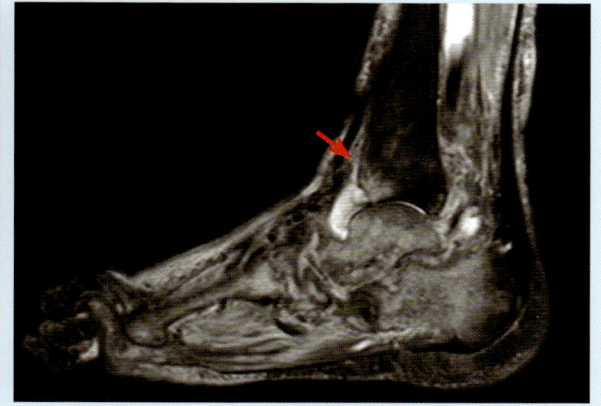

(b) 単純 X 線所見では，足根骨に広範囲骨融解像を認める（→）。

(c) MRI 所見では，脛骨まで炎症所見を認める。また，軟部組織の炎症所見と骨髄浮腫がある。

図1　初診時所見

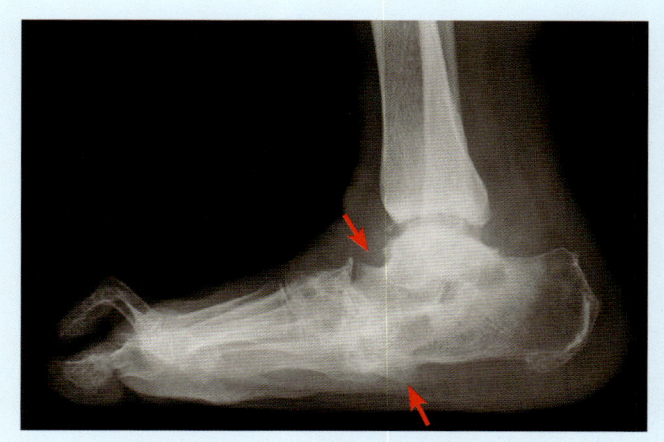

図2　治療開始後3カ月，歩行開始時の立位単純 X 線所見
明らかなシャルコー関節症による破壊像がある（→）。

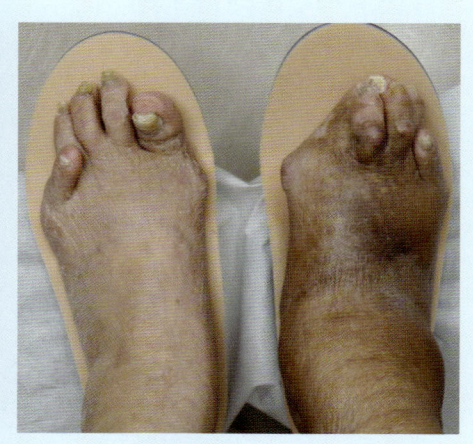

図3　治療開始後3カ月
右足関節部はまだ腫脹しているが創はない。

TypeⅢ

069 腐骨が自己排出されて骨髄炎が治癒することがある

■義肢装具士／理学療法士／形成外科／糖尿病内科　■治癒期間：2カ月
■Key Word：骨髄炎　腐骨

骨髄炎の基本治療は骨髄炎部位の適切な切断であるが，血流障害のない Type Ⅲ では時に，自然治癒することがある。

症例

患者：66歳，男性
病歴：症例005からのつづき。時に胼胝下潰瘍を生じながらも，ほぼ1カ月に1回の胼胝けずりを行い，フットウェアを使用して配達の仕事を続けていた。初診から7年後にわずかな外傷から右第1趾内側に潰瘍ができ，骨が露出した。感染を伴い滲出液が多く骨髄炎様を呈していたため，抗生物質投与と歩行制限で軟部組織感染を沈静化させたのち骨髄炎部の切断術を要する旨を，患者に話していた。
現症：右第1趾外側（趾間）部に骨の露出した潰瘍があり，滲出液が多かった（図1-a）。単純X線所見で露出部の腐骨が疑われた（図1-b）。

治療方針

軟部組織感染症をコントロールし，骨髄炎部の切断術を施行する。
①抗生物質投与と歩行制限
②軟部組織感染が鎮静した後でMRI撮影
③骨髄炎部の切断術

治療経過

ロッカーソールサンダルを使用して，休職し，安静とした。抗生物質を投与し軟部組織感染症を鎮静化させたところ，創部の自己処置中に骨の一部が自然に排出されたとのことであった。単純X線所見で，末節骨の一部が消失しているのを認めたため，腐骨が自然脱落したと判断した（図2）。抗生物質の投与を継続しつつ毎日の自己処置（洗浄とユーパスタ®軟膏の塗布）にて創が縮小傾向を示していたため，手術治療は延期することにした。腐骨排出後約1カ月で創は治癒した。

仕事に復帰し，以後2年再発はない（図3）。治癒したためMRI撮影は施行していない。引き続き足底板を装着し，配達の仕事を継続している。

POINTS

Type Ⅲ では時に骨髄炎が保存的治療で治癒することがある

血流障害がなければ，創傷治癒力により腐骨が自然に排出されることがある。すべての症例に手術を要すわけではない。

第 4 章　症例集

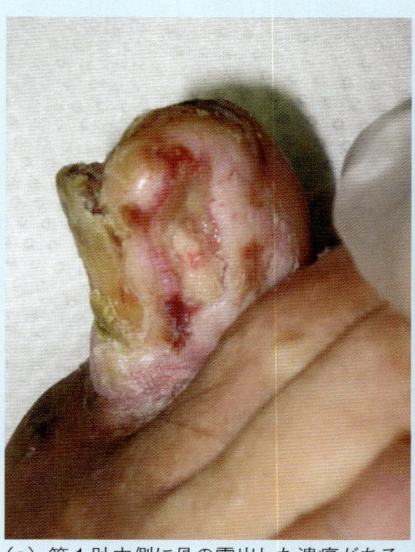

(a) 第 1 趾内側に骨の露出した潰瘍がある。滲出液が多い。

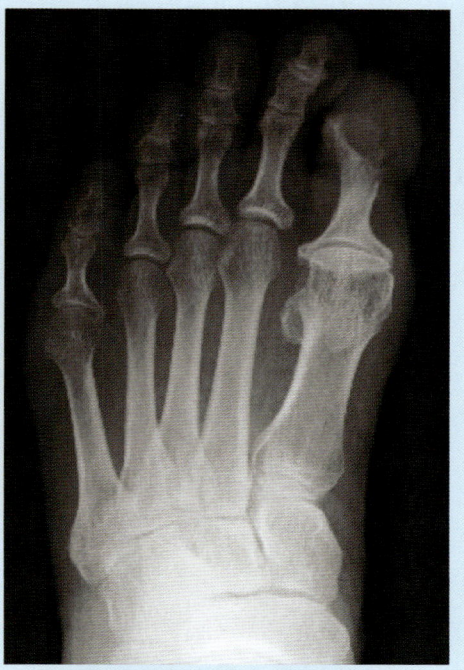

図1　初診時所見

(b) 骨露出部は腐骨と判断した。以前よりも骨融解像が増えている。

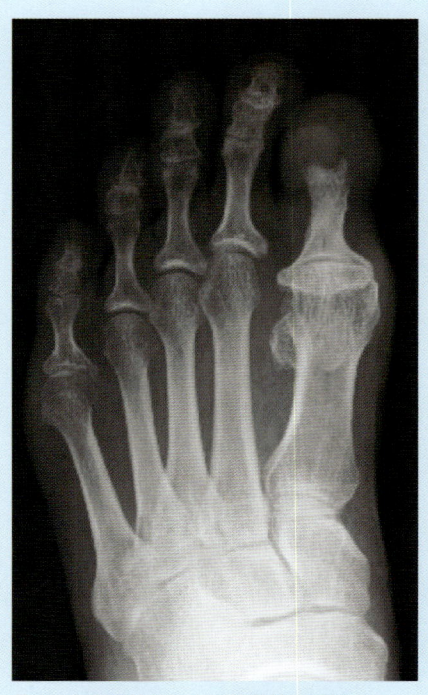

図2　治療開始後1カ月の単純X所見
腐骨が取れている。

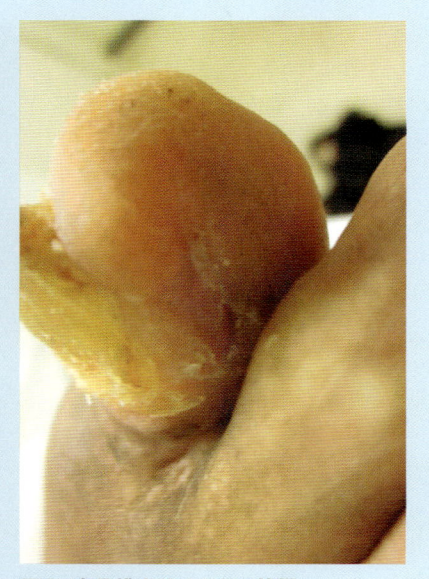

図3　腐骨排出後1カ月の状態
第1趾外側（趾間部）の創は治癒している。再びこれまでの靴型装具を履き仕事に復帰した。

153

Type III

070 抗生物質含有骨ペーストによる骨髄炎治療

■整形外科／感染症内科／糖尿病内科／形成外科／理学療法士／義肢装具士　■治癒期間：2カ月
■Key Word：骨髄炎　感染制御　抗生物質含有骨ペースト　薬剤徐放作用

人工骨（ペースト）は欠損した部位の形状に合わせて成形し充填することができるため，従来，整形外科領域で，骨腫瘍摘出後や骨折治療に使用されてきた．近年，新たに，数カ月のあいだ薬剤徐放作用をもつ抗生物質含有人工骨ペーストが骨髄炎治療に有用であることが報告され始めている．一方，感染部に異物を使用することへの危険性も否定できないことから，形成外科領域でその報告は少ない．

症例

患者：57歳，女性
病歴：いつ頃からか不明であるが糖尿病を指摘され内服治療中である．1年前に誘因なく右踵部に潰瘍が生じた．他院に1カ月入院して治療を受けたが治癒しなかったため，当科へ紹介された．
現症：右踵部中心部に瘻孔があり周囲には直径10cm大のポケットを認めた（図1-a）．異臭，熱感，腫脹があった．細菌検査ではProteus mirabilis（グラム陰性桿菌）で，初診時にCRP=13.6mg/dl，HbA1c=12.9%であった．また精神発達遅滞を認めた．
画像検査：単純X線所見で，アキレス腱付着部の踵骨が剥離していた（図1-b）．MRI所見では，右アキレス腱遠位部の感染と右踵骨全体に骨髄炎像を認めた（図1-c）．

治療方針

HBO（高気圧酸素療法）は精神発達遅滞のために適応外と判断した．
①骨髄炎の消退
②踵部再建術（遊離広背筋皮弁か骨ペーストによる）

治療経過

糖尿病のコントロール下に，整形外科医と感染症内科医の意見を聞きながら，抗生物質の適切な選択と小範囲のデブリードマンで骨髄炎を消退させた．

ベッド上安静とギプスシーネ下に，毎日洗浄して壊死組織のデブリードマンを行いユーパスタ®軟膏を塗布した．抗生物質はIPM/CS（チエナム®）0.5g×3/日を施行した結果，入院後1週でCRP=0.7mg/dlと軽快し，臨床的にも発赤と腫脹が消退した．

そこで抗生物質投与をいったん中止し，整形外科医と協働してデブリードマンと感受性のあったゲンタマイシン含有骨ペースト充填治療を施行することにした（図2）．骨皮質のデブリードマンを最小限に留め海綿骨の掻爬を主体に行い，上記の人工骨を充填したのち創を一時的に閉鎖した．

創は順調に閉鎖し，装具を装着して（図3）治癒後5年を経過するが，再発を認めない（図4）．

POINTS

抗生物質含有骨ペーストの徐放効果は抗生物質によって溶出には差がある

人工骨の選択には整形外科医とよく相談しなければならない．

第 4 章　症例集

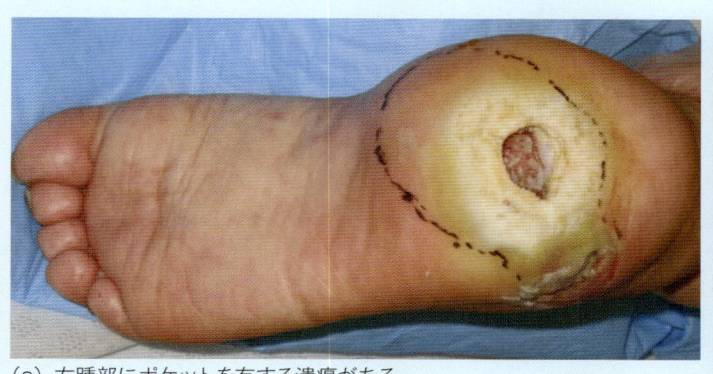

(a) 右踵部にポケットを有する潰瘍がある。

(b) 単純 X 線所見でアキレス腱付着部の骨折転位を認める(→)。

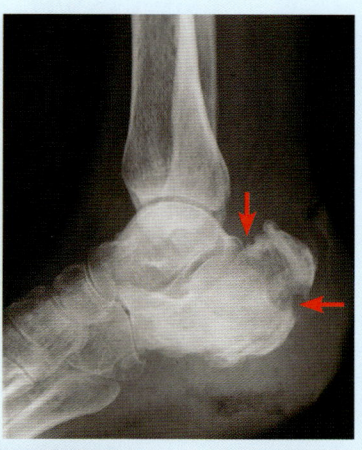

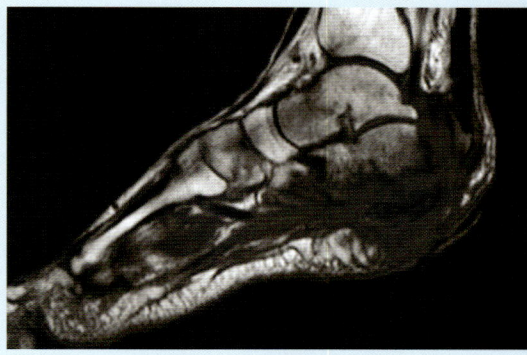

T1 強調像　　T2 強調像

(c) MRI 所見では，踵骨骨髄炎とアキレス腱の感染を認める。

図1　初診時所見

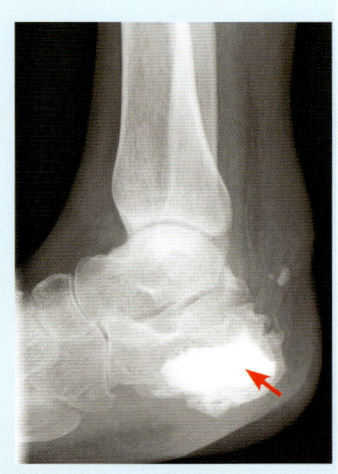

図2　人工骨を装填した術直後の単純 X 線所見
人工骨(→)。

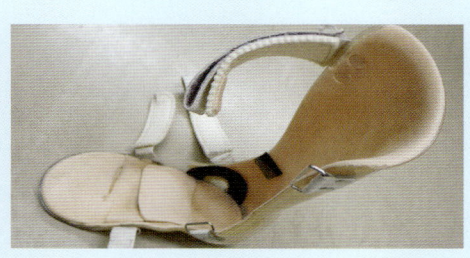

図3　装具
家の中でも装着している。

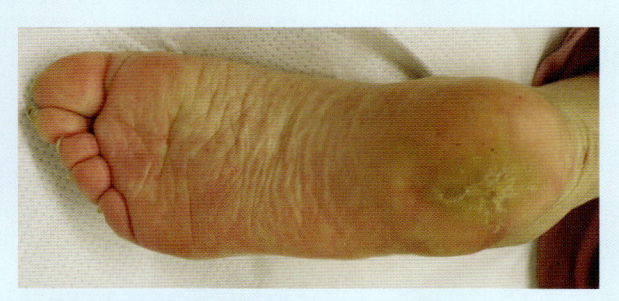

図4　治療開始後5年（治療後約5年）の状態
2カ月に1回の胼胝けずりを要するが，潰瘍の再発はない。

参考文献 1：中山真紀ほか：リン酸カルシウム骨ペースト（バイオペックス®）を用いて治療した踵骨骨髄炎の1例. 形成外科 52：1363-1368, 2009

TypeIV

071 TASCⅡ typeA short lesionでは，長期開存が期待できる

■形成外科／放射線科／糖尿病内科／義肢装具士／理学療法士　■治癒期間：約1カ月
■Key Word：重症下肢虚血　末梢血行再建術　皮膚灌流圧　TASCⅡ　長期経過観察

CLI症例の末梢血行再建術では，現在のガイドラインでは基本的にTASCⅡに則り施行する。大腿膝窩領域では，狭窄領域が10cm未満や閉塞領域が5cm未満であればtype A lesionsであり血管内治療の良い適応である。糖尿病コントロール，抗血小板剤の内服コントロール，定期的な足の観察とフットウェアチェックがあれば，長期にわたって再発を免れる。

症例

患者：62歳，男性
病歴：糖尿病，高脂血症，胃潰瘍のため近くの医療センターに通院中であったが，糖尿病のコントロールは不良であった（当科受診の6カ月前でHbA1c=10.4%）。1カ月前に，左足外側部に潰瘍ができ皮膚科にて外用療法を行ったが治癒傾向が見られないため紹介された。
現症：左第5趾外側に壊死を伴う深達性潰瘍がある（図1）。大腿動脈の拍動は触知するが，膝窩動脈，足背動脈，後脛骨動脈は触れない。ドップラー聴診にて後脛骨動脈音のみがわずかに聴取可能である。CRP=0.32mg/dl。

治療方針

末梢血行再建術を優先する。
①末梢血行再建術（血管内治療）
②創治癒が得られる血流確保の後，MRI所見で骨髄炎を評価
③適切な部位でのray amputation

治療経過

まず血管内治療を施行した。左浅大腿動脈の起始部狭窄と大腿部中央の閉塞に対して，前者に血管拡張術，後者にステントを留置した。その後，良好な開存を得られた。血行再建術後3日のSPPで足背/足底=30/50mmHgであったためMRI所見から骨髄炎部を同定した（図2）。
血行再建術後9日にray amputationを施行した（図3）。術後創はいちど離開したが，保存的治療で治癒した。
以後，月1回の外来にて定期的にフォローを欠かさず行っている。糖尿病と血流のコントロールは良好で，適切なフットウェアで歩行し，8年間再発を認めない（図4）。

POINTS

TASCⅡのtype A lesionsでは長期開存が期待できる

TypeⅣで感染が沈静化していれば，末梢血行再建術を優先することができる。

第 4 章　症例集

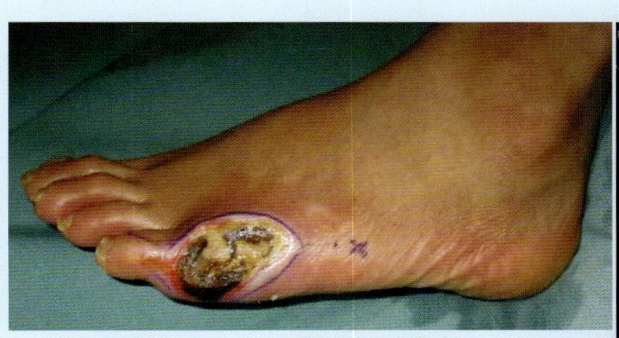

(a) 左第 5 趾のバニオン部に壊死を伴う潰瘍がある。

図1　初診時所見

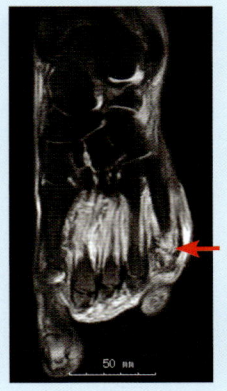

(b) CTA 所見では浅大腿動脈基部と遠位部に閉塞がある。(→)。

図2　血行再建後の MRI 所見（STIR 像）
骨髄炎部を示す（→）。

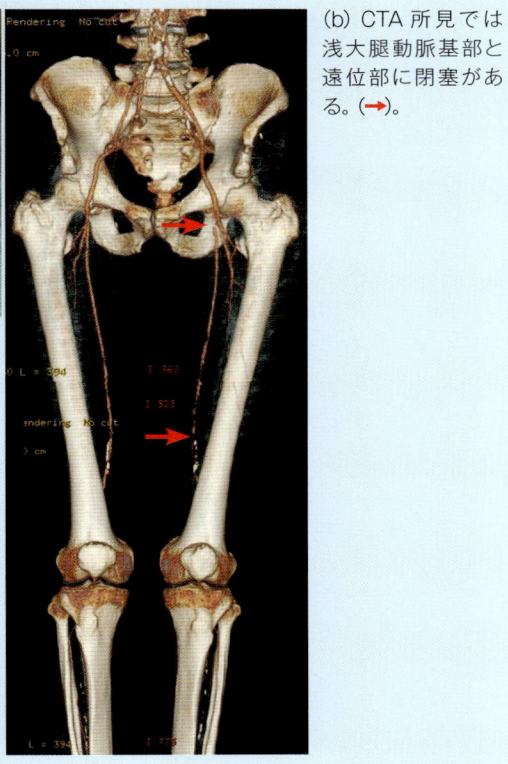

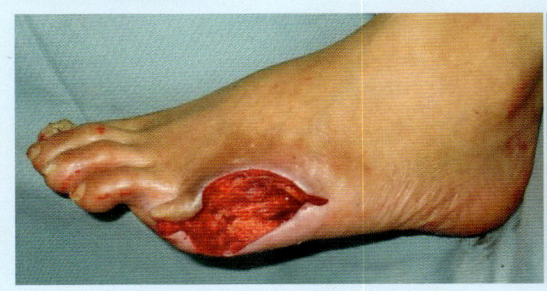

図3　Ray amputaion の手術所見

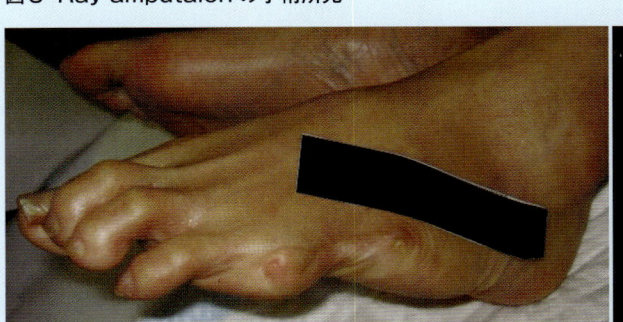

(a) 足趾変形はあるが潰瘍の再発はない。

(b) MRA 所見では血行再建部位の開存も良好である。

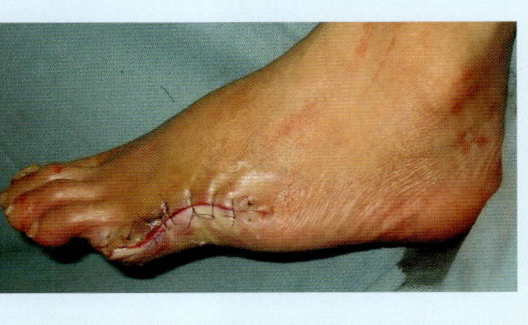

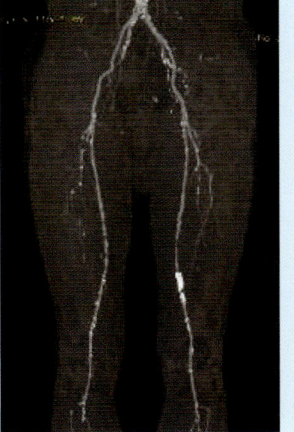

図4　術後 5 年の所見

157

Type IV

072 第1趾切断後，隣接趾は内側に偏位する

■循環器内科／形成外科／義肢装具士／理学療法士　■治癒期間：3カ月
■Key Word：バニオン　骨髄炎　MRI　第1趾切断　隣接趾変形

第1趾切断後は隣接趾が変形し潰瘍の再発を来しやすい。われわれの研究[1]では，第1趾切断後60％以上に隣接趾の変形と，4人中1人に潰瘍再発を認めた。残趾が変形する場合90％以上がMTP関節を含めた第1趾切断術後であった。適したフットウェアを装着したうえでの統計であることを考慮すると，米国でMTP関節近位足指切断では最初からTMA切断を奨励している文献があることも頷ける。しかし，第1趾のみの潰瘍・壊疽で全趾を失うことへの患者の心理的打撃は計り知れない。

症例

患者：84歳，女性
病歴：10年前から糖尿病に罹患し内服治療中である。6カ月前に誘因なく左第1趾のMTP関節内側部に潰瘍が出現し，その後，発赤と腫脹を認め近医皮膚科で抗生物質投与と軟膏治療を受けたが治癒しなかったため当科を受診した。
現症：左第1趾バニオンに骨に到達する潰瘍があるが疼痛はない。発赤はないがやや腫脹している（図1）。その他，第1趾以外の足趾はClaw toe変形があり，両側足底の踏み返し部には胼胝形成があった。足背，後脛骨動脈とも拍動を触知せず，後脛骨動脈のみがドップラー聴診でわずかに動脈音を聴取可能であった。膝窩動脈は拍動を触知できた。ABI=0.63，SPPは足背／足底=39/52mmHgであった。5.07モノフィラメント陰性で，HbA1c=7.3％，CTAでは下腿三分枝に高度狭窄がありPADを合併していた。初診時CRP<0.1mg/dlであった。杖歩行であった。

治療方針

炎症が消退していることから，まず末梢血行再建術を施行し，その後に骨髄炎の評価をして局所手術を行う。
①末梢血行再建術
②MRI撮影で骨髄炎の評価を行い第1趾切断位置を決定

治療経過

循環器内科にて前脛骨動脈と腓骨動脈への血管内治療を施行した。SPPは足背／足底=89/56mmHgと上昇した。
MRI所見では基節骨と中足骨遠位端の骨髄炎所見を認めた（図2）ため，中足骨レベルの足趾切断術を施行した（図3）。
術後の創傷治癒は問題なく4年間再発はない。採型して適切な足底板を装着して歩行を開始したが，徐々に隣接趾が内側に偏位した。第2趾は脱臼したが疼痛はない（図4）。術後に手押し車歩行に代わったことで，前足部への荷重負荷が増したことが原因と考えている。

POINTS

第1趾切断後の隣接趾変形に要注意！

第1趾切断後に隣接趾が内側に偏位するのは，第1趾の支えがないために避けられない。末梢神経障害があれば脱臼することもある。潰瘍の再発予防のためにフットウェアは欠かせないが，変形が進むため定期的なメンテナンスが必要である。

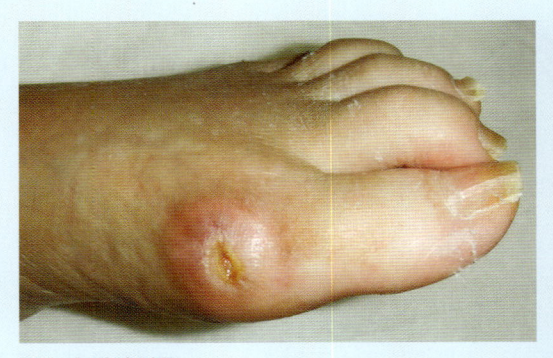

第4章 症例集

図1 初診時所見
左第1趾バニオン部に骨に到達する潰瘍がある。周囲はやや腫脹している。第1趾を除く足趾は Claw toe 変形を呈している。単純X線所見では骨の破壊を認めなかった。

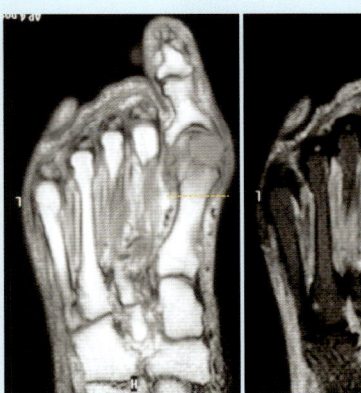

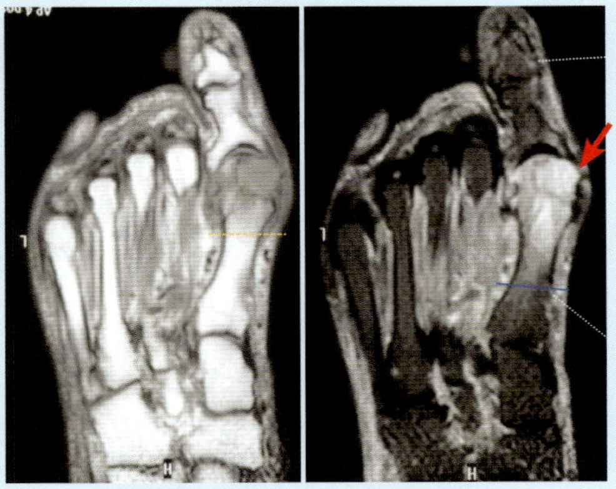

T1強調像　　STIR像
図2 血管内治療後のMRI所見

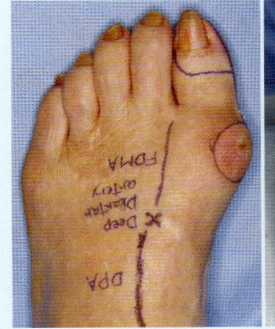

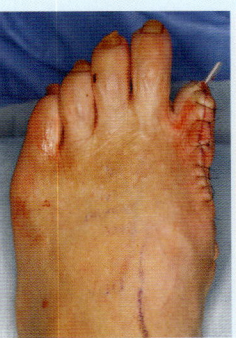

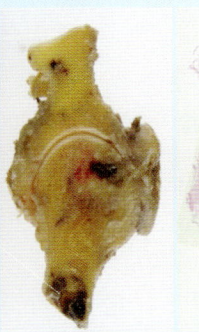

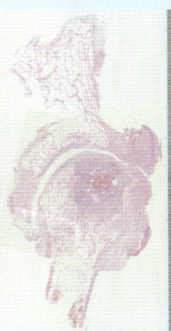

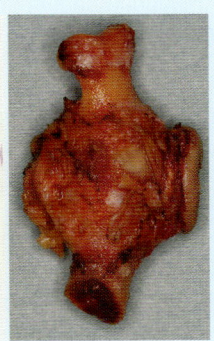

デザイン　　縫合　　術後手術標本　　病理組織像　　術直後像
図3 Ray amputation

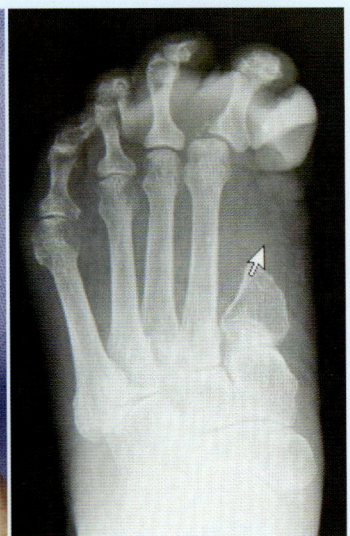

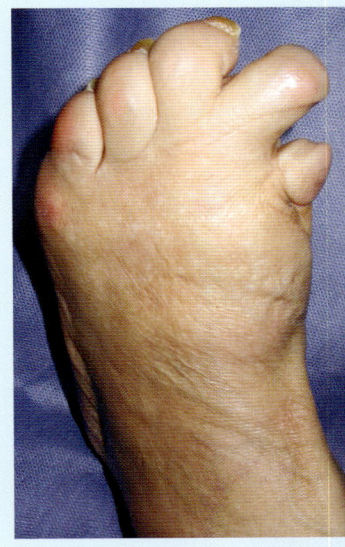

図4 術後1年の状態と単純X所見

参考文献1：森脇綾ほか：母趾切断後の隣接趾変形と潰瘍形成についての検討. 創傷　2：118-124, 2011

Type IV

073 血液の流れを考慮した局所手術治療

■形成外科／循環器内科　■治癒期間：3週間
■Key Word：足趾切断法　Angiosome　血管内治療

Type II，IVでは創傷が治癒するのに十分な血流を得られる末梢血行再建術が必要である。局所手術治療では，血行動態を考慮した切開ラインを考える。Angiosome は所詮，屍体解剖所見である。重症下肢虚血では，患肢が陥入っている angiosome を把握することが重要で，血行再建の後にはまた別の angiosome へと変化する。

症例

患者：72歳，男性
病歴：20年前から糖尿病で，4年前からインスリンによる治療中である。3年前に急性心筋梗塞のため当院で冠動脈ステントを挿入された。1年前に右足に対して2回の末梢血行再建術を施行し当科で modified TMA 術を行って治癒し，両側ともに装具を装着し杖歩行で定期的に通院していた（神戸分類 Type IV）。退院して5カ月後に左第3趾先端の疼痛が出現し，転倒した際に受傷し創ができた。足背動脈も後脛骨動脈もドップラー聴診で動脈音を聴取したため外来で経過観察していたが，糖尿病コントロールがやや不良になった時（HbA1c=7.5％）に壊死組織が拡大した。MRI 所見では，末節骨・中節骨骨髄炎を併発しているのを認めた。
現症：左第3趾先端の骨に到達する壊疽があった（図1）。足背，後脛骨動脈とも拍動を触知できないが，ドップラー聴診では動脈音の聴取が可能であった。膝窩動脈は拍動を触知した。SPP は，足背／足底=54/13mmHg であった。

治療方針

足趾切断術を行う。
①局所手術
②創治癒遅延があれば，再度，末梢血行再建術

治療経過

足底の SPP が 13mmHg と低く，本来ならば右足同様，末梢血行再建術の適応である。しかし，足背が 54mmHg と充分にあること，左足の angiosome では前脛骨動脈優位で末梢が足趾ではなく足底にあると判断し，手術治療は可能であると考えた。

足趾切断術は Medial-lateral flap 法[1] を選択した（図2）。術後3週に自立歩行で退院した。退院前の SPP は，足背／足底=56/26mmHg と術前に比べてほぼ変化していなかった。

> **POINTS**
>
> **Type II，IVでは，患肢が陥っている angiosome を把握する**
>
> 血行動態を把握することで足趾切断の切開ラインが決定される。CLI の場合は，多くは Medial-lateral flaps が良い適応である。

第4章 症例集

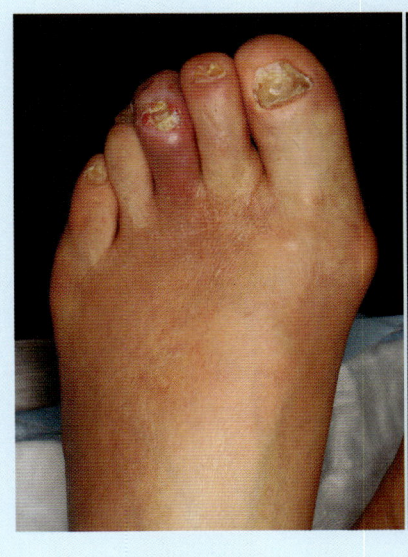

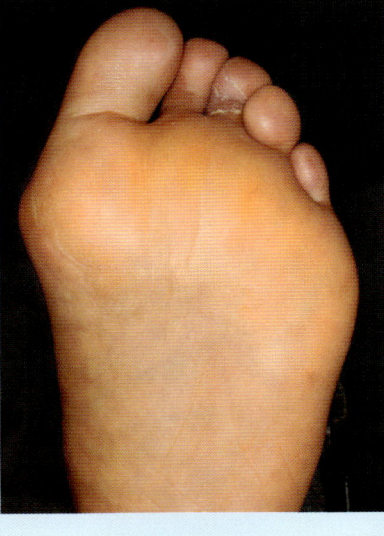

図1 初診時所見
左第3趾先端の爪床部に壊死潰瘍があり，ゾンデで骨に到達する（probe to bone test 陽性）。炎症所見はない。

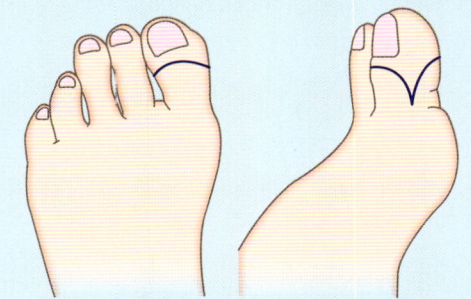

Dorsal-plantar flaps　　　Medial-lateral flaps

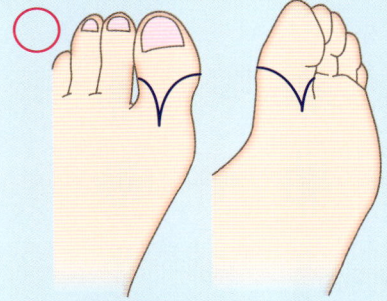

図2 足趾切断術のデザイン
重症下肢虚血の足趾切断では血流を考慮したMedial-lateral flaps法が創治癒を得られやすい。

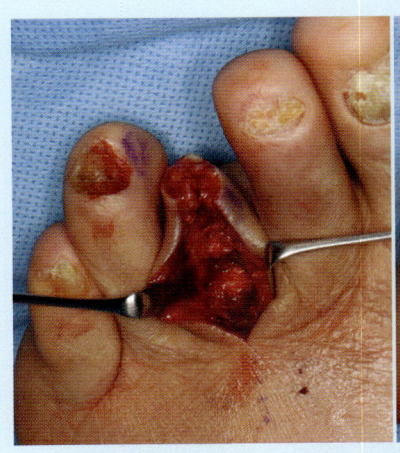

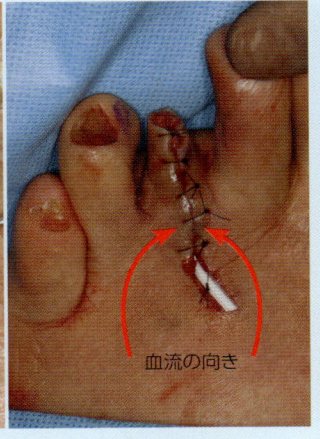

血流の向き

図3 第3趾の切断と縫合（Medial-lateral flap の術中所見）
同法によって両側から血流が流れることで創治癒が得られる。

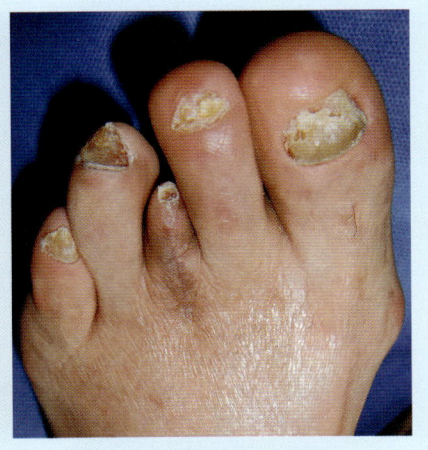

図4 術後1カ月（退院時）の状態

参考文献1：櫻井沙由理ほか：重症下肢虚血の足趾断端形成における皮膚切開の工夫．形成外科　55：554-557，2012

Type IV

074 急性感染が制御されてから末梢血行再建術を行う

■循環器内科／皮膚科／形成外科／糖尿病内科／義肢装具士／理学療法士　■治療期間：約4カ月
■Key Word：重症下肢虚血　web infection　末梢血行再建術　皮膚灌流圧

> 感染後にCLIが進行した症例においては，末梢血行再建術を施行する際は炎症が治まるのを待つべきである．特に趾間部からweb infectionで感染がdeep plantar spaceに入り込んだ症例では早急な末梢血行再建術は要注意である．

症例

患者：62歳，女性
病歴：15年前から糖尿病のインスリンと内服による治療を受けていたがコントロール不良であった（およそHbA1c=9~10%）．高血圧と脂質異常症の治療も数年前から受けていた．1カ月前に，左足趾部に潰瘍ができて感染を生じ壊疽となったため近くの市民病院に入院し，皮膚科による外用療法，内科による糖尿病と感染のコントロールを行ったが潰瘍の治癒に至らなかった．急性感染をコントロールした後のABIは0.61でCTAでも下肢血管の閉塞を認めたため，循環器専門の病院へ転院し末梢血行再建術（血管内治療：浅大腿動脈にステント留置，前・後脛骨動脈に血管拡張術）が施行された．SPPが足背／足底=19/19mmHgが48/83mmHgへ改善されたため，創傷治療のため当科に紹介された．
現症：左第2，3趾の壊疽と異臭がある（図1）．足背動脈，後脛骨動脈は触れないが，ドップラー聴診ではともに動脈音を聴取できた．CRP=0.6mg/dl，HbA1c=6.5%．

治療方針

MRI撮影後，適切なデブリードマンを行う．
① デブリードマン
② Wound bed preparation
③ 創閉鎖

治療経過

　MRI所見にて第2，3の中足骨遠位端までと第1基節骨に骨髄炎を認めた．非駆血下でデブリードマンを施行すると，良好とは言えないが出血を認めたため，上記切断術（第1趾MTP関節離断術，第2，3趾列切断術）を施行した．充分にデブリードマンできたと判断して第1趾底部の皮膚で被覆し（図2），一部をドレナージのため開放創とした（図3）．その後，保存的治療で創は順調に治癒へ向かった．
　術後約2カ月で，元の市民病院へ特殊装具を履いて歩行し転院した（図4）．転院前（局所手術後6週）のSPPは足背／足底=50/90mmHgと良好であった．

POINTS

臨床的に明らかな感染を認める症例においては，急性感染が制御されてから，末梢血行再建術を施行する

特にType IVでは，糖尿病と感染のコントロール，末梢血行再建術，適切なデブリードマンを施行しなければならないが，時宜を得て行われなければならない．院内で可能であれば問題ないが，できない場合には地域でチームワークを作る必要がある．

第4章 症例集

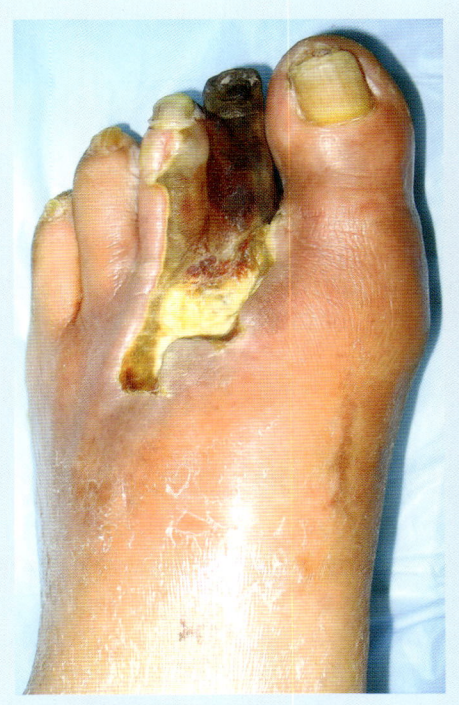

図1 初診時所見
左第2, 3趾と足背部に壊疽がある。

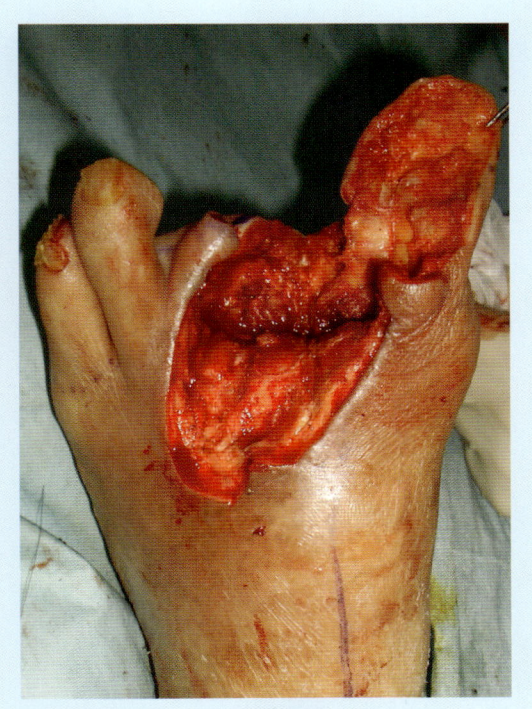

図2 デブリードマン直後の状態

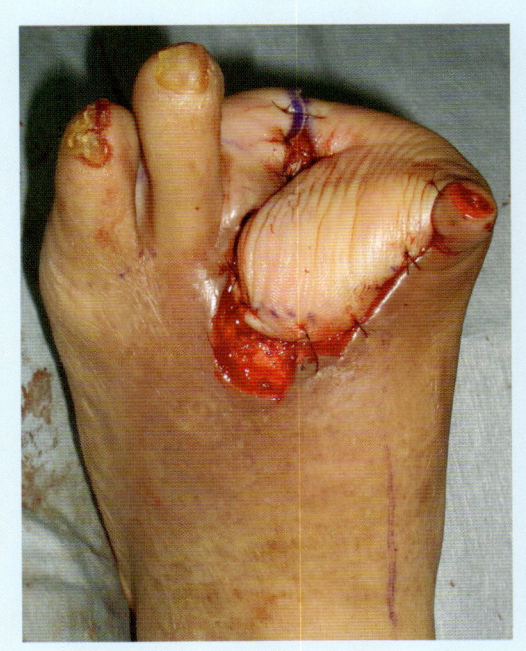

図3 創閉鎖直後の状態
皮弁の色は良好である。

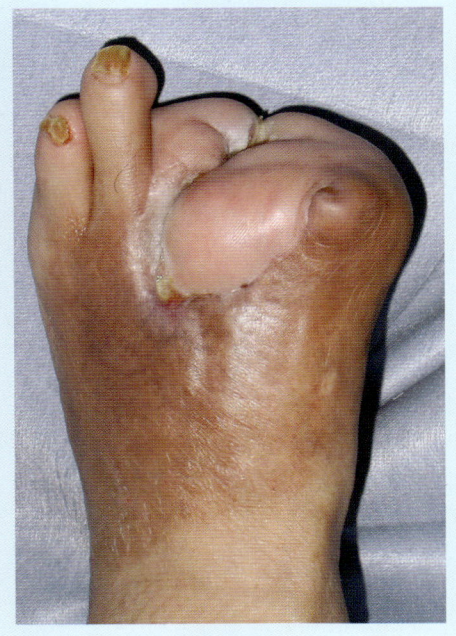

図4 術後5週の状態
足背部にわずかに創を認める。

Type IV

075 露出した関節を動かさない

■皮膚科／循環器内科／形成外科／糖尿病内科／感染症内科／義肢装具士／理学療法士
■治癒期間：約4カ月
■Key Word：重症下肢虚血　末梢血行再建術　壊死性筋膜炎　ガス像　骨髄炎

Type IVでは，デブリードマンと末梢血行再建術の時宜を得た選択が重要である．今回の症例では，緊急デブリードマン→末梢血行再建術→骨髄炎部デブリードマン→創閉鎖の順で救肢が叶った症例である．

症例

患者：65歳，女性
病歴：10年前に糖尿病の指摘を受けたが未治療のままであった．また，その頃より外反母趾変形を伴うようになってきた．2週間前に右第1趾内側に創ができたが放置し歩行していた．発熱と右足からの排膿で他院皮膚科を受診したところ，そのまま当院皮膚科を紹介されて受診した．
現症：右足全体に広範囲の壊死があり発赤と腫脹を伴って排膿していた（図1-a）．WBC=28,000/mm^3，CRP=27.5mg/dl，HbA1c=11.8%であった．ABIは右/左=0.75/0.6で，単純X線所見でガス像を認め（図1-b），緊急デブリードマンが施行された．その3日後に形成外科にコンサルテーションがあり併診となった．

治療方針

末梢血行再建術をまず行う．
①血流評価後，末梢血行再建術（血管内治療）
②血流評価後，デブリードマン
③ Wound bed preparation 後に創閉鎖

治療経過

まず，感染制御の目的で足関節をシーネ固定した．
CTA所見で後脛骨動脈に閉塞があった（図2）ため，デブリードマン4日後に後脛骨動脈に血管内治療を施行した．
感染症内科の推奨でバンコマイシン®を含む3剤の抗生物質投与を始めた．
約2週間後，CRPが3.64mg/dlと低下したため（図3），MRI所見で骨髄炎と判断できる部分の摘出を行った．この際，ショパール関節が露出したが，約1カ月後に植皮で被覆した．植皮術後約2カ月で創は閉鎖した（図4）．
術後3カ月，装具を作製して退院した．術後6カ月には杖も必要とせず歩行している．ドップラー聴診で後脛骨動脈の動脈音が聴取可能である．

POINTS

関節面露出も植皮で閉鎖可能である

関節周囲が被覆できれば，関節面が閉鎖することがある．なお，リスフラン関節やショパール関節が露出した際，露出関節面に応力がかからないように膝関節をシーネ固定することは重要である．

第4章 症例集

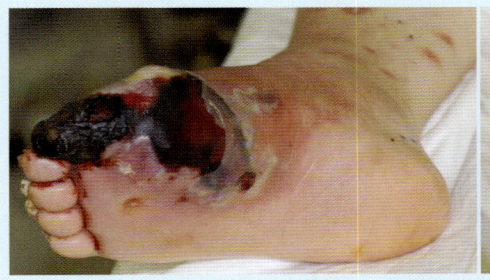

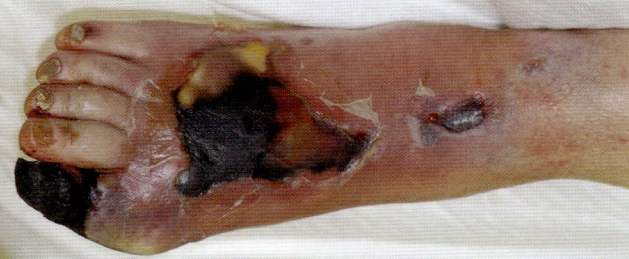

(a) 右足全体が発赤・腫脹し排膿している。握雪感と熱感も著明であった。

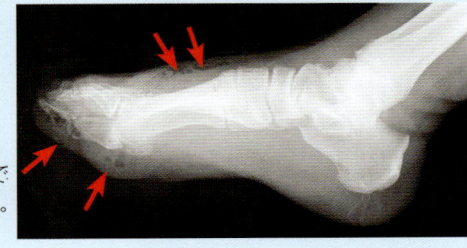

(b) 単純X線所見でガス像を認める（→）。

図1 初診時所見

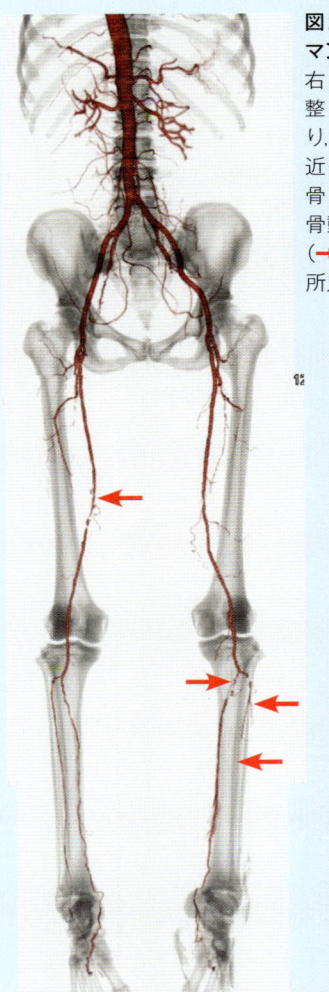

図2 緊急デブリードマン後のCTA所見
右浅大腿動脈に不整（左は狭窄）があり、右後脛骨動脈は近位で閉塞、右前脛骨動脈は途絶、右腓骨動脈は閉塞している（→）。左下腿には閉塞所見はない。

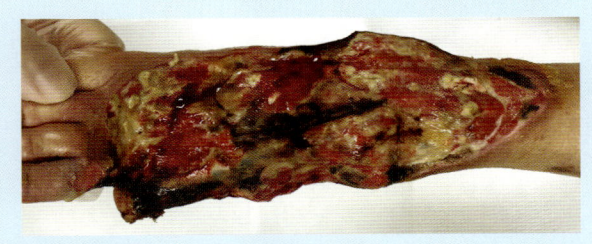

図3 血行再建後1週の状態

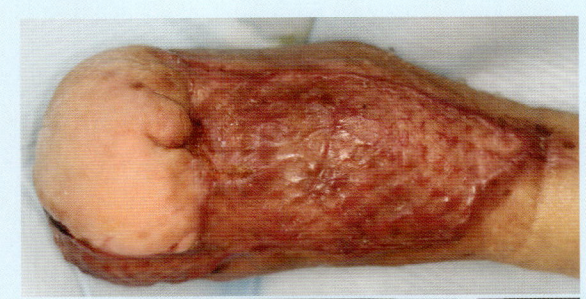

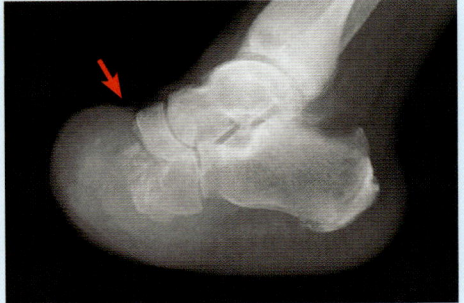

図4 植皮術後2カ月の状態
単純X線所見では露出していたショパール関節面も閉鎖しているのが確認される（→）。

Type IV

076 中足骨を残し，歩行を守る

■循環器内科／形成外科／糖尿病内科／義肢装具士／理学療法士　■治療期間：約1カ月
■Key Word：重症下肢虚血　末梢血行再建術　皮膚灌流圧　modified TMA法　高齢者　歩行

高齢者では下肢大切断術後の歩行は望めないことが多い[1]。それは，糖尿病，動脈硬化，心疾患，脳疾患などのため体力と病態が健常者とは異なるからである。早い創治癒が歩行維持を可能にする。

症例

患者：89歳，男性
病歴：60年前から糖尿病で内服治療を受けている。10年前に糖尿病性網膜症で失明，7年前と3年前の左大腿骨骨折のため杖歩行であった。1年以上前に左第2趾先端に水疱ができ潰瘍化したため近医に入院し保存的治療を受けていた。以後，入退院を繰り返し少しずつ悪化し他趾にも潰瘍が出現したため，同院で下肢大切断が予定されていた。家族の希望で循環器専門の病院へ転院し，末梢血行再建術（血管内治療：左浅大腿動脈に血管拡張術）が施行されて当科に紹介された。初診時，外来でのSPP値（足背/足底=29/63mmHg）が不充分と判断し，より遠位への血行再建術を依頼し2回目の血行再建術（腓骨動脈に血管拡張術）を施行されたのちに再受診した。
現症：左第1，3，5趾に壊死を伴う潰瘍があり，第2趾には壊疽がある（図1）。大腿動脈と膝窩動脈は拍動を触知した。足背動脈と後脛骨動脈は拍動を触れないが，ドップラー聴診でともに動脈音が聴取可能であった。CRP=1.22mg/dl，HbA1c=6.9%で，SPPが足背/足底=47/67mmHgであった。

治療方針

保存的療法の反応をみて切断レベルを決定する。
①血糖コントロール
②適切なレベルでの切断
③早期歩行

治療経過

転院後プロスタグランジン製剤の点滴を始め経過を観察したところ，創は徐々に深くなっていったため早めのTMAレベルの切断が必要と判断した。血行再建術後2週でのSPPは足背/足底=88/81mmHgと良好に上昇した。

2回目の末梢血行再建術後3週にmodified TMA法[2]を施行した（図2）。術後の創傷治癒は良好で，歩行用の装具を作製し術後約1カ月で歩行退院した。

術後約1年まで経過観察することができた。トイレ歩行は可能であった（図3）。

POINTS

高齢者では早期創傷治癒が
患者の歩行を守ることに繋がる

Modified TMA法は重症下肢虚血患者の歩行維持を可能とするための術式である。

第4章　症例集

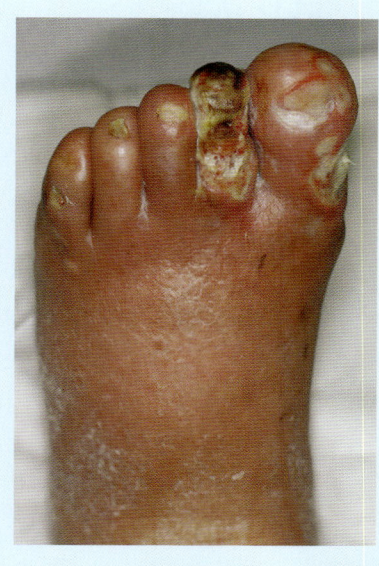

図1　初診時所見
左第1，3，5趾の壊死を伴う潰瘍と第2趾の壊疽がある。足背部は末梢血行再建術後のため浮腫がある。

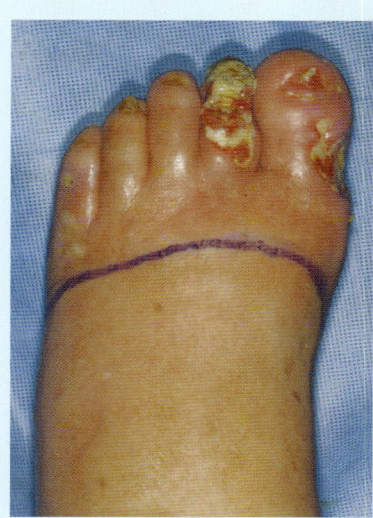

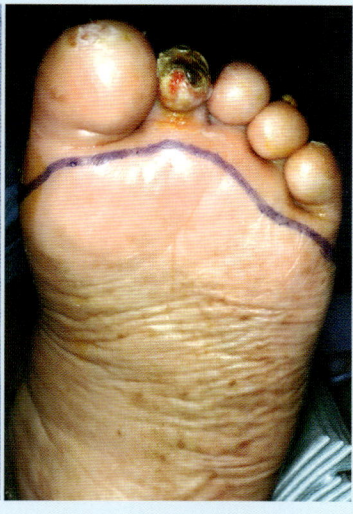

図2　Modified TMA 法のデザイン
中足骨間の軟部組織を温存することが重要である。
（第4章巻頭「用語解説」参照）

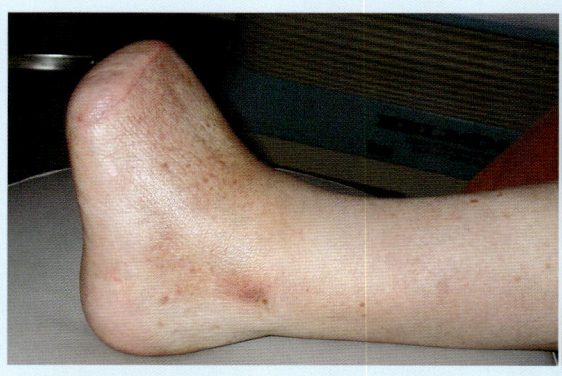

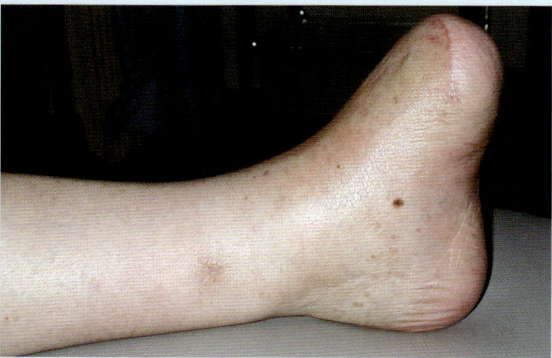

図3　術後6カ月の状態
再発はない。トイレへは自力で歩行している。

参考文献1：辻依子：特集　糖尿病性足潰瘍の局所治療の実践　小切断手術方法と術後歩行機能．PEPARS　85：52-58，2014
参考文献2：寺師浩人ほか：Modified transmetatarsal amputation 40 患肢の検討．日形会誌　30：678-684，2010

TypeⅣ

077 TMAでは中足骨の長さの比が，歩行に大切である

■循環器内科／形成外科／糖尿病内科／透析医／義肢装具士／理学療法士　■治癒期間：約3カ月
■Key Word：重症下肢虚血　末梢血行再建術　感染　中足骨

> Type Ⅳでは，末梢血行再建術とデブリードマン手術が重要で，どちらか一方だけでは救肢ができない。血流を診る医師と創傷を診る医師どちらかが不在の病院では，早めに紹介するか，もしくは地域での強い連携体制を整えておく必要がある。

症例

患者：68歳，男性
病歴：15年前から糖尿病で内服治療を受けていた。11年前に脳梗塞を罹患，6年前に糖尿病性腎症で透析が導入された。初診の3カ月前に狭心症にて冠動脈形成術の治療を受けている。同時期に右足趾に潰瘍ができた。近医にて第1趾切断術を受けたが治癒傾向になく，他院循環器内科で末梢血行再建術（右浅大腿動脈にステント留置，左前・後脛骨動脈に血管拡張術）が施行されたのち，当科を受診した。
現症：右第1趾は切断状態で骨が露出している。第2，3趾はミイラ化，第4趾にまで及ぶ潰瘍があり，潰瘍からは排膿を認める。第5趾には潰瘍はないが，足全体が腫脹している（図1）。細菌検査では表皮ブドウ球菌が検出された。CRP=1.6mg/dlで，SPPは右足背／足底=59／70mmHgで，HbA1c=5.9%であった。足背・後脛骨動脈ともドップラー聴診で動脈音を聴取可能である。
画像検査：MRI所見では，明らかな骨髄炎はなかったが，軟部組織の炎症が強い。

治療方針

まず壊死組織のデブリードマンを行う。
①デブリードマン後，開放創
② Wound bed preparation 後に創閉鎖
③血流の定期的チェック

治療経過

末梢血行再建術後約1カ月で，第1〜4趾の切断術を施行し開放創とした。

毎日の洗浄とユーパスタ®軟膏による処置にて切断部の wound bed preparation は整ったが，第5趾側には壊死組織が残存した（図2）。約1カ月後に第5趾の趾列切断を施行し創を閉鎖したが，一部に創離開を認めたため，その1カ月後に再度，閉鎖術を施行した。翌日，車椅子で退院した。

外来にて経過観察し，創治癒後に装具を使用して歩行可能となったが，治癒後2カ月で治癒血管が再び閉塞し，再血行再建術を元病院へ依頼した。

以後，他院循環器内科と当院形成外科で定期的に観察を続けている（図3，4）。

POINTS

地域の連携体制を整える

一つの病院に血流を診る医師と創傷を診る医師が共存していることが理想である。そうでなければ患者は，足の定期受診のために2つの病院へ通うことになる。

第 4 章　症例集

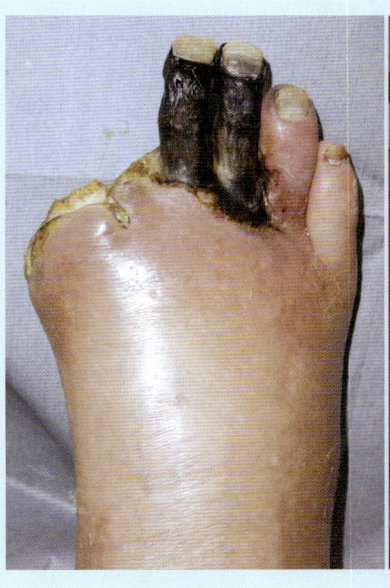

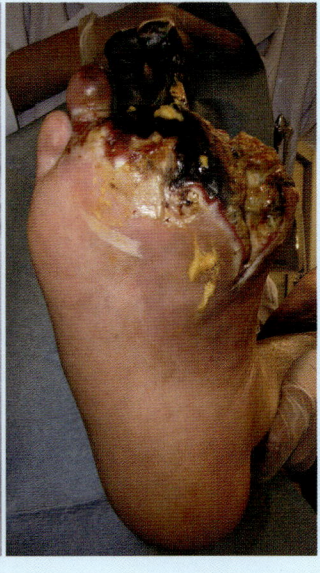

図1　初診時所見
右足全体の腫脹が著しい。第5趾以外は壊死となっている。

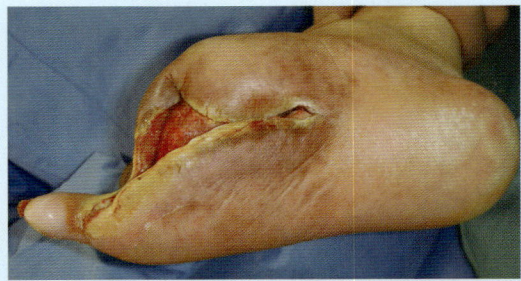

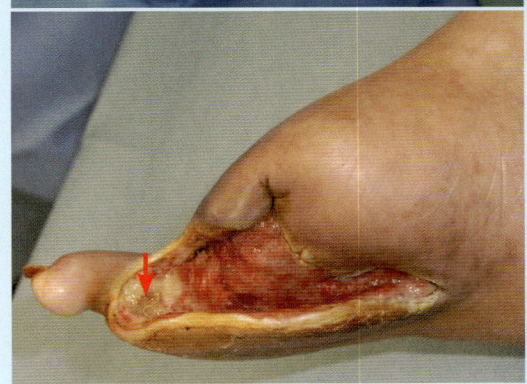

図2　第1回目の術後約1カ月の状態
第5趾側に壊死組織を認める（→）。

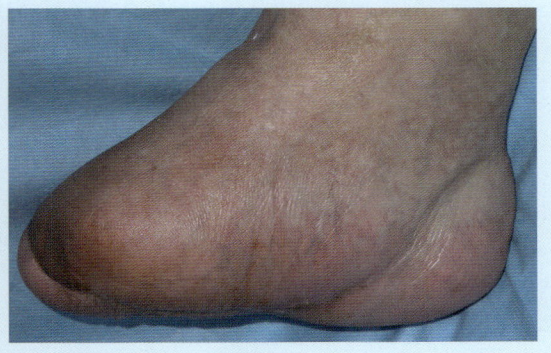

図3　退院後約6カ月の状態
この1カ月後に再々狭窄で血行再建術を受けた。

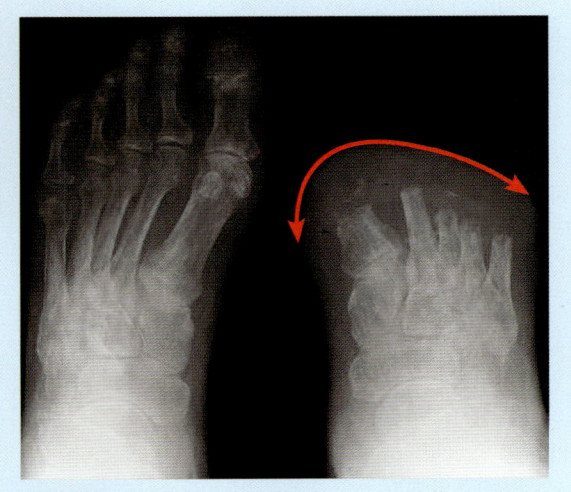

図4　術後約1年の単純X線所見
切断されたすべての中足骨の長さ比が適切なため、足趾全体として歩行時の踏み返しに理想的な形態となっている。

Type IV

078 末梢血行再建術とデブリードマンを繰り返して救肢しなければならないことがある

■ 循環器内科／血管外科／形成外科／糖尿病内科／感染症内科／理学療法士／義肢装具士
■ 治癒期間：12カ月
■ Key Word：末梢血行再建術　遠位バイパス術　血管内治療　感染症　デブリードマン　歩行

タイプⅣでは，末梢血行再建術とデブリードマンのタイミングが救肢の鍵を握る．時には，末梢血行再建術とデブリードマンを交互に行いながらようやく救肢できる症例に出会う．血流と感染の両者のコントロールを同時に行っていく困難さを痛感する．

症例

患者：71歳，男性
病歴：20年前から糖尿病で内服とインスリン治療中である．3年前に糖尿病性壊疽のため他院で左膝下切断術を受けている（詳細不明）．約2カ月前に右第1，2，3趾に疼痛を伴う潰瘍が出現し，内服治療とヒビテン浴により悪化したため受診した．
現症：右第1～4趾に潰瘍と壊死がある（図1-a）．全趾間にも潰瘍があった．大腿動脈は触知可，膝窩動脈は触知不可（ドップラー聴診でも聴取不可），足背動脈は触知不可（ドップラー聴診でわずかに聴取可），後脛骨動脈はドップラー聴診でも聴取不可であった．SPPは足背/足底=30/30mmHgであった．創部の培養ではMRSAが検出された．CRP=0.12mg/dl，HbA1c=8.1%と糖尿病のコントロールもやや不良であった．また，左下肢は膝下切断状態であった．
画像検査：CTAでは，右外腸骨動脈に50%の狭窄が認められ，浅大腿動脈は起始部より完全に閉塞していた．末梢は膝上で膝窩動脈が造影され，下腿三分枝は前，後脛骨動脈が完全に閉塞し，腓骨動脈のみ開存していた（図1-b）．

治療方針

血行再建術後に足趾切断術を行う．
① 末梢血行再建術（まず血管内治療）
② SPP値を見ながら保存的治療
③ ②で治癒しない潰瘍には足趾切断術

治療経過

右外腸骨動脈から膝窩動脈まで血管内治療を施行し大腿動脈の一部にステントを留置した．

その後，徐々にSPPは上昇し，3カ月で足背/足底=50/70mmHgとなった．デブリードマンを施行したが，感染や創離開を繰り返し，完全に治癒に至らなかった．血管が再狭窄したためF-Pバイパス術を施行した．

結果的に合計5回の末梢血行再建術を行い，最後に中足骨レベルで切断し，創閉鎖した．初診から約1年後に治癒し，特殊装具で歩行して退院となった（図2）．

5年後に転倒して大腿骨を骨折して歩行不可となり，その2カ月後に心筋梗塞となって半年後に死亡した．

POINTS

Rutherford 5でも感染症例では，時に数回の血行再建術と局所治療を要する

重篤な局所感染を伴うCLIには，デブリードマンと末梢血行再建術との時宜を得た選択が重要である．本症例は，初診時すでに左下腿を切断されている症例であったので，両側大切断では立位がとれなくなる可能性があった．多くの手術を要したが，結果的に救肢と自力でのトイレ歩行を可能にした．

第 4 章　症例集

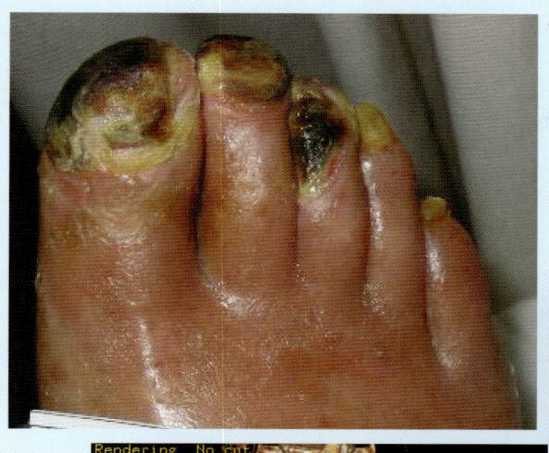

(a) 右第 1～4 趾に壊疽がある。

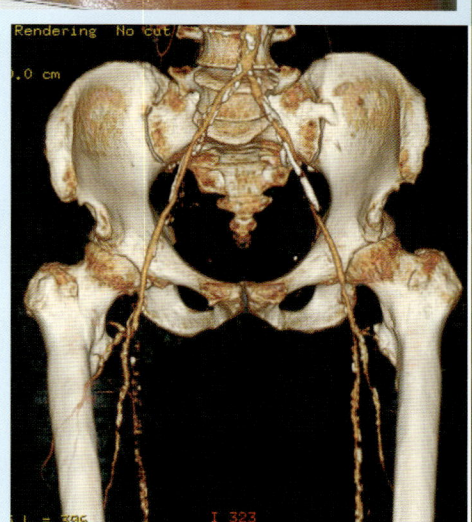

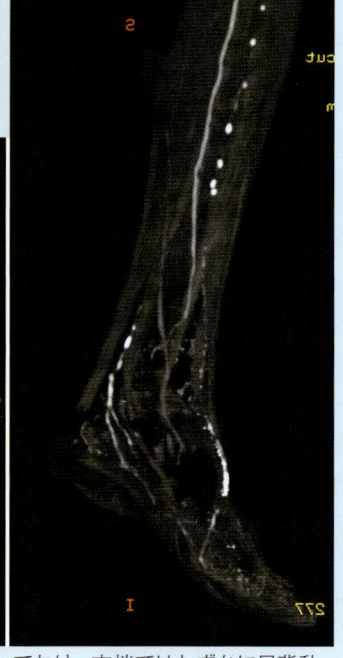

(b) CTA 所見。下腿三分枝は腓骨動脈のみが残っており，末梢ではわずかに足背動脈と後脛骨動脈が造影される。

図1　初診時所見

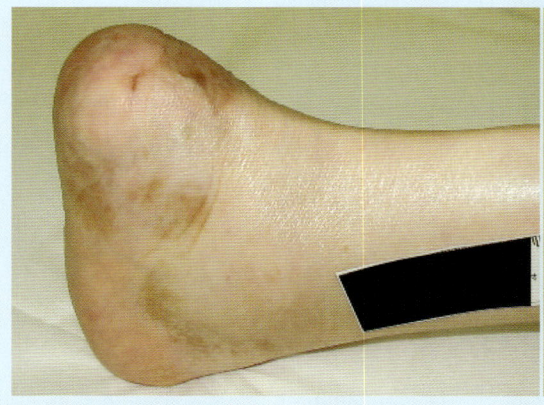

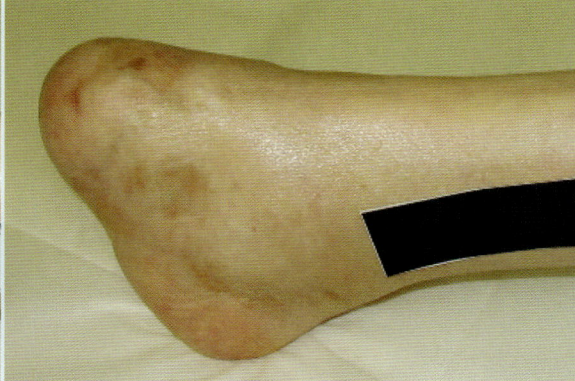

図2　治療開始後2年の状態（治癒後1年）
左下腿切断であるが，自力でのトイレ歩行が可能である。

Type IV

079 糖尿病のコントロールが悪化した時が危ない

■糖尿病内科／放射線科／形成外科／感染症内科／理学療法士／義肢装具士　■治癒期間：4カ月
■Key Word：糖尿病コントロール　HbA1c　末梢血行再建術　血管内治療　感染症　骨髄炎　デブリードマン　歩行

タイプIVに限らず，糖尿病のコントロールが悪化した時に，足の危険信号が灯る。HbA1cのデータと創傷治癒に関するエビデンスは確立されていないが，ADA (American Diabetes Association) が推奨するcut-off値は，HbA1c<7%である。

症例

患者：58歳，男性
病歴：15年前から糖尿病で内服治療中である。1年前まではHbA1c<7%でコントロールされていたが，この1年はストレス多く，食事が不規則で間食も多く，喫煙もタバコ20～30本/日で，体重90kg（身長181cm）となっていた。1カ月前に，左第1趾に水疱が出現し創が悪化傾向にあるため受診した。
現症：左第1趾全体がほぼ壊死しており，他趾にもチアノーゼがあった（図1-a）。また異臭を伴っていた。空腹時血糖値は241mg/dl，HbAc1=10.1%，左大腿動脈触知可，膝窩動脈と足背動脈は触知不可（ともにドップラー聴診で聴取不可），後脛骨動脈はドップラー聴診で聴取可であった。右は足背と後脛骨動脈の拍動触知ができないが，ドップラー聴診では聴取可能であった。SPPは左足背/足底=45/60mmHg，右足背/足底=70/70mmHgであった。ABIは，右/左=1.03/0.67であった。創部の培養では溶血性連鎖球菌（β-streptcoccus R6）が検出された。
画像検査：CTAでは，左総腸骨動脈に90%の狭窄が認められた。左浅大腿動脈が大腿中央部で完全に閉塞し，下腿三分枝では前脛骨動脈のみが描写された。右は下腿三分枝のうち前脛骨動脈が完全に閉塞していた（図1-b）。

治療方針

感染に注意しながら血行再建術を施行する。
① 末梢血行再建術（まず血管内治療）
② 感染をコントロールしながら局所治療
③ Wound bed preparation後に創閉鎖

治療経過

感染制御のためにも血行を要すると判断し，まず血管内治療を行った。左外腸骨動脈と浅大腿動脈にステントを留置し，右外腸骨動脈にも予防的にステントを留置した。左浅大腿動脈，膝窩動脈および下腿以下のone vessel run offを確認した。

その後，安静と抗生物質投与ではCRPの低下を得られなかったため，骨髄炎部分を含めてデブリードマンを施行した（図2）。

徐々にSPPは上昇し，血行再建術後1カ月で左足背/足底=80/60mmHgとなり，HbA1c=7.6%の段階でwound bed preparationが整った（図3）。分層植皮術にて創は治癒し，その後約1カ月で装具を使用して自立歩行で退院した。退院時のHbA1cは6.1%であった。

以後約7年間，糖尿病のコントロールはHbA1c=7%台で，月1回の外来観察で潰瘍の再発を認めていない（図4）。

POINTS

感染症例では，糖尿病のコントロールとともに良くなってくる

本症例では，結果的に4カ月の治療期間を要したが，歩行を守り，かつ維持させることに成功した。糖尿病のコントロールの重要性を再認識した症例である。

第 4 章 症例集

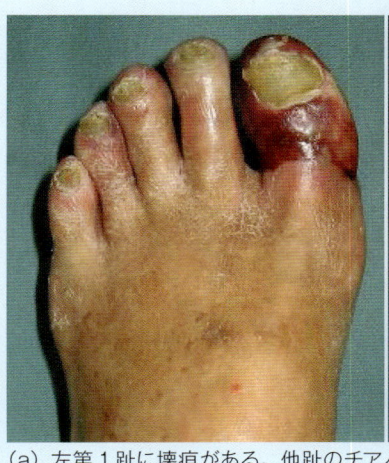

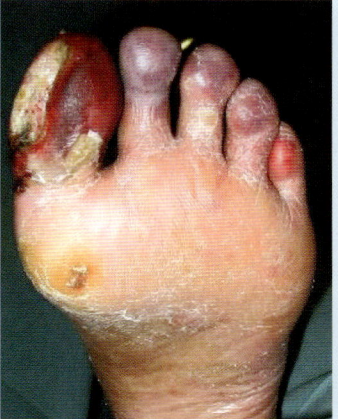

(a) 左第1趾に壊疽がある。他趾のチアノーゼも強い。

図1 初診時所見

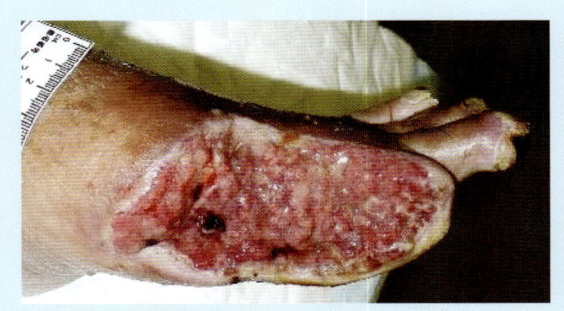

図2 デブリードマン後1週の状態
不良肉芽である。

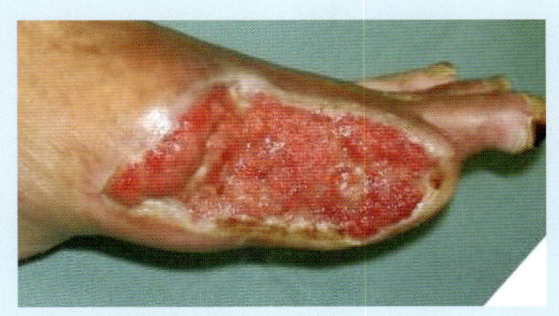

図3 血行再建後1カ月の状態
良性肉芽である。

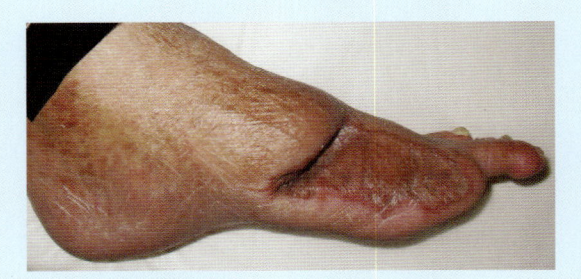

図4 退院後6カ月

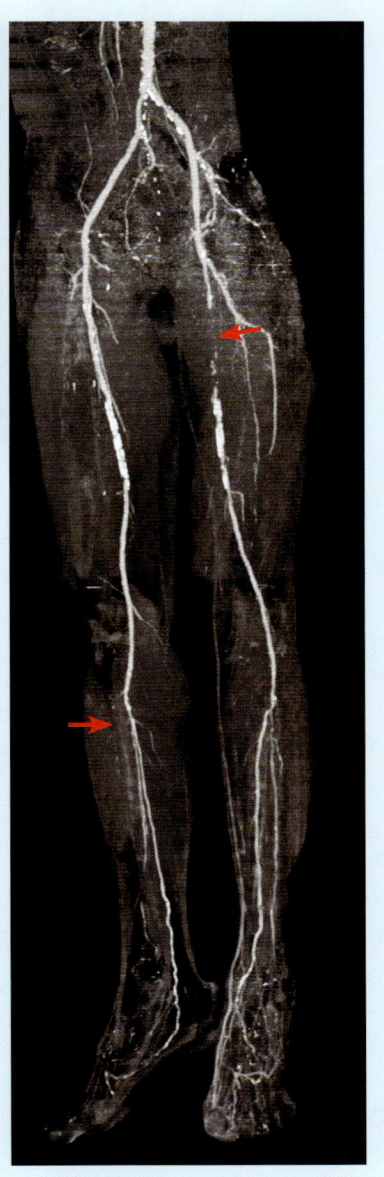

(b) CTA所見では、左浅腸管動脈の閉塞を認め、下腿では前脛骨動脈のみが末梢まで描出された（→）。右は前脛骨動脈が閉鎖していた（→）。

Type IV

080 Rutherford 5 の遠位バイパス術後は創治癒を得やすい

■ 血管外科／形成外科／糖尿病内科／理学療法士／義肢装具士　■ 治療期間：1カ月
■ Key Word：重症下肢虚血　末梢血行再建術　遠位バイパス術　皮膚灌流圧　骨髄炎

Type IV の Rutherford 6 症例で末梢血行再建術の選択を考えると，大切断回避と感染の観点からバイパス術が好ましい。Rutherford 5 と比較すると創傷治癒にかかる日数も長いため，血流開存率の高いバイパス術の方が有利である。一方，Rutherford 5 症例で末梢血行再建術は，侵襲の小さい血管内治療が選択されやすい。逆に Rutherford 5 症例でバイパス術後であれば，創傷治療は行いやすく治癒までの日数も短縮されるために歩行開始時期も早くなる[1]。

症例

患者：83歳，女性
病歴：いつ頃からか不明であるが糖尿病のためインスリンと内服治療，食事療法中であった。1カ月前に左第5趾外側に疼痛を伴う潰瘍が出現し近医で治療したが治癒傾向がなく，ABI=0.63 で重症下肢虚血と診断され当院心臓血管外科を受診した。すでに他院にて左浅大腿動脈－膝窩動脈へのバイパス術が施行されていたが閉塞しており，血管内治療も困難と判断された（図1）。左浅大腿動脈－足背動脈遠位バイパス術が施行された（図2：大伏在静脈グラフト）。術後9日目の SPP は，足背／足底=23/37mmHg で，HbA1c=7.9% であった。
現症：左第5趾外側に骨に到達する壊死と潰瘍があった（図3-a）。左足背動脈，後脛骨動脈は拍動を触知できず，ドップラー検査で動脈音を聴取可能であった。CRP=1.35mg/dl であった。
画像検査：MRI 所見では，STIR 像で左第5趾基節骨と中足骨遠位端が骨髄炎と診断された（図3-b）。

治療方針

血流の回復を待ち，必要であれば第5趾切断術を行う。
　①保存的治療
　②反応がない場合には趾列切断術

治療経過

抗生物質の投与と同時に壊死組織除去したのち，ユーパスタ®を使用した処置を続行した。
足背動脈の拍動が触知できるようになり，足底動脈もドップラー聴診で聴取可能となったが，骨に到達した潰瘍は治癒傾向になく趾列切断術予定で手術に臨んだ。局所手術では，まず MTP 関節を離断し，中足骨骨頭をリュウエル鉗子で削り，問題がなかった。結果的に（図4），術後の病理診断で基節骨の骨髄炎が取り切れていたことを確認し，抗生物質を中止した。
安静期間が短く，術後歩行機能を維持できた。

POINTS

骨髄炎の確実な骨切除は病理組織で最終確認をすべきである

抗生物質をいつまで投与するかは，骨髄炎が確実に切除されたかどうかを病理学的に判断したあとに決める。

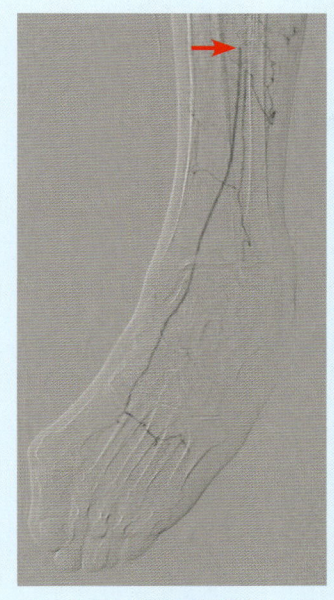

第 4 章　症例集

図1　血行再建前の血管造影所見
バイパス血管は閉塞し下腿三分枝も閉塞している。前脛骨動脈が遠位で側副血行路を介して描出され背側弓動脈が開存している。

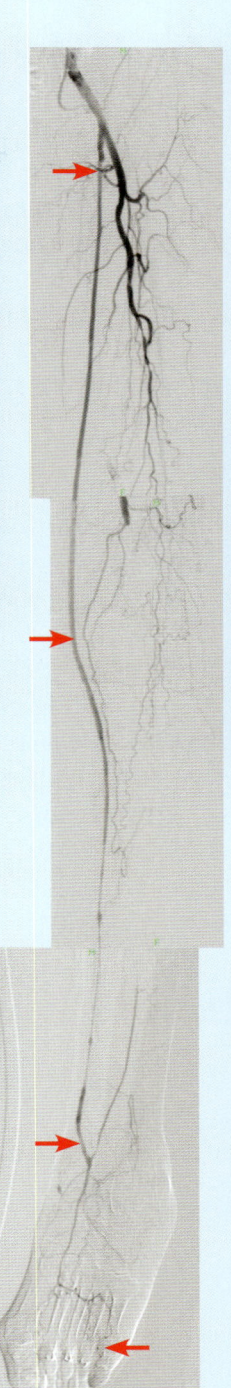

図2　遠位バイパス術後の血管造影所見
浅大腿動脈－足背動脈バイパスのグラフト（→）の開存と足趾 wound brush を認める。

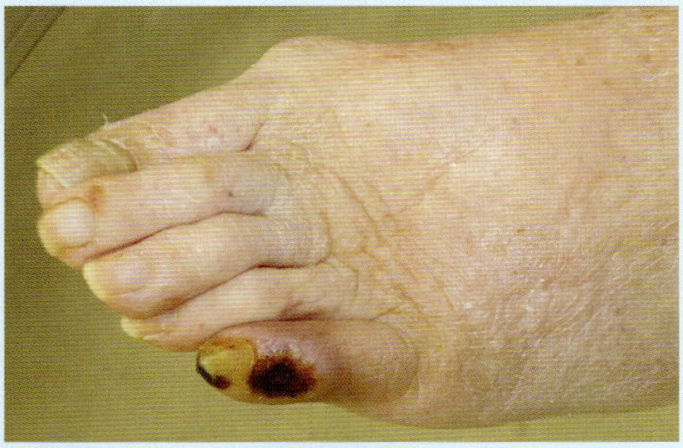

（a）左第5趾外側に壊死がある。

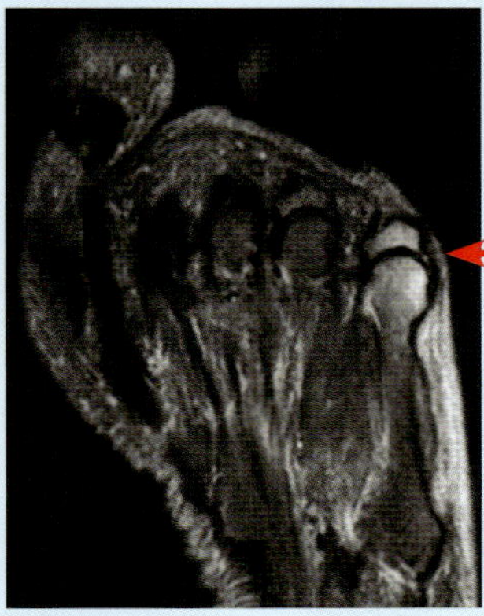

（b）血行再建術後のMRI所見で基節骨と中足骨骨髄炎を疑う。

図3　初診時所見

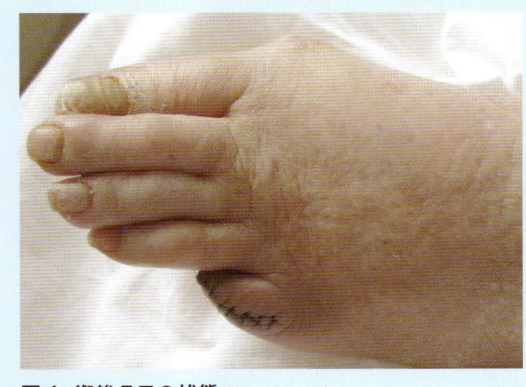

図4　術後5日の状態
創は順調に治癒し，自力歩行で退院した。

参考文献1：辻依子ほか：重症下肢虚血における末梢血行再建術の選択－形成外科の立場から－．創傷 5：132-136, 2014

Type IV

081 PAD＋感染を遠位バイパス術で制覇する

■循環器内科／血管外科／形成外科／透析科／糖尿病内科／感染症内科／理学療法士／義肢装具士
■治癒期間：4カ月　■Key Word：遠位バイパス術　末梢血行再建術　感染症　デブリードマン　歩行

糖尿病と透析患者では，下腿〜足部の動脈硬化病変が末梢血行再建術を困難にさせている。加えて感染を伴う場合には，血管内治療では感染制御ができないことも多い。したがってRutherford 6症例では，遠位バイパス術と時宜を得た局所創傷手術が救肢には重要である。

症例

患者：67歳，男性
病歴：22年前から糖尿病のためインスリン治療中である。6年前に心筋梗塞のため血管内治療（ステント留置）の既往があり，抗血小板剤を内服していた。3年前から透析が開始された。約1カ月前に右第5趾に疼痛を伴う潰瘍が出現し近医循環器内科で血管内治療を受けたが，SPPの改善と創治癒遅延のため受診した。
現症：右第5趾外側に壊疽があった（図1-a）。前脛骨動脈と後脛骨動脈の拍動を触れず，ドップラー検査では弱く聴取可能であったが，SPPは足背/足底=29/39mmHgであった。動脈造影所見では，膝窩動脈までは有意な狭窄はなく，後脛骨動脈は開存していたが足底動脈が閉塞していた。腓骨動脈は狭窄し前脛骨動脈は足関節で閉塞し足背動脈はわずかに開存していた（図1-b）。

治療方針

血行再建術後に第5趾切断術を行う。
①血管内治療→遠位バイパス術
②第5趾切断術

治療経過

再度血管内治療を施行した（腓骨動脈に対して血管内治療を施行した。他の2動脈にはワイヤーが通過しなかった）。

私事によりいったん退院したが，2週間後，歩行により感染を併発した。緊急に切開し排膿した後，再入院した（図2）。CRP=25.55mg/dl，WBC=20,700/mm^{3}であった。

急性感染が沈静化した6日後に遠位バイパス術（膝窩動脈−足背動脈）を施行した（図3）。

その後，2回のデブリードマンを施行し（図4）た。バイパス術後約1カ月で局所陰圧閉鎖療法を開始し，wound bed preparationが整ったため，2週間後に分層植皮術を施行した。

術後約1カ月で特殊装具をはき，自力歩行で退院した（図5）。

POINTS

R6の感染症例は遠位バイパス術の良い適応である

重篤な局所感染を伴うCLIには，デブリードマンと末梢血行再建術の時宜を得た選択が重要である。本症例では，最小限の切開を加えて排膿したのちに早期バイパス術を施行し，その後，充分なデブリードマンを施行した。

第4章 症例集

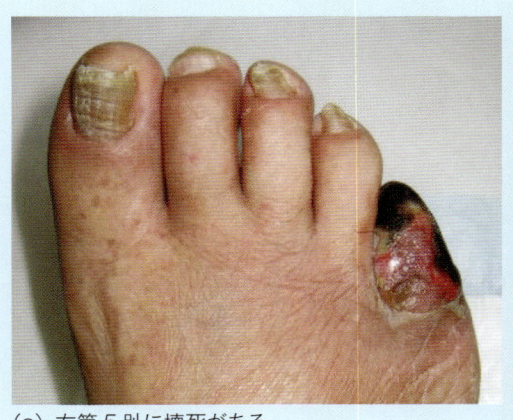

(a) 右第5趾に壊死がある。

(b) 血管内治療後の動脈造影所見を示す。後脛骨動脈は開存していたが足底動脈は造影されず，前脛骨動脈と腓骨動脈は遠位で途絶している。

図1 初診時所見

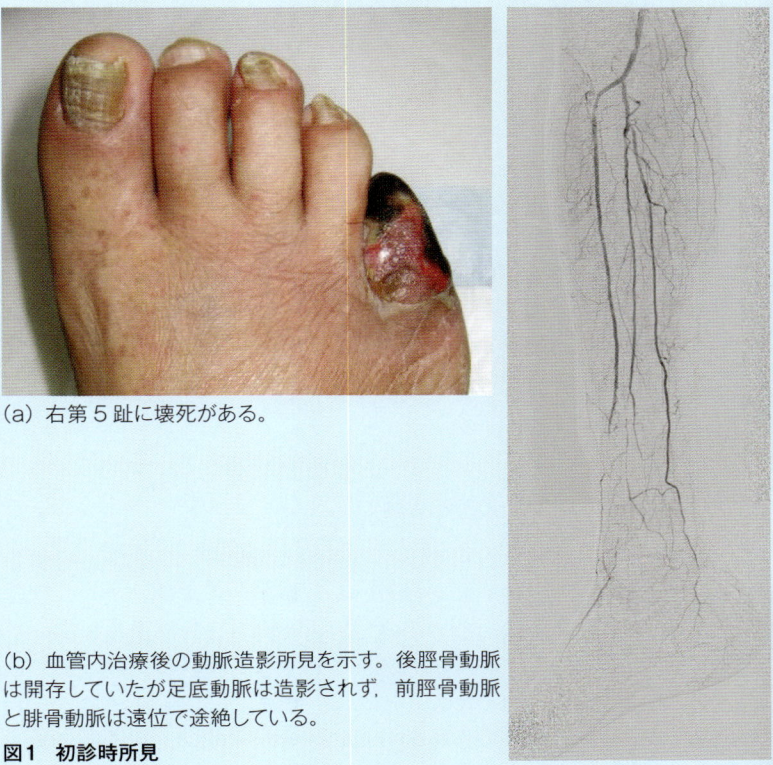

図2 再入院時の所見（緊急切開後）

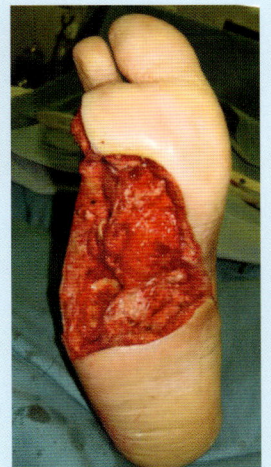

自家静脈グラフト

図3 遠位バイパス術

図4 2回目のデブリードマン直後の状態

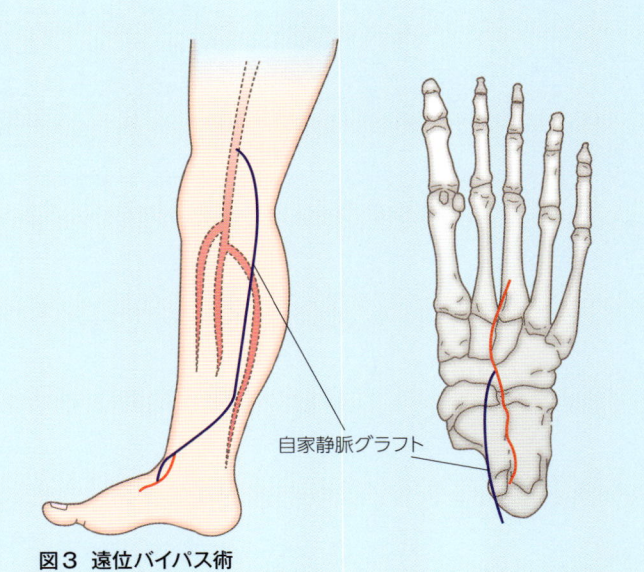

図5 植皮術後1カ月（退院時）の状態

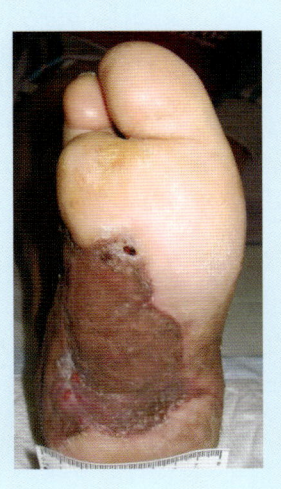

177

Type IV

082 Rutherford 6 は，遠位バイパス術の良い適応である

■心臓血管外科／形成外科／糖尿病内科／理学療法士／義肢装具士　■治療期間：2カ月
■Key Word：重症下肢虚血　末梢血行再建術　遠位バイパス術　長期経過

Rutherford 6 症例では，大切断回避と感染病態の観点から，末梢血行再建術の選択はバイパス術が好ましい。Rutherford 5 と比較すると創傷治癒にかかる日数も長くかかるため，血流開存率の高いバイパス術に軍配が挙がる[1]。また，バイパスは血管内治療と比較して血行が長持ちする傾向にある。

症例

患者：89歳，女性
病歴：5年前から糖尿病でインスリン療法中であった。7カ月前に右第1趾先端に潰瘍が出現した。近くの整形外科から皮膚科へ紹介されたが保存的治療で治癒傾向になく，第4，5趾にも潰瘍が生じたため別の病院の心臓血管外科に紹介された。この病院で右大腿 - 腓骨Aバイパス術を施行され，その約1カ月後に右第4，5趾切断術を受けたが治癒しなかった。バイパス術後3カ月で当院形成外科を受診した。HbA1c=6％台を維持している。
現症：右第1～3趾先端に骨露出を伴う潰瘍と第4，5切断端に壊死を伴う潰瘍がある（図1-a）。また，左踵部に褥瘡がある（図1-b）。右足背動脈，後脛骨動脈は拍動を触知できないが，ドップラー聴診で動脈音を聴取可能であった。また，バイパスグラフトの拍動を触知できる。左足背動脈は動脈拍動を触れ，後脛骨動脈はドップラー聴診で動脈音を聴取可能であった。SPPは，右足背／足底=60/62mmHgであった。MRI所見では，右第1～3趾末節骨と4，5切断中足骨に骨髄炎を認めた。

治療方針

右側のみ，切断術を行う。
①右足は局所切断術
②左足はデブリードマン後，保存的治療と除圧

治療経過

右第1～3末節骨切除と第4，5中足骨部分切断術を施行した。創は一部離開したが，保存的治療で治癒し，術後約2カ月で退院した。

左踵部もデブリードマン後，保存的治療で治癒した。

家の中でつたい歩きが可能で，定期的に受診している。バイパス術から6年を経過しているが，グラフトと足背，後脛骨動脈の拍動音がすべてドップラー聴診で聴取可能である。6年後のSPPも足背／足底=42/69mmHgと末梢血流は維持されている（図2，3）。

POINTS

バイパス術は長持ちする

R6症例で遠位バイパス術は良い適応で，創傷治癒が得られやすい。

第4章　症例集

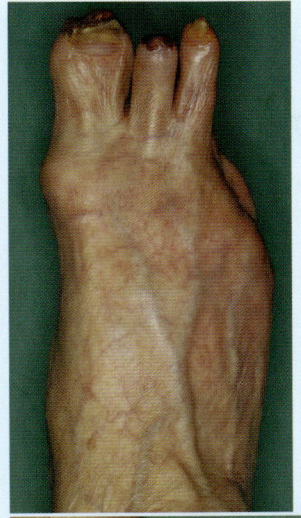

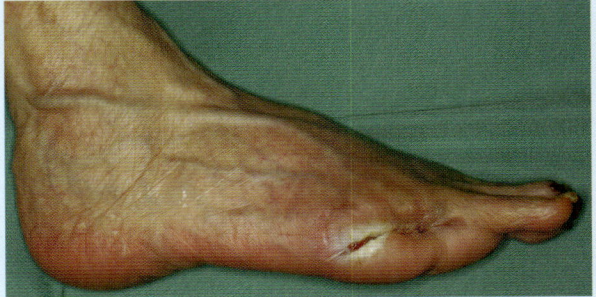

(a) 右足。第1〜3趾先端に潰瘍，外側に離開創がある。

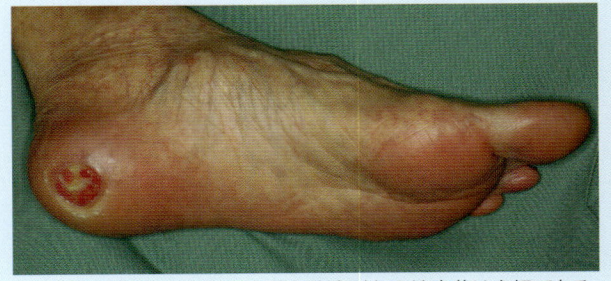

(b) 左足。踵部に一部壊死を伴う潰瘍があるが，肉芽は良好である。

図1　初診時所見

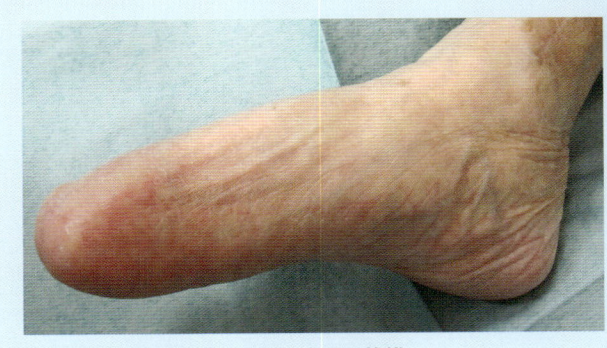

図2　術後6年（治癒後3年）右足の状態

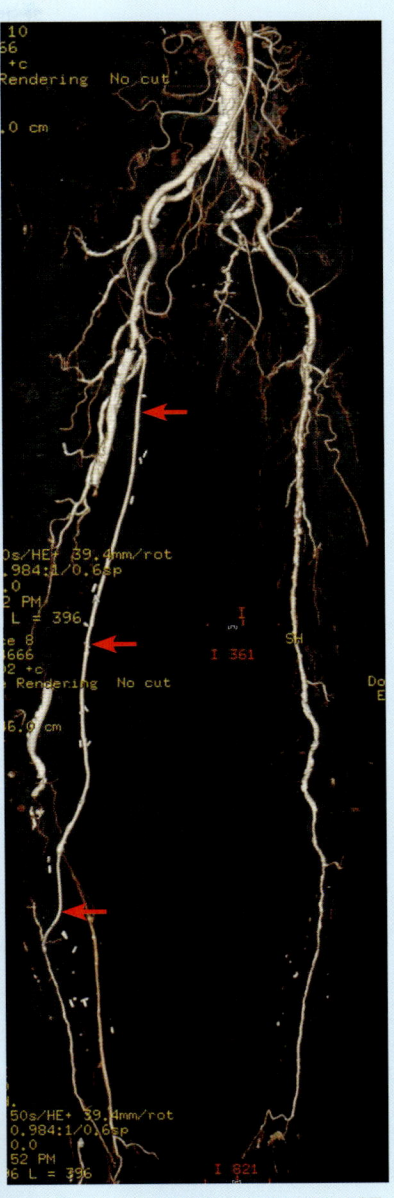

図3　遠位バイパス術後6年のCTA所見
バイパスは良好に開存しているのがわかる（➡）。また2カ所の留置ステントが閉塞している。

参考文献1：辻依子ほか：重症下肢虚血における末梢血行再建術の選択―形成外科の立場から. 創傷　5：132-136，2014

Type Ⅳ

083 感染が慢性化した, 救肢困難な症例

■形成外科／循環器内科／感染症内科／義肢装具士／理学療法士／透析医　■治癒期間：3カ月
■Key Word：感染　メンテナンス・デブリードマン　modified TMA法

典型的な糖尿病性神経障害性足に，趾間白癬から二次感染を伴い，足趾動脈を閉塞させ壊疽を生じた病態である。長期間不適切な治療が行われたため感染が進行し，末梢からPADが悪化しType Ⅳに移行した。これこそまさに，メンテナンス・デブリードマンの必要のある症例である。

症例

患者：65歳，男性
病歴：30年前から糖尿病で5年前から透析を行っている。10年前に冠動脈バイパス術を施行されている。以前に趾間白癬を指摘されていたが放置していた。6カ月前に右第4趾の爪切りで自傷し，以後感染が進み一度も創が治癒せず，しだいに悪化していった。2カ月前に他院で血管内治療を施行されたが，成功しなかった。
現症：右第2～5趾に壊疽，その近位部にわずかな発赤・腫脹・熱感があり，色素沈着は感染の炎症が慢性化していることを印象づける（図1）。疼痛はない。足背，後脛骨動脈とも拍動を触知しないが，ドップラー聴診にて動脈音が聴取可能であった。膝窩動脈は拍動を触知した。SPPは，足背／足底＝28/28mmHg，ABI＝1.27であった。5.07モノフィラメントテストは陰性であった。血液学的検査では，CRP＝6.07mg/dl（他院で一時20台まであったとのこと）。細菌学的検査では，MRSAが検出された。

治療方針

感染をコントロールしたのち，末梢血行再建術を行う。
①シーネ固定による安静とメンテナンス・デブリードマン
②末梢血行再建術
③局所手術

治療経過

当院転院までの1週間，まずは足関節シーネ固定を依頼し，さらなる感染の上行を抑えた。感染の優位なType Ⅳなので，壊死を進行させないように毎日続けるメンテナンス・デブリードマンを施行し，洗浄とユーパスタ®軟膏を塗布する処置を行った（図2）。感染症内科と相談のうえ，抗生物質をメロペン®からスルバシリン®へと変更した。

1カ月後にCRPが0.75mg/dlとなった時点で，血管内治療施行のため他院へ転院させる。

血管内治療施行後，当科に再入院し局所洗浄とユーパスタ®軟膏処置を続け，2週間後のSPPが足背／足底＝46/46mmHgとなった。

この時点で，modified TMA法を行い，術後は開放創とした（図3）。術後3週にwound bed preparationが成立したために分層植皮術で創を閉鎖した。

最終的に創の完全治癒まで約3カ月，杖歩行で退院するまで約4カ月を要した（図4）。

治療後約1年，対側足もほぼ同様の感染を伴う重症下肢虚血となり，足趾を失った。

第4章 症例集

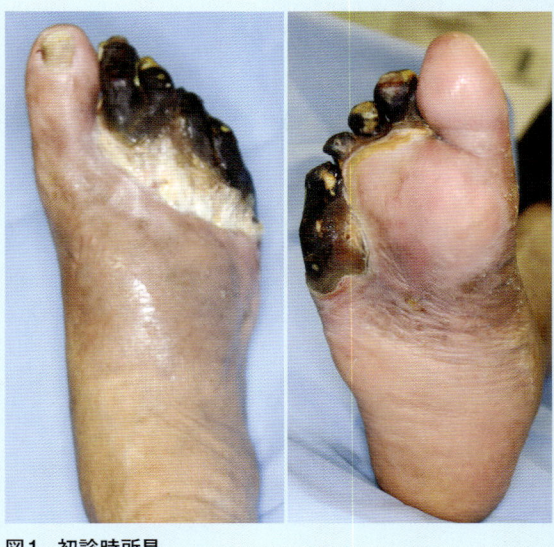

図1 初診時所見
右第2〜5趾の壊疽。血流が不充分なため炎症所見に乏しいが、感染が潜んでいる。

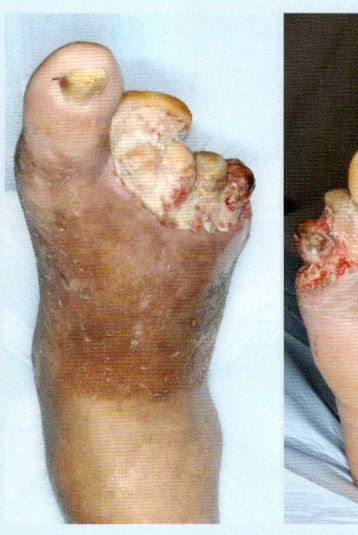

図2 メンテナス・デブリードマンを続けた1カ月後の状態
血行再建の時期を得た。

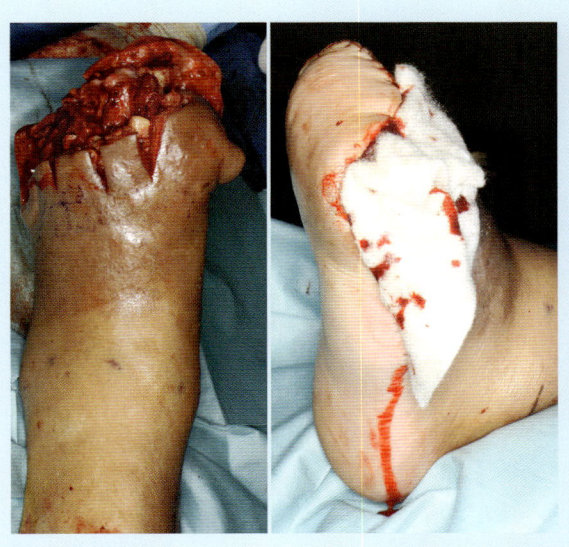

図3 術中所見
Modified TMA法による切断術を施行し、創を開放した。直後にアルジサイト®銀を貼付した。

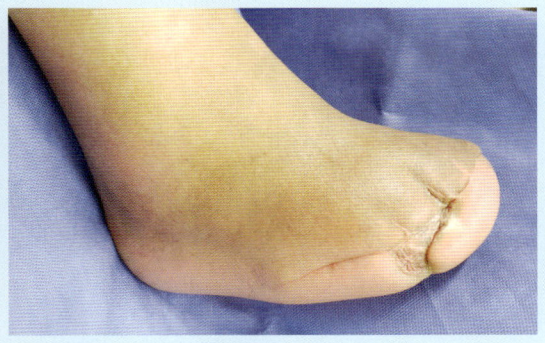

図4 術後1年6カ月の状態
創の再発を認めず、血行も良好である。

POINTS

デブリードマンが先か
末梢血行再建術が先か

Type Ⅳ症例の場合、感染が潜んでいると判断できる目を養うことが救肢のポイントである。重症下肢虚血はすべて末梢血行再建術優先、というわけではない。特に、血行再建術後の感染症で、血流に問題ないのに下肢大切断…などとならないようにしたい。

Type IV

084 中間趾から発症する感染は，局所手術が重要

■形成外科／感染症内科／透析科／義肢装具士　理学療法士　■治癒期間：3カ月
■Key Word：central plantar space　壊死性筋膜炎　デブリードマン

感染の経路は大きく分けて3つある。1つめは足底の胼胝下潰瘍から，2つめは第1趾か小趾のバニオン（滑液包）から，3つめは足趾間の白癬感染部のびらん面からである。前者2つのルートでは表層から徐々に周囲や深部に感染が拡大するが，3つめのルートでは趾間から直接central plantar spaceに入り込むため治療が困難であり，足趾動脈やアーチの動脈弓が侵されやすい傾向にある。摘出すべき感染巣の見きわめが大切である。また，デブリードマン後いったんは開放創とするのが原則である。

症例

患者：60歳，男性
病歴：38歳から糖尿病で，51歳から透析となり高血圧のため内服治療中である。1カ月前に市販の使い捨てカイロで右第2，3趾背側部に低温熱傷を受傷した。その後，同部は感染を来たして多種の抗生物質や局所処置に抵抗し，他院で下腿大切断と言われて当科を受診した。その他，51歳から脊柱管狭窄症，56歳から甲状腺機能低下のため内服治療中である。
現症：右第2，3趾の壊疽と趾間から前足部に発赤と腫脹，熱感がある（図1）。下垂挙上ストレステスト（Ratschow test）で発赤が消退しなかった。前医での細菌培養では，G群β溶血性連鎖球菌であった。HbA1c=6.5%，5.07モノフィラメントテスト陰性で，CRP=10.92mg/dl，であった。足背動脈と膝窩動脈は拍動を触知するが，後脛骨動脈は触知できず，ドップラー聴診では可能であった。しかし，SPPは足背/足底=27/41mmHgであり，PADを合併していた。

治療方針

G群ではあるが，溶連菌による壊死性筋膜炎であったと判断した。
① 感染症内科へのコンサルテーション
② デブリードマン後の創部所見で末梢血行再建術を検討
③ 感染をコントロールした後に創閉鎖

治療経過

外来での初診日にギプスシーネ固定し，患肢での歩行は禁じて松葉杖歩行へ移行した。入院後に感染症内科と透析内科へコンサルテーションし，リポPGE1投与後（透析日は透析直後）にビクシリン® 1g/日を施行し，CRPが1週間で3.01mg/dlまで低下した段階で，局所手術を施行した。

手術は，第2，3趾と感染した軟部組織とを一塊にデブリードマンし開放創とした（図2）。第1趾間の穿通枝と動脈弓は温存した。術後，感染は制御された。術後12日のCRPは1.93mg/dlとなった。

創の収縮を認めたため末梢血行再建術は不要と判断し，約1カ月間，局所陰圧閉鎖療法を行った後に分層植皮術を施行した。

足底板とtoe separator装着で，以後約1年再発を認めずに歩行している（図3）。

POINTS

Central plantar spaceへの感染がある場合には要注意である

本症例は結果的に末梢血行再建術を施行せずに治癒せしめた幸運な症例と考えている。SPP低下所見のみからデブリードマンの前に末梢血行再建術を施行すれば，内部に潜んでいる感染症を制御できなかった可能性が高い。

第 4 章　症例集

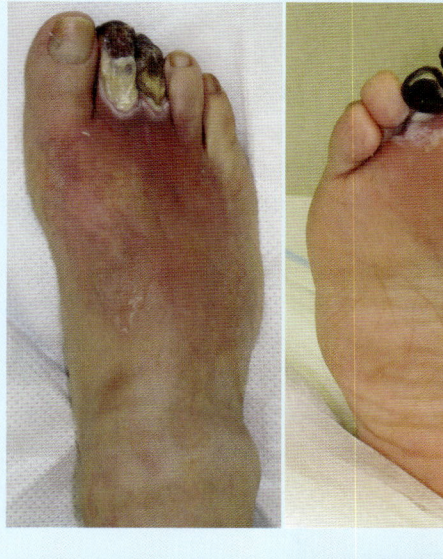

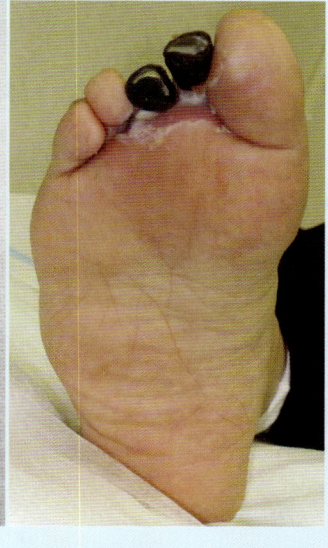

図1　初診時所見
右第2,3趾の壊疽と前足部の足背部,足底部とも発赤と腫脹,熱感がある。足趾背部の潰瘍は浸軟している。第2趾間部には潰瘍形成がある。毛髪は脱落し,SPP値からタイプⅣと考えた。
MRI所見では,第2,3趾とも中足骨遠位までの骨髄炎を疑わせた。

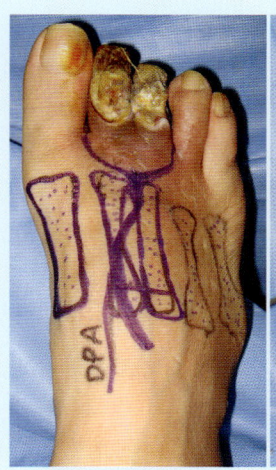

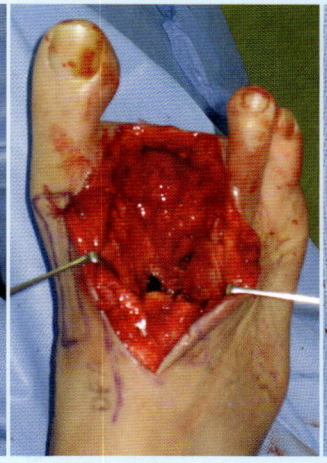

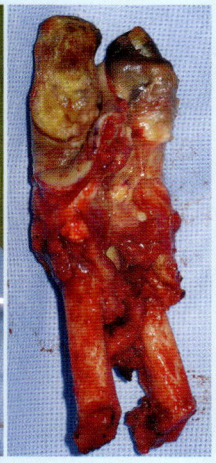

図2　デブリードマン
壊死組織と感染巣を一塊にデブリードマンを施行した。

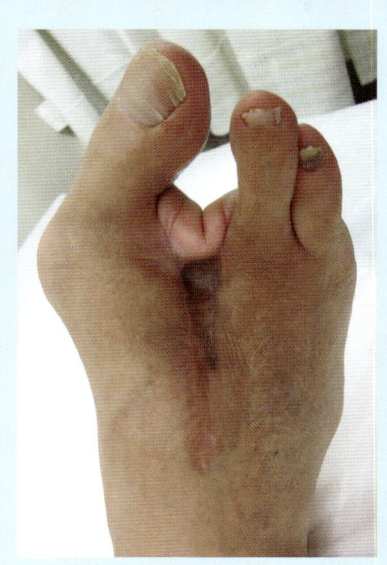

図3　術後1年の状態

TypeIV

085 第2～4趾の壊疽には deep plantar space に感染巣が残っていることが多い

■循環器内科／形成外科／糖尿病内科／義肢装具士／理学療法士　■治癒期間：約4カ月
■Key Word：重症下肢虚血　末梢血行再建術　感染　central plantar space　趾列切断　開放創

感染の経路は大きく分けて3つある。1つめは足底の胼胝下潰瘍から，2つめは第1趾か小趾のバニオン（滑液包）から，3つめは足趾間の白癬感染部のびらん面からの発症である。3つめのルートでは趾間から直接 central plantar space に入り込むため治療が困難であり，足趾動脈やアーチの動脈弓が侵されやすい傾向にある。そのためもともと PAD の存在する症例では，感染を併って Type IV に至る傾向にある。したがって，壊疽が第2～4趾から始まる場合では，感染巣を残していることがある。

症例

患者：64歳，男性
病歴：35年前から糖尿病，高血圧，脂質異常症で内服治療を受けていた。12年前に脳梗塞を罹患，8年前から透析が導入された。約1年前に間歇性跛行のため近医循環器内科で，末梢血行再建術（血管内治療：左腸骨動脈狭窄部にステント留置，両側総大腿動脈に血管拡張術，右浅大腿動脈にステント留置）を受けて経過観察されていた。2カ月前に誘因なく左第3趾先端が黒色化（図1）したため，緊急に血管内治療を受けた。ABI は測定不能から 0.83 まで回復したが，感染を生じ CRP が 12mg/dl 以上に上昇したため同病院で緊急に第3趾切断術が行われた。創培養から MRSA が検出されたためバンコマイシン®の点滴と局所をユーパスタ®軟膏で処置し CRP=1.79mg/dl まで改善したが，創は治癒傾向になかった。再度血行再建術を施行し ABI=0.94 まで改善させた後に，受診した。
現症：左第3趾は切断された状態で，ポケットがある。創底は切断中足骨に到達する。左大腿，膝窩動脈は拍動を触知したが足背，後脛骨動脈は拍動を触知しない。ドップラー聴診では足背動脈のみ動脈音が聴取可能である。（なお，右側は足背，後脛骨動脈ともドップラー聴診で動脈音を聴取可能である。）SPP は左足背／足底 =60/40mmHg であった。

治療方針

趾列切断術後，開放創とする。
① 趾列切断術
② 開放創にて保存的治療
③ Wound bed preparation 後に創閉鎖

治療経過

入院させて第3趾趾列切断術を施行し開放創とした（図2-a, b）。
毎日の洗浄とユーパスタ®軟膏による処置を続け，約1カ月後に創面を新鮮化し直接縫合した（図2-c）。
約1カ月後に治癒し，以後外来で経過観察している（図3）。隣接趾偏位予防のためシリコン性の toe separator を常に装着している（図4）。

POINTS

第2～4足趾の壊疽は，感染を伴って重症下肢虚血に至る

Central plantar space をいったん開放創として，感染をコントロールする。

第4章　症例集

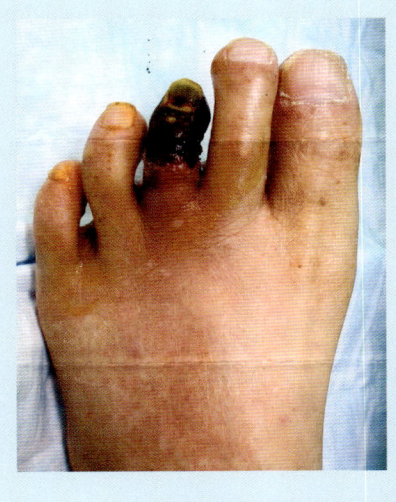

図1　紹介元での初診時所見
左第3趾の壊疽を認める。感染が臨床上明らかでないが、それはCLIだからである。

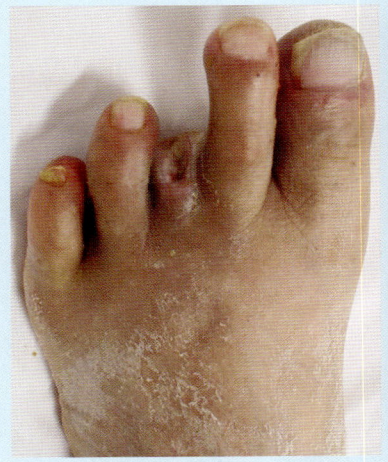

(a) 術前。正しいレベルでの切断でなければ、感染巣が残ってしまい、治癒が見込めない。
図2　当科での第3趾趾列切断術

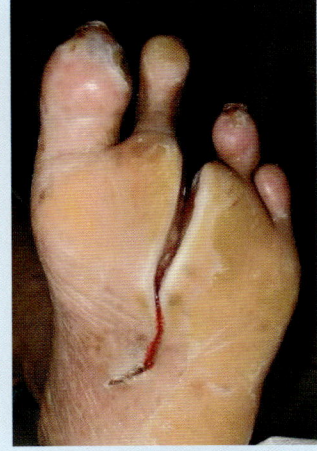

(b) 術直後の状態。第3中足骨の基部を残し、趾列切断後開放創とした。

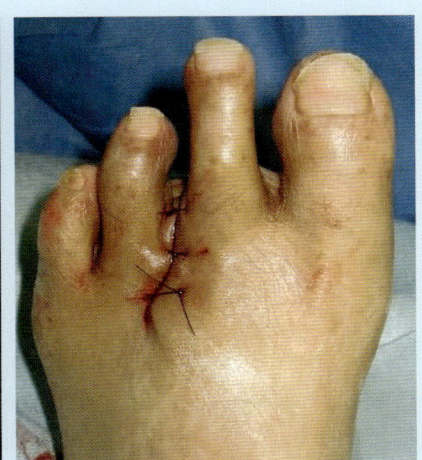

(c) 直接縫合直後の状態。

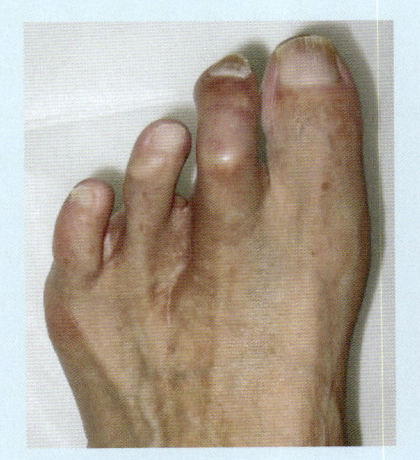

図3　術後3年
再発はない。

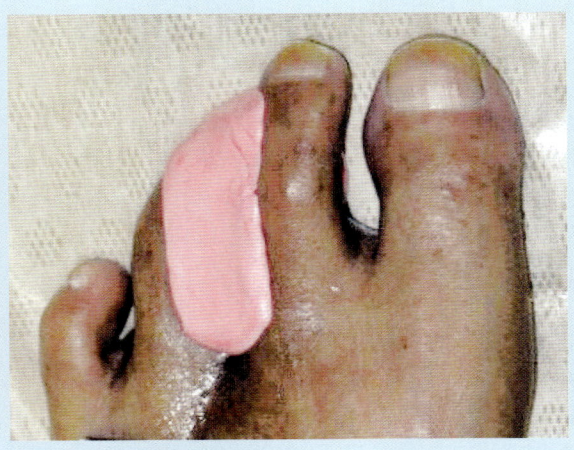

図4　隣接趾の偏位予防の工夫
シリコン性 toe separator を装着している。

TypeI　TypeII　TypeIII　TypeIV　番外編

185

Type Ⅳ

086 糖尿病のコントロール不良でPADは悪化する

■糖尿病内科／感染症内科／循環器内科／形成外科／義肢装具士　■治癒期間：4カ月
■Key Word：感染コントロール　糖尿病コントロール　CLI危険因子

糖尿病はCLIの危険因子としては最も高い。糖尿病のコントロールが不良であればPADは確実に進行する。加えて，末梢神経障害も進行するため，外傷の機会が増す傾向にある。Type Ⅳの典型的なパターンである。

症例

患者：65歳，女性
病歴：症例051のつづき。5年間の経過観察期間中，Claw toe変形は進行したが糖尿病のコントロールは良好で，定期的フットウェアのチェックも怠らず経過は良好であった。その後3年間受診を中断していた。その期間の糖尿病のコントロールは不良となり，治癒後6年で透析となっていた。左踵部の壊死で再び受診した。
現症：左踵部に排膿と異臭を伴う潰瘍を認めた（図1）。大腿動脈の拍動は触知するが，前脛骨動脈と後脛骨動脈，膝窩動脈の拍動は触れなくなっていた。HbA1c=10.1％，CRP=3.71mg/dl，血糖値=544mg/dlであった。

治療方針

末梢血行再建術と感染コントロールのためのデブリードマンを行う。
①末梢血行再建術
②感染をコントロール（デブリードマン，毎日の洗浄，感染症内科へのコンサルテーション）
③Wound bed preparation後に創閉鎖

治療経過

提携病院で緊急末梢血行再建術（左浅大腿動脈と前脛骨動脈の血管内治療）を施行され転院してきた段階で，WBC=17,200mm^3，CRP=17.0mg/dl，足背/足底SPP=93/79mmHgとなっていたために，骨掻爬を含めデブリードマンを進めた（図2）。

約1カ月で感染巣を完全に除去することができたと判断し（CRP=1.39mg/dl），局所陰圧閉鎖療法を施行した（図3）。

約3週間の局所陰圧閉鎖療法でwound bed preparationが整ったため，分層植皮術を施行した（図4）。

創は順調に治癒し短下肢装具で歩行退院したが，転倒して外傷を受傷したり，再度の末梢血行再建術を施行しながら管理を続けている（図5）。

POINTS

デブリードマンが先か末梢血行再建術が先か

Type Ⅳでは，悩むことが多い。感染の程度が強ければ，創をいったん開放創として末梢血行再建術を施行し，創の感染悪化を防ぐ必要性がある。糖尿病のコントロールが不良の場合には，合併症としての神経障害や血管障害が加速度的に進行するため，当初は障害がなくても数年の経過で病態が変動することがある。この症例の場合，Type Ⅰ→Ⅲ→Ⅱ→Ⅳの経過であった。

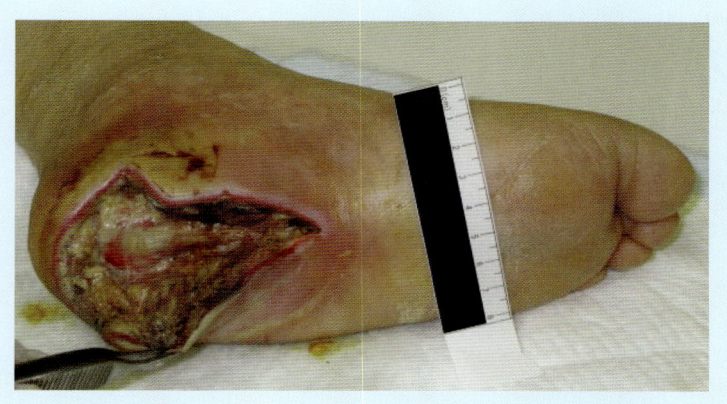

図1 初診時所見
左踵部に異臭を伴う壊死があったため，すぐに開放創とした。

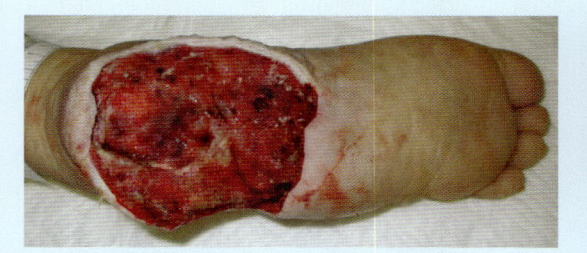

図2 踵骨掻爬を含めたデブリードマン後の状態
局所陰圧閉鎖療法直前を示す。

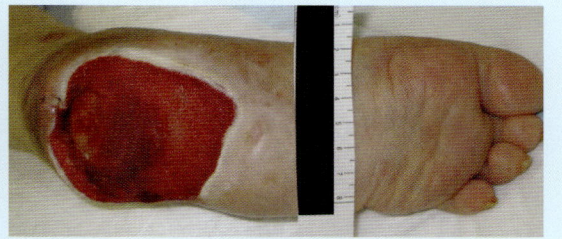

図3 局所陰圧閉鎖療法施行後約3週の状態
Wound bed preparation が整った状態を示す。

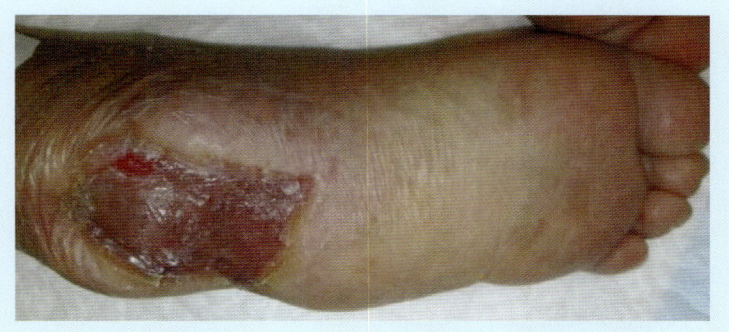

図4 分層植皮術後1カ月

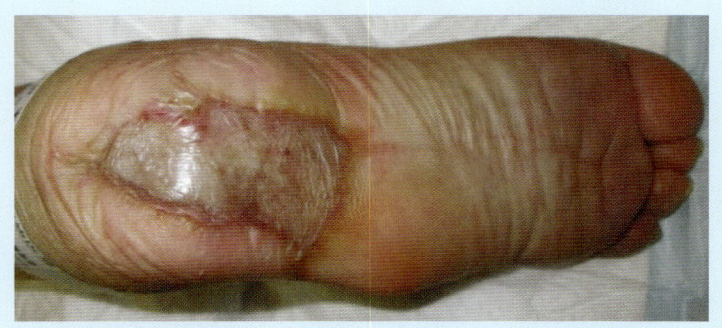

図5 退院後約1年の状態
植皮内に小潰瘍を認める。

Type IV

087 心筋梗塞が絡む

■血管外科／心臓外科／循環器内科／形成外科／放射線科／糖尿病内科／義肢装具士／理学療法士
■治癒期間：5カ月
■Key Word：冠動脈バイパス術　遠位バイパス術　末梢血行再建術　modified TMA　歩行

糖尿病および透析患者では，下腿〜足部の動脈硬化病変が末梢血行再建術を困難にさせている。加えて感染を伴う場合には，血管内治療では感染制御ができないことも多い。したがって Rutherford 6 症例では，遠位バイパス術と時宜を得た局所手術が救肢には重要である。加えて modified TMA 法で末梢循環を確保することができれば救肢率は高い。

症例

患者：70歳，男性
病歴：20年前から糖尿病でインスリン治療中である。約1カ月前に左足背部に熱傷を受傷し近隣の大学病院皮膚科に入院治療していたが，感染を伴い潰瘍が拡大した。ABI=0.4（右は0.89）であったため，CLI を疑われ，循環器内科で狭窄のある総大腿動脈のみ血管内治療を施行されたが ABI=0.45 と上昇しなかったため，抗血小板剤の内服とプロスタグランジン製剤の点滴を行った。潰瘍は治癒傾向になかったため当科に紹介された。高血圧のため内服治療中である。
現症：左第3〜5趾と足背部に壊疽がある（図1）。第2趾間にも潰瘍がある。大腿動脈と膝窩動脈は拍動を触れるが，足背動脈と後脛骨動脈はドップラー聴診でも動脈音の聴取は不可であった。HbA1c=7.0%，ABI=0.67（右は0.87）で，SPP は左足背/足底=35/20mmHg であった。CRP=0.5 と感染は沈静化していた。また，循環器内科にて冠動脈の閉塞を指摘された。

治療方針

冠動脈バイパス術を優先する。
①できる限りの血管内治療で創の悪化を防止
②冠動脈バイパス術
③局所手術

治療経過

血管造影所見で腸骨領域に病変はないが，浅大腿動脈にびまん性狭窄があったため血管内治療を施行した。SPP は足背/足底=45/20mmHg とわずかに上昇し，潰瘍のさらなる悪化はないと判断し，冠動脈バイパス術のため他院へいったん転院させた。

冠動脈バイパス術後約1カ月に再入院して，遠位バイパス術を施行した（図2）。その結果，SPP は足背／足底=45/80mmHg となった。CTA 所見で動脈開存が充分に認められた（図3）。

遠位バイパス術後約3週に局所手術を施行した（図4）。局所陰圧閉鎖治療法で wound bed preparation を整え，分層植皮術を行った。

術後約3週で，特殊装具を使用した自立歩行で退院した（図5）。以後約3年を経過し，再発を認めない。

POINTS

CLI では必ず心臓の精査をしてから治療計画を立てる

心臓の治療で転院せざるを得ない際は，転院先で下肢病変の悪化を来さないようにコントロールし，密に連携を図ることが大切である。

第 4 章 症例集

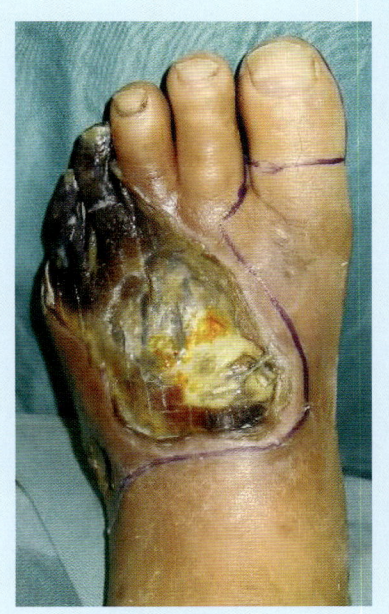

図1 初診時所見
左足は広範囲に壊疽がある。

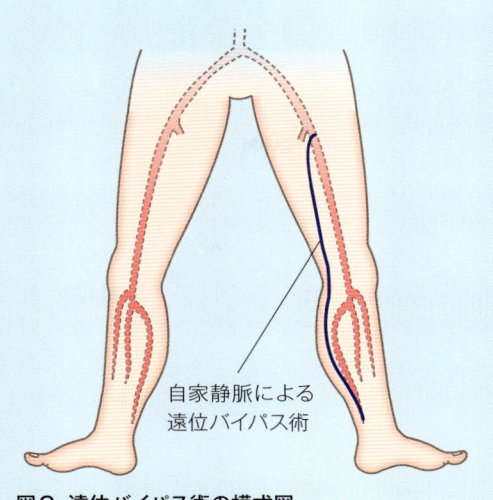

図2 遠位バイパス術の模式図
浅大腿-後脛骨動脈バイパス術。

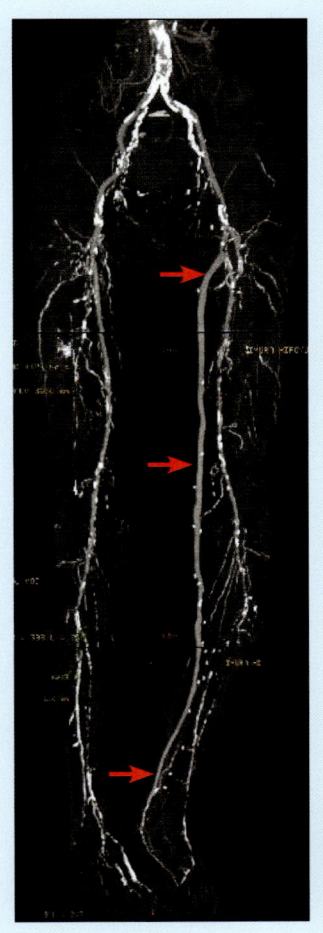

自家静脈による
遠位バイパス術

図3 遠位バイパス（→）術後の CTA 所見
足底部の SPP が上昇したのがよく理解できる。

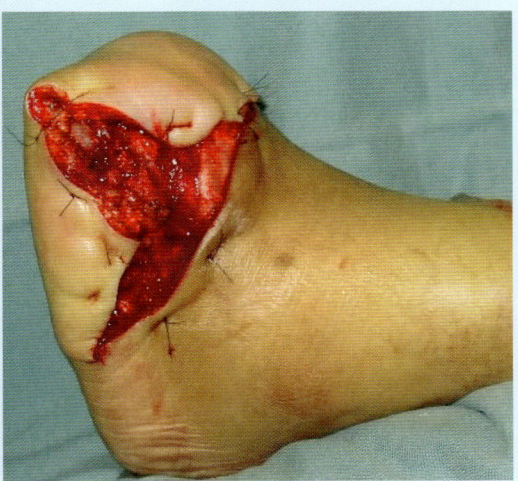

図4 Modified TMA 法による手術直後
無理に縫合せず，局所陰圧閉鎖療法で wound bed preparation 後に二期的に分層植皮術を施行した。

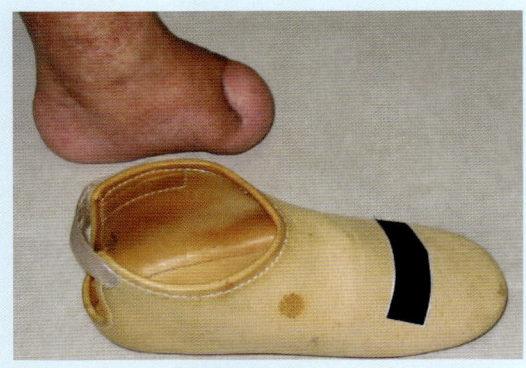

図5 足の状態と特殊装具
装具は皮製で，中でずれないようになっている。

Type IV

088 踵骨全体の骨髄炎は，遊離筋皮弁の適応である

■形成外科／整形外科／義肢装具士／理学療法士　■治癒期間：2カ月
■Key Word：骨髄炎　踵骨　遊離筋皮弁

踵骨の骨髄炎は難治である。部分的であれば掻爬や高気圧酸素療法（HBO）が有効であるが，骨髄全体の場合はさらに難治である。骨皮質を残しつつ骨髄内へ血行が良好な筋体を移植すると，創傷治癒に有効である。ただ，PADを合併していれば，より難治となる。

症例

患者：67歳，男性
病歴：20年前，左踵部に受けた外傷が瘢痕化したが治癒していた。5年前から糖尿病を指摘され内服治療中であったが，同じころに誘因なく同瘢痕部に潰瘍を生じていた。近医で踵骨骨髄炎と診断され抗生物質入り人工骨移植を受けたが，人工骨が露出した状態となったため当科を受診した。
現症：右踵部全体に瘢痕があり，広い範囲で人工骨が露出している（図1-a）。MRI所見では踵骨全体を骨髄炎と人工骨とが占めていた（図1-b）。左足背動脈は触知不可，後脛骨動脈は触知可能で，SPPは足背／足底=13/55mmHgであり，PADを合併していた。血管造影所見では，前脛骨動脈は足関節部位で閉塞，後脛骨動脈と腓骨動脈には狭窄や閉塞はなかった。HbA1c=7.5%，5.07モノフィラメントテストは陰性で，CRP=0.10mg/dlであった。踵部は完全知覚麻痺の状態であった。なお，高血圧のため30歳ころから内服治療中である。

治療方針

人工骨を摘出し，再建は遊離筋皮弁術の適応と判断した。末梢血行再建術も検討したが，主要血管（後脛骨動脈）を犠牲にしない手術方法を採ることで不要と判断した。
①瘢痕と人工骨の完全除去
②術中Dynamic SPPを測定する
　術中に後脛骨動脈をクランプしてSPPを測定する（dynamic SPP2）。
③遊離広背筋皮弁で踵部を再建

治療経過

整形外科医と共同で瘢痕部のデブリードマンと人工骨の完全除去を行うと，踵骨内は大きな空洞状態となった。踵骨内部を充分に洗浄して採取した広背筋の筋体を充填した（図2）。Dynamic SPP2は，足背／足底=38/44mmHgであった。

胸背動脈－後脛骨動脈は端側吻合，胸背静脈－後脛骨静脈は端端吻合とした。遊離広背筋皮弁は生着し，約2カ月後に踵部は非荷重の状態で退院となった。

退院後，徐々に荷重を加えていった。術後約2カ月のMRI所見では骨髄炎もなく，踵骨内に筋体が充填されているのがわかる。X線所見でも骨髄炎を疑う所見を認めない（図3）。

術後約2年を経過し，再建足に合わせた靴を履いて再発なく歩行している（図4）。

POINTS

踵部全体に及ぶ骨髄炎では，血行良好な筋肉が創傷治癒に有効に働く

遊離筋皮弁の有効性や適応については，未だ議論されており結論はないが，血流と創傷治癒，歩行状況をみて総合的に判断する。

第4章　症例集

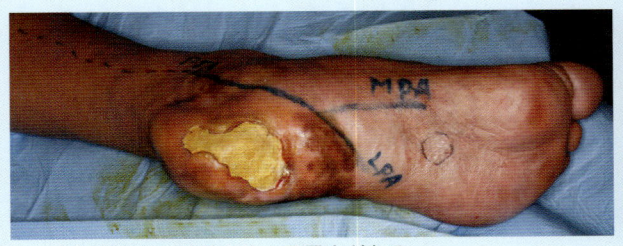

(a) 左踵部全体に瘢痕と人工骨露出がある。
(b) 踵骨を人工骨が占拠している。

図1　初診時所見

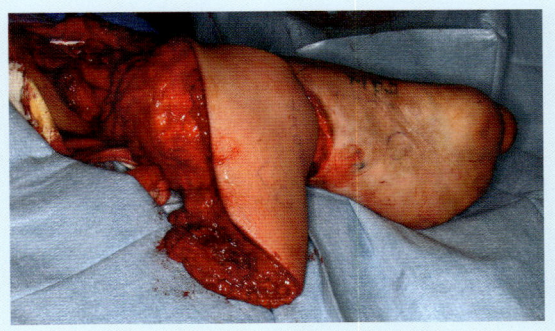

図2　遊離広背筋皮弁による再建術
筋体を踵骨内に充填した。

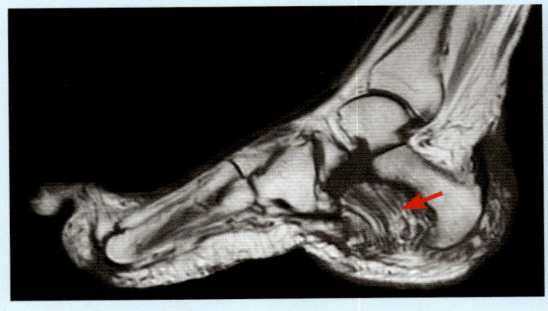

MRI所見。移植筋体（→）がわかる。
単純X線所見。人工骨はない。

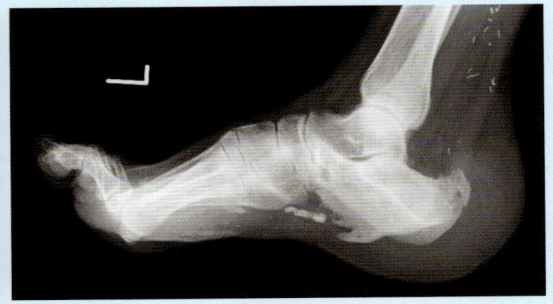

図3　術後2カ月

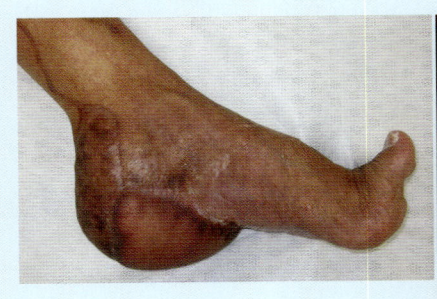

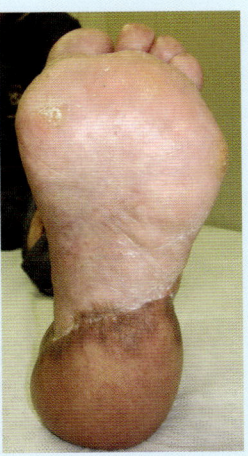

図4　術後約1年の状態

参考文献1：Terashi H, et al：Dynamic SPP 〜 a new measures of assessment for wound healing capacity and alternative angiosome in critical limb ischemia（CLI）. Plast Reconstr Surg 126：215e－218e, 2010

191

Type IV

089 外傷患者の中にも，DMやPADをもつ患者が増えつつある

■形成外科／整形外科／感染症内科／循環器内科／糖尿病内科／義肢装具士／理学療法士
■治癒期間：1年8カ月
■Key Word：下腿開放骨折　Gustilo分類　Pilon骨折　末梢血行再建術　有茎腓骨弁移植

下肢外傷患者における糖尿病やPADの割合が明らかに増えている。これまで，骨や関節露出に対してこれらの疾患をあまり考慮されることなく各種皮弁術や筋皮弁術が行われて来たが，糖尿病の精査や動脈の触知などをルーチンに施行しなければ創治癒が得られない場面に遭遇する機会が増えた。また，これらを考慮しながら下肢創傷に対する再建術を選択する時代が到来した，と言っても過言ではない。

症例

患者：67歳，男性
病歴：畑で転倒して右脛骨開放骨折（Gustilo分類Ⅲb，Pilon骨折）となり，近医整形外科で骨接合術と人工骨移植術を施行されたが創感染により金属プレートが露出したため（合計3回手術施行），受傷後4カ月に当院形成外科を受診した。いつ頃からか不明だが糖尿病のため内服治療中でHbA1c=6.9%であった。また，受傷5年前に心筋梗塞で冠動脈形成術，さらに2年前に右下肢PADのため外腸骨動脈と浅大腿動脈に末梢血行再建術（ステント留置）が施行され抗血小板剤を内服していた。また高血圧と高脂血症のため内服治療中であった。
現症：右下腿内側に脛骨遠位端と金属プレートが露出した潰瘍があり，排膿していた（図1）。細菌培養では黄色ブドウ球菌が検出された。前脛骨動脈，足背動脈，後脛骨動脈とも動脈触知ができず，ドップラー聴診でそれぞれ聴取不可，可，可であった。膝窩動脈も聴取可能であった。MRA所見ではステント留置部の狭窄を認めなかった。前脛骨動脈は途絶，後脛骨動脈の部分的狭窄があり，腓骨動脈には狭窄はなかった。ABI=0.99であった。

治療方針

整形外科と共同で治療を行う。
①下肢血行動態の精査
②骨髄炎制御と皮弁による創閉鎖
③創閉鎖後に必要であれば骨移植

治療経過

まず，骨髄炎の制御と皮弁による創閉鎖を試みた。骨髄炎に対してプレートと人工骨除去および骨掻爬後に遠位茎腓腹皮弁術を施行したが，周囲より排膿を認め洗浄や抗生物質入り人工骨充填術（図2）を繰り返したが創は治癒しなかった（図3）。

骨髄炎の根治には，血行の良好な骨移植（血管柄付き骨移植術）が必須と判断したが，PADで末梢血行再建術を施行されていることから血行に影響を与えないtrue pedicled fibular graftを選択した（図4）。これは，腓骨の血行を保持したまま同側脛骨へ移植し，下腿主要血管を操作しない方法である。その後，創治癒と骨癒合は順調に得られた（図5）。

術後6年の現在，通常歩行で畑仕事をしている。ABI=0.99と維持されている。

> **POINTS**
>
> **下肢の開放骨折に対する創閉鎖では血行を保持することが大切**
>
> 超高齢化が進み動脈硬化を有する患者が急増しているため，単なる外傷患者として治療できない可能性があることを念頭に置く。

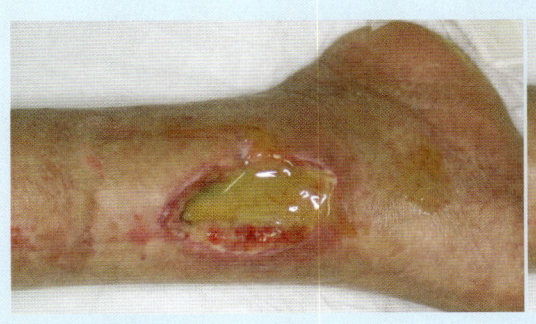

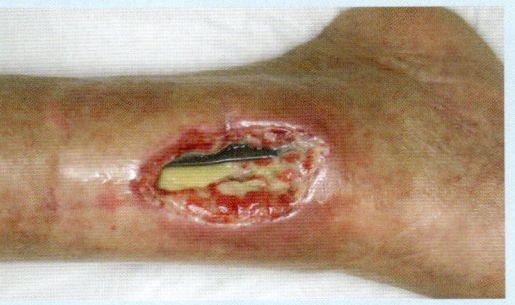

図1 初診時所見
右下腿遠位部に壊死した脛骨と金属プレートの露出および排膿を認める。

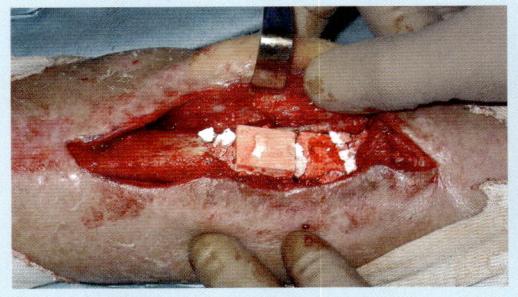

図2 抗生物質入り人工骨充填術

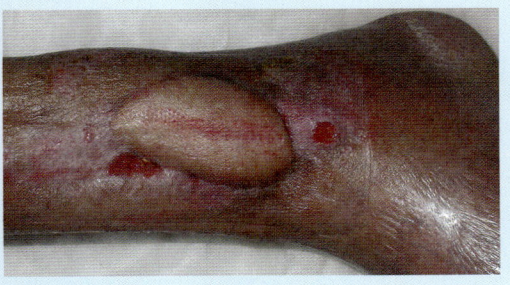

図3 皮弁術後1年
創は治癒しなかった。

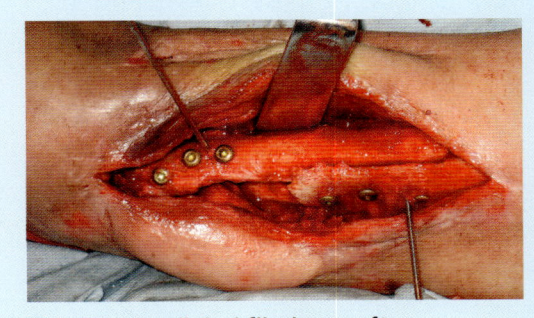

図4 True pedicled fibular graft

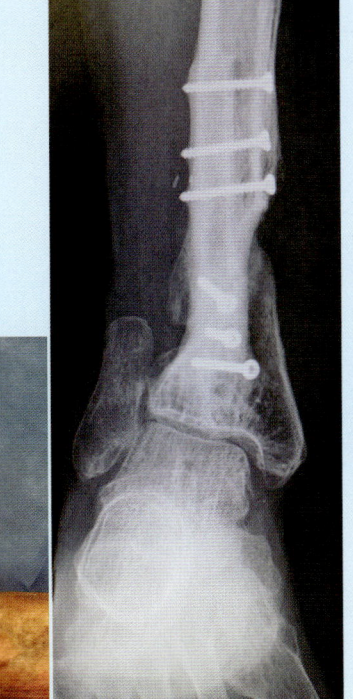

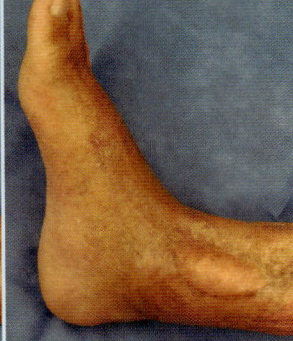

図5 術後2年の所見と単純X線
足関節可動域を示す。単純X線所見では，一体化した移植腓骨と脛骨を認める。

参考文献1：高須啓之ほか：True pedicled fibular graftによる脛骨遠位骨欠損の再建．日形会誌 31：716-720，2011

Type IV

090 1年以上にわたる保存的治療で治癒させる創傷がある

■看護師／介護士／形成外科　■治癒期間：1年5カ月
■Key Word：保存的治療　ヨード製剤　銀含有創傷被覆材　介護士　訪問看護　家族

PADがあり，感染症（骨髄炎）を合併している足趾壊疽の患者の中には，例えば認知症や寝たきりの状態，心臓疾患などにより，末梢血行再建術や局所手術，高気圧酸素療法（HBO）が施行できない場合が多くある。そのような時に，洗浄してヨード製剤を塗布することしかできなくても，長期間の保存的治療で治癒に至る症例を経験することがある。

症例

患者：91歳，女性
病歴：いつ頃からか不明であるが糖尿病でインスリン治療中であった。誘因なく右第5趾外側に潰瘍が出現したため受診した。
現症：右第5趾外側に排膿を伴う潰瘍があった（図1-a）。前脛骨動脈と後脛骨動脈の拍動は触れず，後脛骨動脈ではわずかにドップラー聴診で聴取可能であった。ABIとSPPは測定不可で，HbA1c=6.2％であった。単純X線所見で右第5趾MTP関節の融解像があり骨髄炎と診断した（図1-b）。

治療方針

寝たきりで認知症，心臓疾患のため，末梢血行再建術と局所手術治療は不可と判断した。保存的治療でこれ以上悪化させない方針とした。患者家族との話し合いで，現状維持を目標にした。
①温水洗浄とユーパスタ®軟膏を使用した処置
②足浴禁
③長期にわたるため抗生物質投与はしない

治療経過

排膿が多い時にはカデックス®軟膏に変更することで保存的治療を進めた。約2カ月後には創の中から腐骨が用手的に除去され，その後は徐々に創が縮小を始めた（図2）ため，処置はより簡便なアクアセル®Ag貼付のみとした。その後も時に排膿があり，そのつど同様の処置で対処するように指導した。

最終的に1年5カ月を要したが創は完全に治癒し，以後再発を認めなかった。毎日入浴後にワセリンを塗布し保湿するように指導した。単純X線所見においても第5中足骨が徐々に融解・消失し，治癒しているのを認める（図3）。

POINTS

PADや骨髄炎も長期間の治療で治癒する症例がある

寝たきり患者の場合，結果的に創の安静を保つことができ，PADや骨髄炎を合併していても治癒に導くことができる場合がある。逆に，歩行や運動している患者の場合には，創に対して応力や荷重がかかることで滲出液が増加し治癒の可能性は低くなる。超高齢化社会を迎え，今後このような症例が増加することが予想される。家族，介護施設，訪問看護とのさらなる連携が望まれる。

第4章　症例集

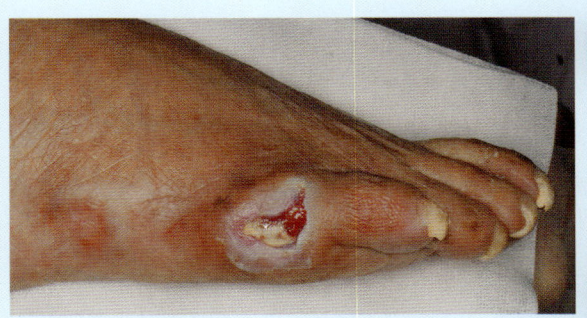

(a) 右第5趾MTP関節が露出した潰瘍を示す。

図1　初診時所見

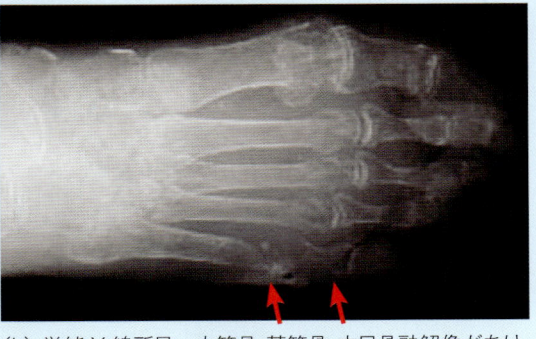

(b) 単純X線所見。中節骨，基節骨，中足骨融解像があり，明らかに骨髄炎を示している。

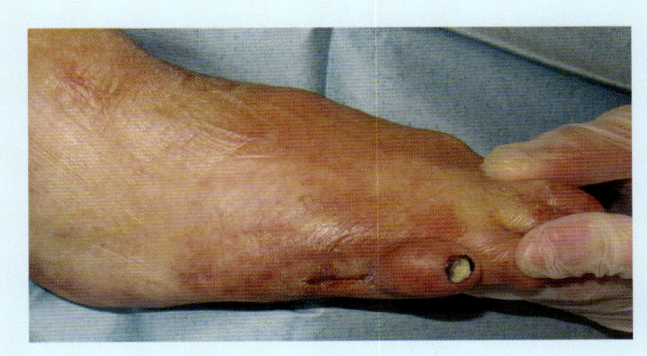

図2　保存的治療後10カ月の状態
滲出液はほとんど見られなくなった。

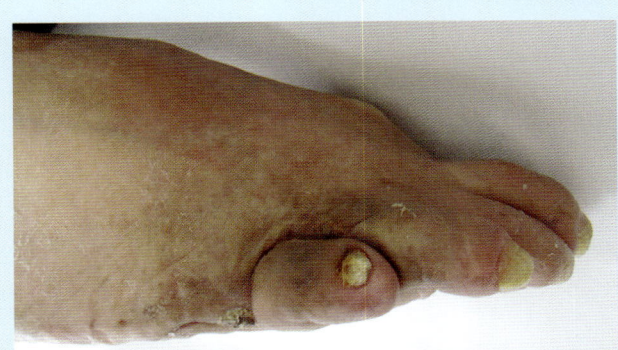

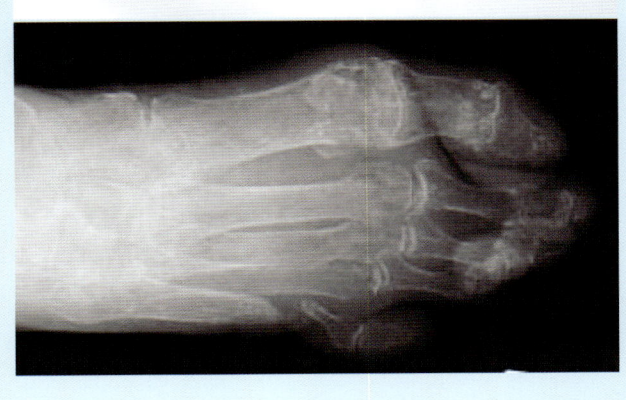

図3　創治癒後約6カ月の状態
MTP関節はなく収縮した状態となっている。単純X線所見では，骨が修復されているのがわかる。

Type IV

091 末梢血行再建術の適否を誤ると…

■循環器内科／血管外科／形成外科／糖尿病内科／理学療法士　■治癒期間：約1年
■Key Word：重症下肢虚血　末梢血行再建術　敗血症　下肢大切断

CLIでは末梢血行再建術が絶対適応である。末梢血行再建術には血管内治療とバイパス術がある。血管内治療は局所麻酔で非侵襲的であるのに比べ，バイパス術は全身麻酔で侵襲的である。その点のみを強調し比較すれば，すべての患者は前者を選択するだろう。しかし，血管内治療で充分な血流改善を見込めない場合にバイパス術を否定すれば，無闇に時が過ぎるのみで医療費を無駄に使い，結果的に大切断の結果を招くことにも繋がる。創傷と血流の状態に応じ，血管内治療とバイパス術のどちらを選択すべきか，まず医師が適切に判断することが望まれる。

症例

患者：58歳，女性
病歴：10年以上前から糖尿病で内服治療中である。病歴は不明だが，8年前に右第1趾の切断歴がある。2年前から透析中である。約1年前に近医（大学病院）で両側浅大腿動脈が閉塞したためステント留置術が施行された。その後再発し，第2趾に潰瘍が出現したため，別の病院で両側浅大腿動脈ステント閉塞に対して再度血管内治療が施行され，同時に左下腿に対しても血管内治療が施行された。右下腿病変のガイドワイヤーの通過が困難で，ABIは右／左=0.36/1.14であったため，バイパス術の適応と判断されて受診した。
現症：右第2趾がミイラ化し疼痛も著しい。右大腿動脈の拍動を触知したが，膝窩動脈，足背動脈，後脛骨動脈は触知しない。ドップラー聴診では左側は動脈音を聴取可能であったが右側は聴取不可であった。HbA1c=5.0%，CRP=0.12mg/dlであった。SPPは左足背／足底／足関節部=28/31/36mmHgであった。バイパス術について，その手術成功率と予後について説明したが，患者は血管内治療の継続と外用剤による保存的治療を主張した。

治療方針

患者がバイパス術を希望するまで，現治療を継続する。
　①紹介元で継続診療
　②希望があれば再受診しバイパス術を検討
　③適切なレベルでの局所手術

治療経過

2カ所の病院で血管内治療が再度行われた。
　壊死が進行し，1年後にバイパス術を希望して再来院した。左足は広範囲に壊疽となり足関節を超え，踵骨骨髄炎も併発していた。また下腿には発赤と腫脹があった（図1）。動脈のドップラー聴診は1年前と変わらず，足背動脈と後脛骨動脈の拍動は聴取不可であった。細菌培養ではMSSAを検出した。敗血症への進展を危惧し患者と前医に大腿切断術を勧めた。
　その1カ月後には壊疽が進行しており（図2），大切断を再度勧めたが，来院していない。

図1 初診から約1年，再受診時の状態
足関節部の潰瘍から下腿に感染が上行している。

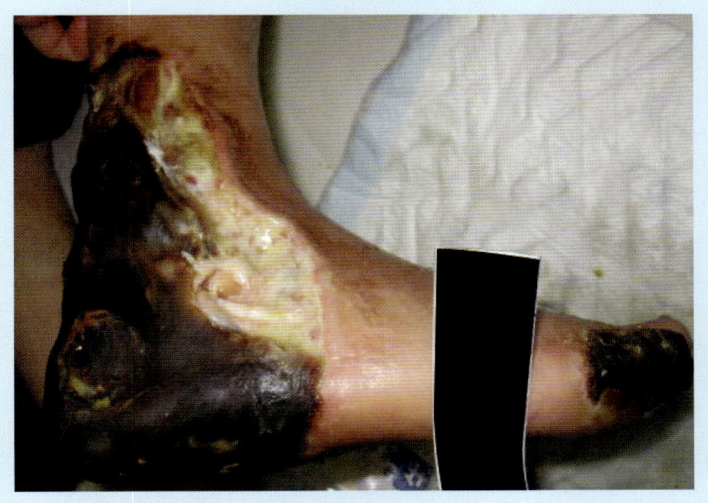

図2 再受診から約1カ月の状態
足関節部の潰瘍は壊疽へと進展した。

> ### POINTS
>
> #### 敗血症へと進行することが必至と予測される場合は大切断術が絶対適応である
>
> 末梢血行再建術において，まずは侵襲の小さい血管内治療を優先すべきという意見がある。その文言はある意味，危険を伴う。医師の言葉で患者は誘導されるので，誰でも局所麻酔で非侵襲的な方法を選択しがちである。その選択において創傷の大きさや感染の程度が換算されない傾向にある。最初からバイパス術を選択していれば救肢が可能であったであろう症例を経験する。創傷の状態とそれに応じた血流改善の見込みによって末梢血行再建術を選択するのが基本だと思う。

TypeIV

092 耐え難い痛みは大切断の適応である

■循環器内科／感染症内科／糖尿病内科／形成外科／理学療法士　■治癒期間：約5カ月
■Key Word：重症下肢虚血　重症感染症　末梢血行再建術　下肢大切断　高齢者　在宅

　高齢者では下肢大切断術後の歩行を望めないことが多いが，それでもなお，感染のコントロールができず生命が脅かされる時や，末梢血行再建術が充分にできない時の耐え難い疼痛がある時には，大切断が絶対適応である。耐え難い疼痛は，うつ状態が深刻化し心象まで疲弊する傾向となりやすい。歩行が望めなくても，救命と疼痛からの解放の観点が失われてはならない。

症例

患者：80歳，女性
病歴：20年前から慢性関節リウマチと糖尿病で内服治療を受けていた。約5年前からインスリン治療となった。5カ月前から左第1趾の発赤があったが，歩行可能であった。治療のため近医入院中に歩行不可能となり車椅子移動となったため，リハビリテーション目的で老人保健施設に入所した。その時にはすでに同部は潰瘍化していた。その後，感染を生じたが，保存的治療で悪化したため受診した。1年前に完全房室ブロックのためペースメーカー植込術を受けている。
現症：左第1趾バニオン部の骨に達する潰瘍と足底部の感染を伴う壊疽がある（図1）。異臭があり疼痛も著しい。大腿動脈と膝窩動脈の拍動を触知した。足背動脈と後脛骨動脈は拍動を触れないが，ドップラー聴診にてともに動脈音を聴取可能であった。HbA1c=8.4%，CRP=13.45mg/dlで，細菌培養でMRSAと腸球菌を認めた。

治療方針

　感染のコントロール後に血流評価をして切断レベルを決定する。
　①感染と血糖のコントロール
　②血流評価後に必要ならば末梢血行再建術を行う。そののち適切なレベルでの切断
　③疼痛管理

治療経過

　入院後ベッド上安静（シーネ固定）とし，バンコマイシン®の点滴を開始した。足底壊死部は少しずつデブリードマンを行ったところ，約3週間でCRP=4.67mg/dlとなり炎症は軽減した。この時点でSPPが足背／足底／下腿=25/35/50mmHgであったため末梢血行再建術を施行した。浅大腿動脈と前脛骨動脈がびまん性に狭窄していた。他の下腿三分岐部もびまん性に狭窄し，足関節部で完全に閉塞していた。浅大腿動脈と前脛骨動脈に血管内治療を施行した。
　術後1週，SPPが足背／足底／下腿=50/60/60mmHgと上昇したが，同時にCRPも12.09mg/dlとなった。感染コントロールのため，まずショパール関節離断術を施行した。離断術後2週，再度デブリードマンを施行した（図2）が，感染と疼痛のコントロールが不能となり（図3），末梢血行再建術後2カ月で下腿大切断術を施行した（直前のSPPは下腿=80/100mmHg）。
　創は一部離開したが保存的治療で治癒した。リハビリテーションを積極的に行い，最終的に紹介元の老人保健施設に再入所した。退院時のHbA1c=5.9%であった。

第4章 症例集

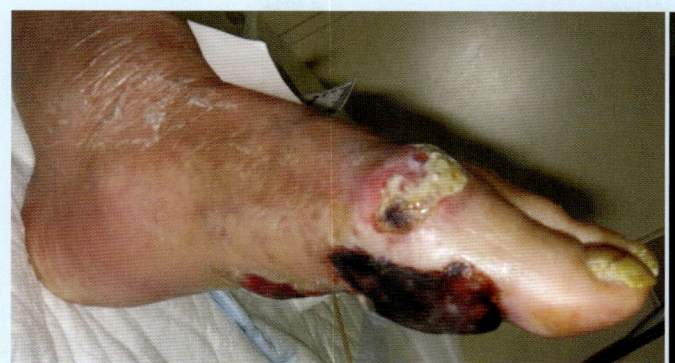

図1 初診時所見
左第1趾バニオン部に骨露出と壊死を伴う潰瘍を認める。それと連続するように第1趾底～土踏まずには，黒色壊死とその周囲からの排膿を認める。

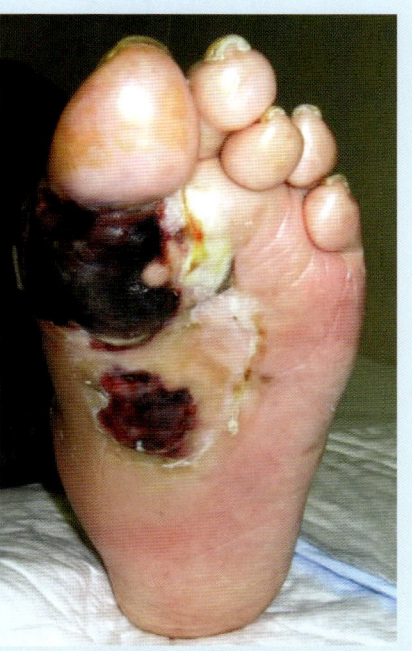

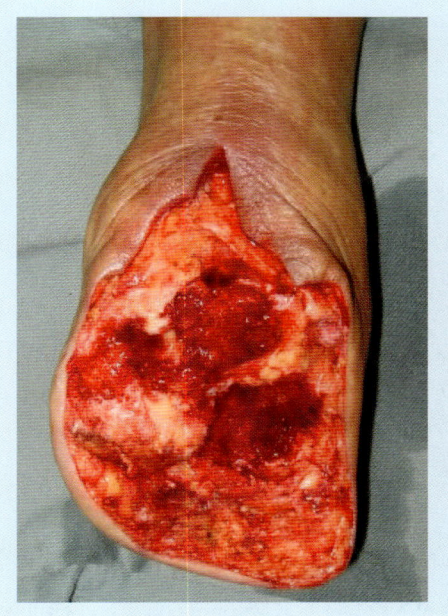

図2 末梢血行再建術後1週，ショパール離断術
デブリードマン後の所見。

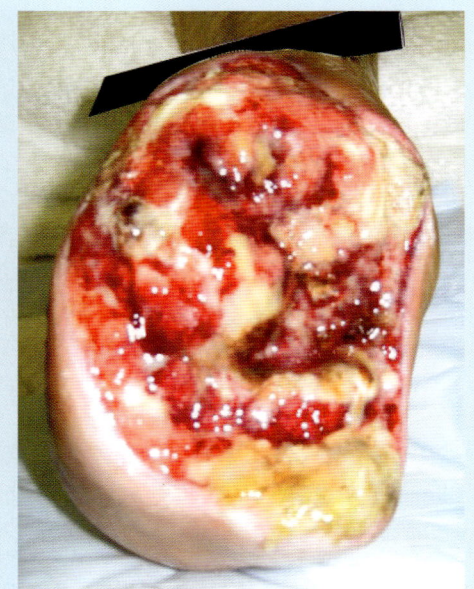

図3 ショパール離断術から2週後の状態
不良肉芽で創は覆われ滲出液も多い。

POINTS

耐え難い疼痛は大切断の適応である，と啓蒙していく

超高齢化社会を迎え，今後，在宅や老人保健施設での下肢潰瘍患者が増えることが予想される。

TypeIV

093 制御不能の感染症は大切断の適応である

■感染症内科／形成外科／糖尿病内科／理学療法士　■治癒期間：5カ月
■Key Word：重症下肢虚血　重症感染症　敗血症　下肢大切断　高齢者　在宅　老人保健施設

症例092に同じ。大切断となり歩行が望めないとしても，救命と疼痛からの解放という観点を忘れない。

症例

患者：83歳，男性
病歴：いつ頃からか不明であるが糖尿病で内服治療を受けている。約5年前から高血圧で内服治療中であった。1年前までは杖歩行可能であったが，5カ月前に脳梗塞に罹患し車椅子生活となった。以前より足白癬で近医皮膚科にて治療中であったが，2カ月前に右第5趾に潰瘍が出現し，保存的治療で悪化し，かつ発熱を呈するようになったため当科に緊急入院した。
現症：右足部がミイラ化しており，足関節を超えて発赤と熱感を認める（図1）。異臭があり疼痛も著しい。右大腿動脈の拍動を触知したが，膝窩動脈，足背動脈，後脛骨動脈は触れない。ドップラー聴診でも動脈音は聴取不可であった。左に関しては，右側と同様PADであるが，ドップラー聴診で足背動脈の動脈音が聴取可能であった。HbA1c=5.1%，CRP=10.78mg/dlであった。また，仙・尾骨部に褥瘡を認めた。

治療方針

感染のコントロールができない場合には，早期に下肢大切断を施行する。
①抗生物質投与による感染のコントロール
②感染制御不可であれば，末梢血流を評価
③適切なレベルでの大切断

治療経過

入院後直ちにスルペラゾン®の点滴を始めたがspike feverが治まらずメロペネム®に変更した。CTA所見で右浅大腿動脈と膝窩動脈の完全閉塞を認めた（図2）。緊急血管造影で，可能であれば，浅大腿動脈のみでも末梢血行再建術を施行する予定であったがガイドワイヤーが通過せず断念した（図3）。

その後，CRP=23.74mg/dlと上昇した。細菌培養でMRSAを検出したため，抗生物質をバンコマイシン®に変更し，緊急に大腿切断術を施行した。直前のSPPは，大腿前面／後面=21/28mmHgであった。

術後1週にCRPが3.83mg/dlとようやく低下し，褥瘡も治癒した。創部はわずかに離開したが保存的治療にて治癒した。

理学療法にてADL向上を図っていたが，術後3週に脳梗塞を再発した。術後約5週，全介助の状態で転院した。

POINTS

制御不能な感染症で生命の危険がある時には，緊急大切断の適応である

超高齢化社会を迎え，在宅や老人保健施設での下肢潰瘍患者が増えることが予想される。創傷があれば未だ同施設への入所が困難な現状であるが，今後は同施設においても，褥瘡を含め慢性創傷への対応が必要となってくる。

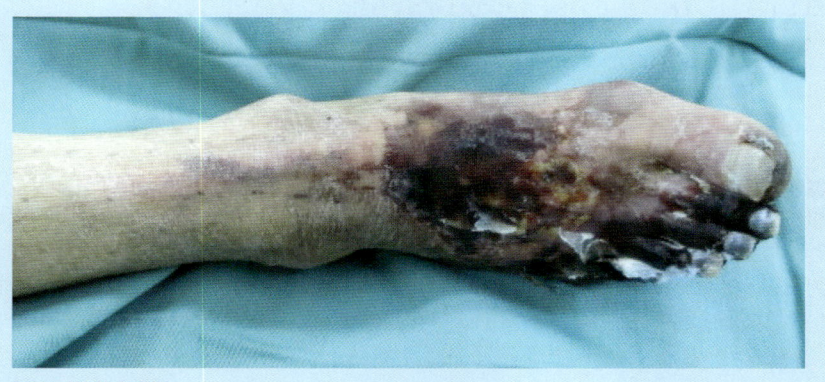

図1 初診時所見
右足部がほぼミイラ化しており，足関節を超えて発赤と熱感を認める。

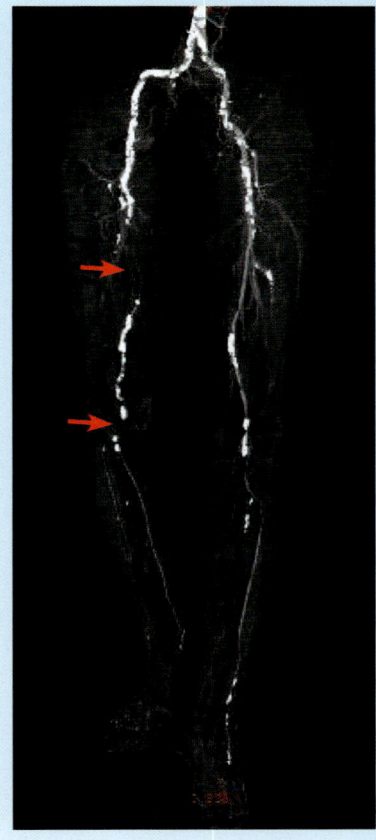

図2 CTA所見
左浅大腿・膝窩動脈は完全に閉塞（→）している。

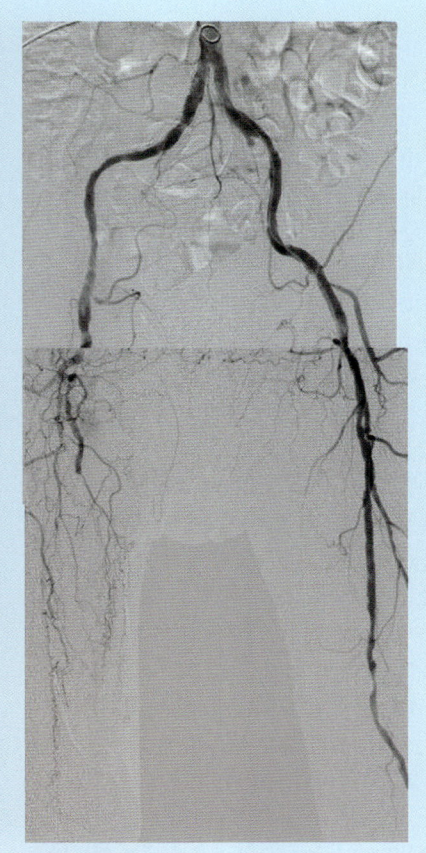

図3 動脈造影所見
末梢血行再建術不可であった。

Type IV

094 Type Ⅱ → 血行再建術 → blue toe syndrome → 感染 → Type Ⅳ

■循環器内科／形成外科／糖尿病内科／理学療法士／義肢装具士　■治癒期間：1年6カ月
■Key Word：重症下肢虚血　末梢血行再建術　blue toe syndrome　感染　長期経過

末梢血行再建術は Type Ⅱ で必須の治療法であるが，時にそれを契機に blue toe syndrome を発症することがある。通常，blue toe syndrome ではステロイドの内服治療が行われる。毎日の創傷管理も重要であるが，感染を併発した時には治療に難渋する。難渋する理由は，blue toe syndrome の炎症が沈静化していなければ，デブリードマンで創が悪化する可能性があるためである。

症例

患者：63歳，男性
病歴：約10年来の未治療の糖尿病があった（HbA1c=13.2％）。仕事中に右足趾に外傷を負い，近医皮膚科の外用療法で治癒傾向にないために当院糖尿病内科を受診した。右足背と後脛骨動脈は拍動を触知せず，ドップラー聴診で動脈音が聴取可能であった。SPP は右足背=40mmHg で，ABI=0.54（左は1.01），多発潰瘍の存在から PAD を疑われ循環器内科へ紹介され，右浅大腿動脈に血管内治療と心臓カテーテル治療が施行されて，糖尿病内科へ転科となった。その後，両側足趾先端のチアノーゼと疼痛が出現したために形成外科を受診した。Blue toe syndrome と診断（好酸球10％以上）し，ただちにステロイド 25mg/日内服治療を始めたが，治療への反応が鈍く約3カ月後には感染を生じたため入院治療となった。
現症：両側足趾先端に壊疽，足底に斑ならチアノーゼがある（図1）。好酸球 0.1％，CRP=16mg/dl，HbA1c=8.5％。両側とも足背，後脛骨動脈とも拍動を触知する。

治療方針

ステロイドの調整と感染の制御を行う。
①臨床症状と検査データを見ながらステロイド内服
②感染のコントロール
③①と②が沈静化したら創傷の外科的治療

治療経過

入院後にステロイド内服量の漸減を図りながら毎日の洗浄とユーパスタ® による処置を施行した。抗生物質は感染症内科と相談して適宜変更した。ワーファリン® と2つの抗血小板剤の内服は続行せざるを得なかった。糖尿病の治療は内服とインスリン注射でコントロールされていった（最終的には HbA1c=6.7％）。

入院約2カ月後に壊疽部のデブリードマンを施行して開放創とした。創の wound bed preparation には約4カ月を要した。右足底土踏まずに植皮術を施行し，その後も保存的治療を続行した。

3科での入院期間は合計1年6ヵ月を要したが，ステロイド内服も終了し，装具を用いた自立歩行で退院した（図2）。

> **POINTS**
>
> **血行再建術は blue toe syndrome 発症の危険性がある**
>
> Blue toe syndrome に感染壊疽を併発すると治療に難渋する。炎症の沈静化を待たなければ外科的侵襲を加えることができないためである。

第 4 章　症例集

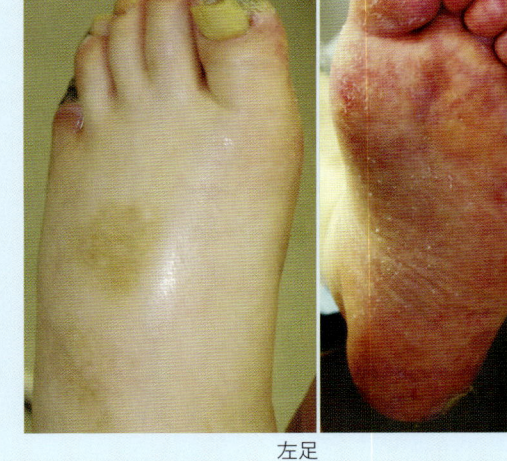

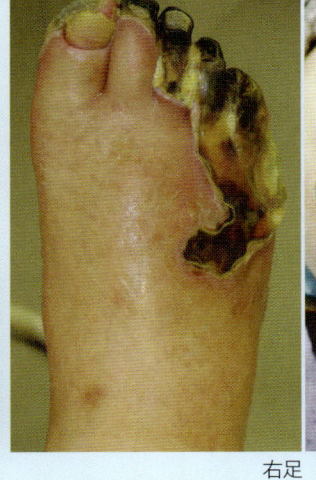

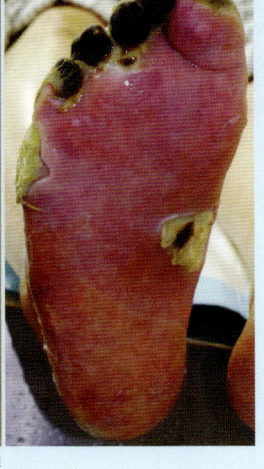

左足　　　　　　　　　　　　　　　右足

図1　初診時所見
両側足底のチアノーゼと多発性の壊疽がある。

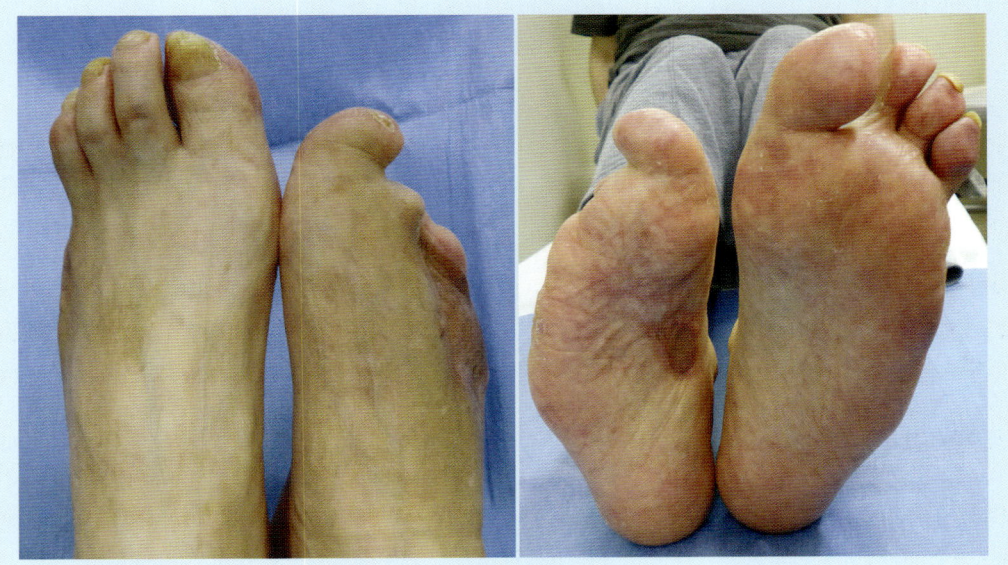

図2　治療開始後1年6カ月
装具にて歩行可能である。チアノーゼ等の炎症所見を認めない。SPPは右足背/足底＝65/73mmHgである。

203

TypeIV

095 両側大切断では仙骨部に褥瘡を生じる

■ 循環器内科／形成外科／糖尿病内科／義肢装具士／理学療法士／作業療法士
■ 治癒期間：約2週間＋その後
■ Key Word：重症下肢虚血　末梢血行再建術　感染　敗血症　褥瘡

やむなく両側大切断をせざるを得ない場合がある。術後のADLが著しく損なわれる可能性が高く，自力での寝返りさえ叶わないこともある。その際，廃用症候群となり仙骨部に褥瘡を生じる危険性も出てくる。

症例

患者：73歳，女性
病歴：糖尿病はいつ頃からかは不明で内服治療を受けていた（HbA1c=5.9%）。初診の3カ月前に右第4趾が壊死となり2カ月前に皮膚科で第4趾切断術が施行されたが，感染が増大したため下腿切断術を薦められた。セカンドオピニオン希望で当科を受診したが，すでに右足底部に多量の膿の貯留があり感染は足関節を超えていたため（CRP=16.6mg/dl）下腿大切断の適応と考えた。紹介元の病院整形外科で下腿切断術が施行された。1カ月後に断端部の創離開のため再受診した。右下腿断端のSPPが前面/後面=60/80mmHgであったため再切断術を施行し，義足歩行にて退院し施設へ入所した。約1年6カ月後に，このたび左第1趾にも潰瘍ができ，再々受診した。
現症：左第1趾内側に有痛性の小潰瘍がある（図1）。左大腿，膝窩動脈は動脈拍動を触知したが足背，後脛骨動脈は触知しない。ドップラー聴診では足背動脈のみ動脈音が聴取可能である。右側は下腿切断状態である。SPPは左足背/足底=15/40mmHgで，HbA1c=7.5%であった。

治療方針

末梢血行再建術を行う。
①血管造影検査，可能であれば血管内治療
②血流評価後，局所は保存的治療

治療経過

左膝窩動脈，前脛骨動脈，腓骨動脈に血管内治療を施行した。術後足背動脈の拍動触知が可能となりSPPも改善した（足背/足底=40/30mmHg）ため，装具にて退院し，潰瘍はいったん治癒した。

4カ月後に再び足の冷感と同部位の小潰瘍が生じ，SPPは足背/足底=25/20mmHgであったため再び（2回めの）血管内治療を施行した（前回と同じ部位）。施行後SPPは足背/足底=50/30mmHgと上昇し潰瘍は治癒した。

しかし，その2カ月後に再び同部位に3度めの小潰瘍が出現した（図2）。3回めの血管内治療を施行した（浅大腿動脈にびまん性に狭窄が認められたため同血管と前脛骨動脈に血管拡張術）が，壊死は拡大した。SPPは足背/足底=50/60mmHgであったため第1趾切断術を施行し治癒した。

しかし，2カ月後に第1～3趾に潰瘍が出現して急速に壊死が進行した（図3）。緊急血管内治療を施行（浅大腿動脈と腓骨動脈のみ血管拡張術）し，術後SPPが足関節90mmHg（施行前は10mmHg），膝裏100mmHg（施行前45mmHg）と改善されたため，緊急下腿大切断を施行した。

術後，感染した（CRP=21.78mg/dl）ため開放創とし，20日後に大腿切断に移行し，ようやく治癒して他院へ転院した。

術後の体位変換が困難で，2年後に仙骨部褥瘡で来院した。外来受診が困難であったため，転院先で治療した。

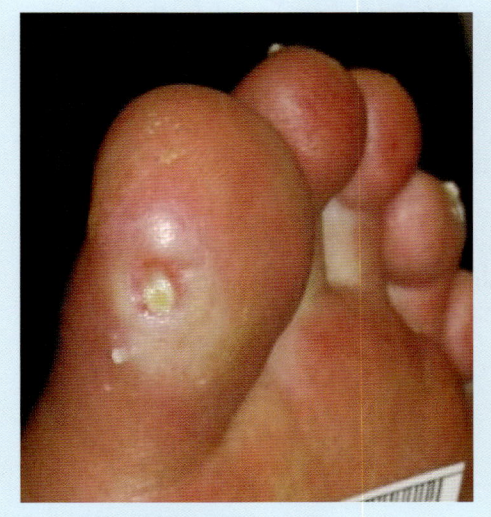

図1 左第1趾潰瘍の初診時所見
壊死を伴う小潰瘍がある。

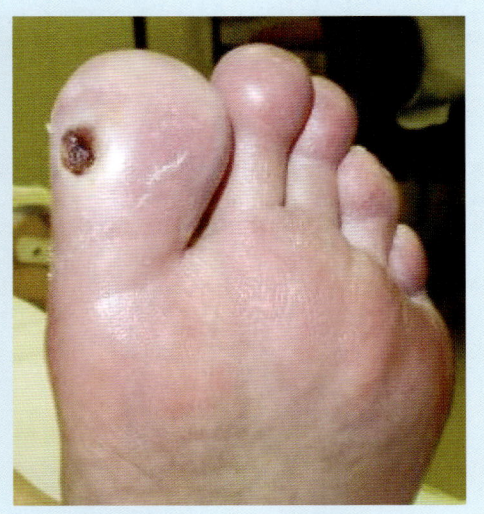

図2 同部位に3度めに出現した小潰瘍
3回目の血管内治療を行う前の状態を示す。

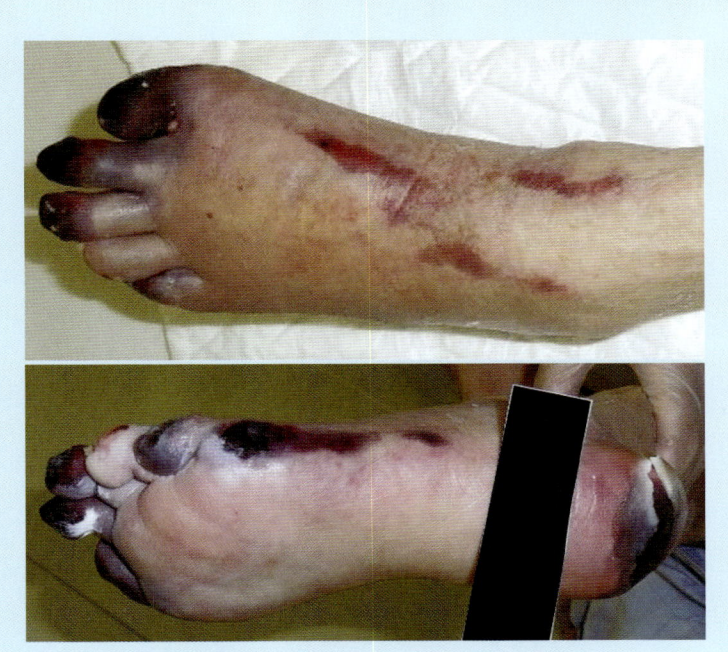

図3 図2より2カ月後に悪化した第1〜3趾の潰瘍と壊疽
CLIの急性増悪状態である。

POINTS

寝返り動作には脚を使う

両側大切断ではADLの著しい低下により仙骨部褥瘡になりやすい。

Type IV

096 シャント肢のスティール現象で生じる手指壊疽

■ 循環器内科／血管外科／透析医／形成外科／糖尿病内科／義肢装具士／理学療法士
■ 治癒期間：50日
■ Key Word：重症下肢虚血　末梢血行再建術　シャント　スティール現象　手指壊疽

透析症例ではシャント肢にスティール現象が起こる。血流のシャント量が多いと手指が虚血に陥る。壊疽が生じる前にシャント閉鎖に踏み切る必要があるが、対処が遅いと手指を失う。

症例

患者：53歳，男性
病歴：糖尿病はいつ頃からかは不明で他院でインスリン治療を受けていた（HbA1c=6.2%）。2年前から糖尿病性腎症のため透析を行っている。1年6カ月前に左足に潰瘍ができ他院にて血管内治療と局所手術（詳細不明）を5回施行したが創治癒は遅延した。6カ月前に右上腕動脈に新たにシャント形成術が施行されて以後、右第1，4，5指に冷感を認め徐々に壊死となったため受診した。
現症：左第4，5趾に骨の露出を伴う潰瘍があり、足底には潰瘍部から土踏まずに至る炎症がある（図1-a）。左大腿、膝窩動脈の拍動は触知するが、足背、後脛骨動脈の拍動は触れない。ドップラー聴診では、ともに動脈音を聴取することが可能である。また、右第1，4，5指がミイラ化している（図1-b）。橈骨、尺骨動脈の拍動は触れず、ドップラー聴診で尺骨動脈のみ動脈音を聴取することが可能である。SPPは、手背/手掌=30/30mmHgであった。

治療方針

シャント閉鎖と足趾切断術を行う。
①シャント閉鎖後、右手の血流を評価
②血流が改善すれば、手指切断と足趾切断
③透析維持のための恒久的カテーテルを挿入

治療経過

シャントを結紮してダブルルーメンを挿入したところ右手は温かくなった。SPPは手背/手掌=140/100mmHgと急上昇したため、右手指切断術（PIP離断術）と左足趾切断術（趾列切断術）を施行した。

右第4指は再手術を、左足趾は創離開を生じたが術後2カ月で治癒した。

その後、ダブルルーメンは抜去し、恒久的カテーテルを挿入した。以後3年間、再発はない（図2）。

〈スティール現象とは〉
盗血現象とも言う。血管拡張の大きい血管に比べて血管抵抗の小さい血管へ血流が流れる現象のこと。シャント部では、吻合された動脈から静脈へと盗血されることにより、末梢での動脈血流が少なくなることがある。この時、シャント量が大きくなればシャント肢が虚血に陥る。

POINTS

スティール現象では、手のSPPを測定する

シャント肢のスティール現象には注意が必要である。一定の割合で虚血に陥る。

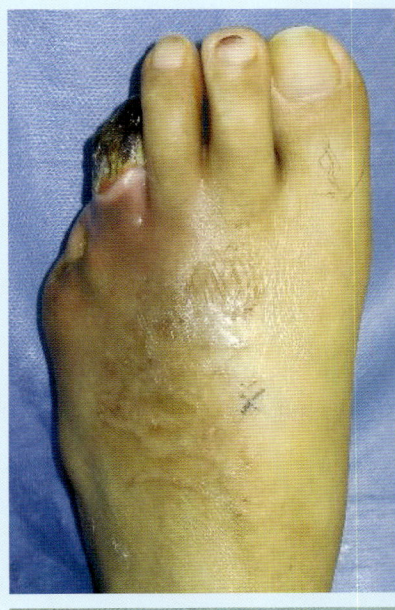

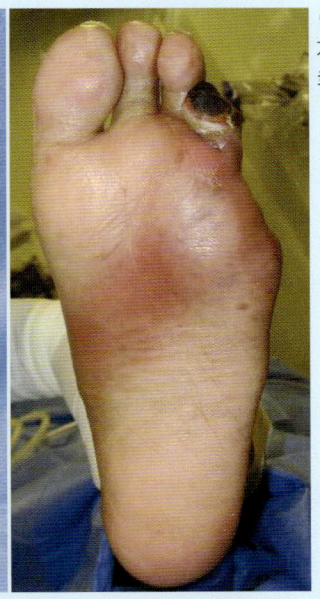

(a) 左足の所見。
左第4, 5趾壊疽と足底土踏まずに帯状に炎症所見が拡大している。

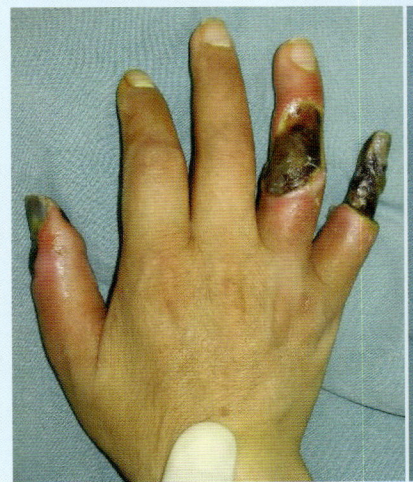

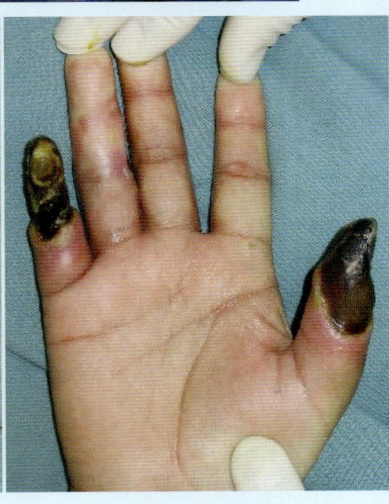

(b) 右手の所見。
右第1, 4, 5指壊疽を認める。

図1 初診時所見

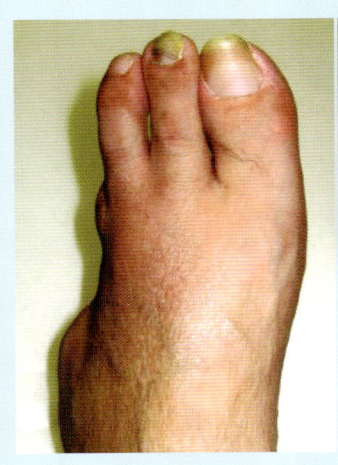

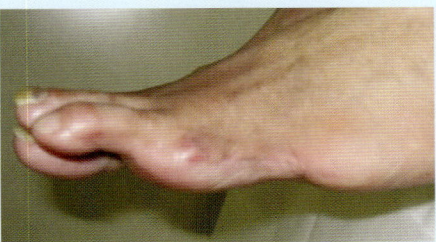

図2 術後3年の状態
潰瘍の再発を認めない。

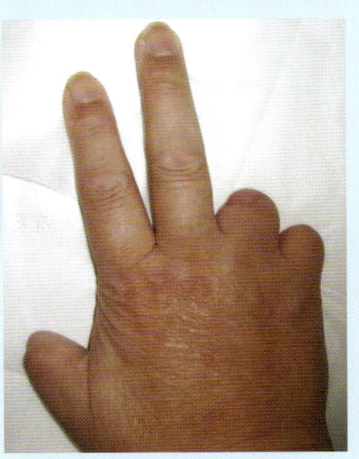

番外編

097 Blue toe syndrome（1. 自然脱落）

■ 形成外科／透析医／義肢装具士　■ 治癒期間：18カ月
■ Key Word：blue toe syndrome　ステロイド　自然脱落（autoamputaion）

Blue toe syndrome は，別名コレステリン（コレステロール）結晶塞栓症と呼ばれる。血管カテーテル操作や抗凝固療法などが誘因となり，近位大血管に存在する粥状硬化巣からその構成成分であるコレステロール結晶が飛散して末梢小血管を塞栓する病態である[1]。侵される部位は，足趾と踵，腎臓である。動脈硬化の末期状態なので，比較的予後が悪い。疼痛が強く，CRP と好酸球，BUN が上昇する傾向にある。PAD があればむしろ起こりにくい。論文などで皮膚生検をして確定診断をつけるべきとよく記載されているが，生検部位が治癒せず，疼痛悪化を招くため罪作りである。臨床診断をつけ，ステロイド 0.5mg/kg/ 日内服と LDL アフェレーシスによる治療を検討する。糖尿病患者に多い。ステロイド内服には充分配慮する。

症例

患者：72歳，男性
病歴：いつ頃からか不明だが長期間，糖尿病に罹患している。1カ月前から糖尿病性腎症のために透析を開始，近医透析病院に入院中であった。両側足趾先端に壊疽が出現した。足趾壊疽治療と疼痛管理のために当科を紹介された。L5～S1 に脊柱管狭窄がある。
現症：足背動脈，後脛骨動脈，膝窩動脈はともに拍動を触知することができた。両側全足趾先端と右踵部外側と外果にかけての壊疽がある（図1）。足底全体に斑なチアノーゼを認める。好酸球 5.0％ で CRP は 2～3mg/dl を推移していた。臨床的に blue toe syndrome と診断した。

治療方針

ステロイド内服で炎症をコントロールする。
ステロイドを漸減して炎症が沈静化したのちに足趾切断術を受けることを勧めた。
①ステロイド内服
②保存的治療
③足趾切断術

治療経過

ステロイド内服と透析病院での LDL アフェレーシスの治療を依頼した。疼痛に対しては，内服治療が奏効しなければペインクリニックを紹介する方針とし，不眠薬内服のみを開始した。

プレドニン®20mg/ 日を開始した。局所処置は，毎日洗浄してゲーベン® クリームとキシロカインゼリー® を混合して塗布する保存的治療を指導した（図2）。疼痛はあるものの自制内であり，チアノーゼの改善と好酸球・CRP の正常化を認めたために徐々にステロイドを減らしていった。

6カ月後，右踵部の潰瘍が治癒した段階で，ステロイド内服は最終 2.5mg/ 日で終了とした。

9カ月を経過する頃から，少しずつ足趾の自然脱落（autoamputaion）が始まった。そのため，足趾切断術をせずに保存的治療を続けることに方針を転換し，最終的に 1年 6カ月で全趾の自然脱落が叶い創は治癒した（図3）。

その後，幻肢痛のためリリカ® 内服を開始した。足底板を作製して通常歩行をしており，2年間再発を認めない。足部全体には保湿剤を塗布している。脊柱管狭窄のため間歇性跛行は続いている。

第 4 章　症例集

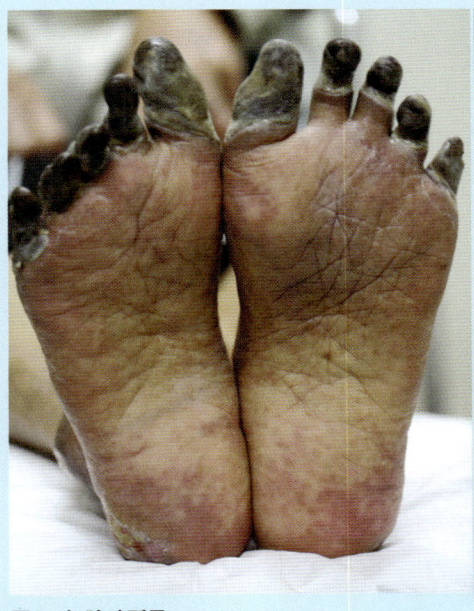

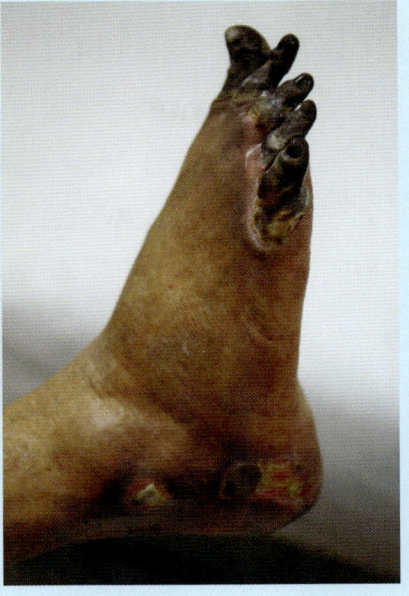

図1　初診時所見
足底の臨床像では全趾の壊疽と足底皮膚全体に拡がる斑なチアノーゼを認める。踵外側にも壊疽があった。Blue toe syndromeでは疼痛が強いことが特徴である。

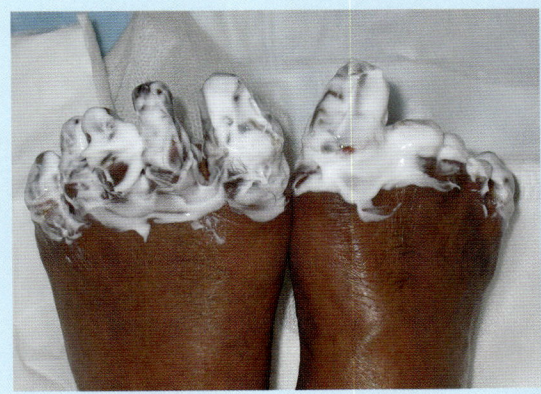

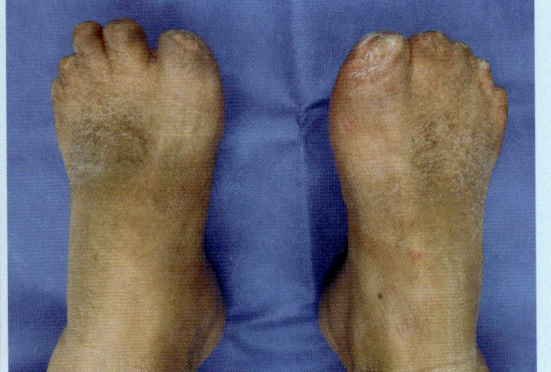

図2　薬剤の塗布
ゲーベン® クリームとキシロカインゼリー® の混合使用。

図3　治療開始後1年6カ月の状態
18カ月の通院で自然脱落が完了した。以後，再発はない。

POINTS

Blue toe syndrome では皮膚生検は不要で，臨床診断で充分である

PAD がないことが多く，そのため炎症が沈静化すれば創傷治癒機転が働きやすいのが特徴である。したがって，自然脱落が働きやすい。自然脱落は究極の創傷治癒機転であり，血流の存在が必須である。また，自然脱落の組織の中には blue toe syndrome 確定診断の根拠となる「コレステリン結晶」が見つかることがある。

参考文献1：辻依子ほか：足趾潰瘍を伴う blue toe syndrome の治療経験．形成外科　52：457-463，2009

番外編

098　Blue toe syndrome（2. 予後が悪い）

■循環器内科／腎臓内科／糖尿病内科／皮膚科／形成外科　■治癒期間：死亡退院
■Key Word：Blue toe syndrome　予後

Blue toe syndrome は，動脈硬化の末期状態なので，生命予後が悪い。したがって，早めの診断とステロイド内服による治療で疼痛管理に努めたい。病理診断に拘って治療が遅れるようなことは避けたい。

症例

患者：65歳，男性
病歴：49歳で急性心筋梗塞となり当院循環器内科で血管内治療を受けた。また他院心臓血管外科で冠動脈バイパス術を受けていた。糖尿病の罹患歴は4年，高血圧，脳梗塞後のため近くの医療センターで治療中であった。2カ月前，右足趾に有痛性の赤色皮疹が出現した。1カ月後に潰瘍化し，同医療センター皮膚科で，プロスタグランジン製剤の点滴を受けたが治癒傾向が見られなかったため，当院皮膚科に紹介された。
現症：右第1，5趾の先端に有痛性の潰瘍があり，他趾と足底は赤紫色を呈している（図1）。足背動脈，後脛骨動脈，膝窩動脈は拍動を触れ，ABI は右／左＝1.11/1.07 であった。好酸球は 5.0%（その後2週間で 30% まで急増）で，BUN=49ml/dl，CRNN=1.98mg/dl，蛋白尿は陽性で，HbA1c=8.8% であった。

治療経過

皮膚科入院にて臨床的に blue toe syndrome を疑ったが，プロスタグランジン製剤を投与を続行した。確定診断のために潰瘍部と紅斑部の生検を行ったが，血管内の針状裂隙を同定できなかった。循環器内科では，CLI ではないことから血管内治療を行えば blue toe syndrome を悪化させる，との考えから否定された。また大血管の精査では原因となる主病変を同定できなかった。また好酸球増多に対しては，薬剤性否定のため長期経過観察がとられた。腎機能悪化に対して腎臓内科へコンサルテーションされ腎臓機能検査も同時に進められた。

しかし，入院2カ月後，MRA 所見の示す（図2）下肢血管の狭窄病変に対して，血管内治療を施行され，同日，形成外科にコンサルテーションされた。当科初診でステロイド治療の早期治療を薦め，ようやく同疾患に対する治療が始まった。

その約1カ月後に病棟内で心停止で発見され，救命処置がとられたが死亡した。

POINTS

Blue toe syndrome は死亡率が高い，予後不良疾患である

Blue toe syndrome の確定診断のために生検を薦める向きがあるが，その疼痛は強く，また生検創が治癒しないことさえある（生検創に対して微小血栓が飛ぶ）。加えて病理診断学的に確定に至らないことがあり，それが逆に早期治療を鈍らせる。死亡率も高いため，臨床診断で積極的にステロイド内服を開始すべきである[1]。疼痛，皮疹，好酸球数，CRP 値の推移による総合的評価でステロイドの減量を図り，患者の QOL を維持させるべきである。

第 4 章　症例集

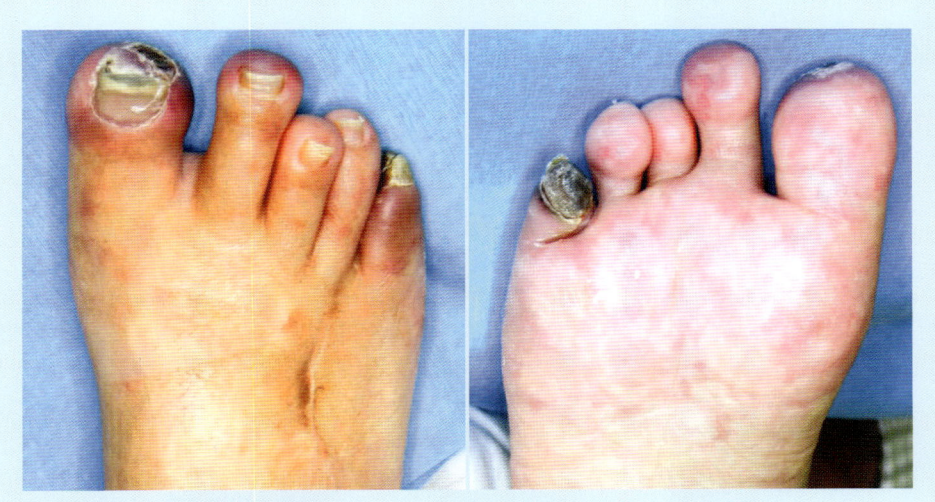

図1　当院皮膚科での初診時所見
右第1と5趾先端がミイラ化しており，他趾と足底にも斑な紅斑がある。

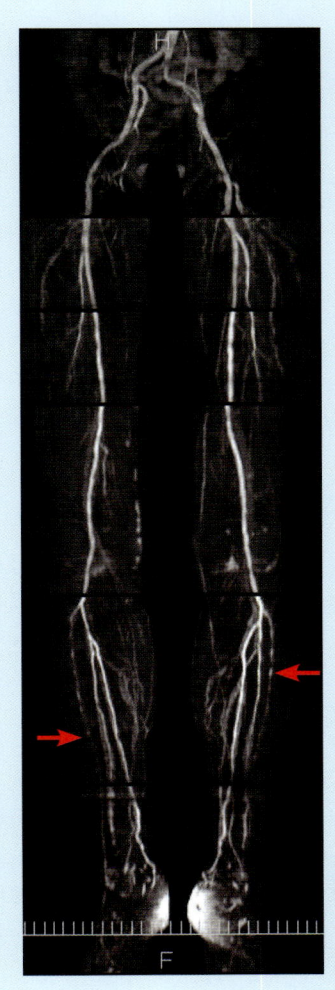

図2　入院後2カ月のMRA所見
骨盤内，大腿部に血管の狭窄はなく，下腿三分枝では両側前脛骨動脈に閉塞所見があった（→）。

参考文献1：辻依子：第4章その他の下肢潰瘍　4.Blue toe syndrome．足の創傷をいかに治すか．市岡滋・寺師浩人編，pp121-124，克誠堂出版．2009

番外編

099 壊疽性膿皮症（Pyoderma gangrenosum）

■免疫内科／形成外科／糖尿病内科／皮膚科／リハビリテーション　■治癒期間：3カ月
■Key Word：壊疽性膿皮症　好中球　免疫抑制剤

壊疽性膿皮症（Pyoderma gangrenosum：PG）は比較的まれな疾患である。原因不明で活性化した好中球が病態に関与していると言われている。炎症性かつ破壊性の皮膚潰瘍が，主として下肢に生じる傾向にある。慢性炎症性腸疾患（潰瘍性大腸炎やクローン病）はPGの約10〜15％に合併するが，糖尿病患者にも発症しやすいことが知られている（PG患者の4人に1人が糖尿病である）。何らかの免疫異常があり，治療の主体はステロイド剤を代表とする免疫抑制剤投与であるので，血糖コントロールが困難となる。潰瘍は急性単発性発症が多く，有痛性かつ穿掘性で壊死や膿苔付着が特徴的である。皮膚病理組織像は非特徴的な好中球を主体とする潰瘍で，むしろ除外診断となる。

症例

患者：61歳，男性
病歴：数年前より糖尿病と汎血球減少を指摘されていたが未治療であった。3カ月前，車の運転中に左大腿内側部痛が出現し徐々に同部が腫脹してきた。発熱も認めCRP=26mg/dl，Hb=6g/dl，Plt=4.3万/μl，HbA1c=7.1％であったため近医に緊急入院した。蜂窩織炎の臨床診断で安静にし抗生物質による治療を行ったが，しだいに同部位に壊死を伴う潰瘍を生じた。その後，右鼠径部の中心静脈点滴ルート穿刺部位が膿疱を生じ潰瘍化したため，皮膚科にてPGが疑われた。潰瘍部からの培養は細菌陰性であった。皮膚生検と骨髄生検の結果，Sweet病，骨髄異形成症候群，PGの診断を得てプレドニン®50mg/日の内服治療が開始された。その後，ステロイドパルス療法やヨードカリ内服でコントロールされたが，PGの潰瘍治癒不全のため当院の免疫内科へ転院し，皮膚潰瘍治療を目的として形成外科へ紹介された。紹介時，プレドニン®40mg/日を内服中であった。
現症：両側大腿部内側に壊死と膿苔の付着する有痛性潰瘍を認めた。

治療方針

臨床経過と臨床像および好中球主体の非特異的な皮膚潰瘍の病理組織像から典型的なPGと判断し，創の経過を見ながら治療を検討する方針とした。治癒傾向があれば，wound bed preparation後に植皮術を検討する。毎日の創処置は温水洗浄とユーパスタ®の塗布を施行することとした。また，免疫抑制剤投与による骨髄抑制と感染症を危惧し，ガンマグロブリン大量療法が免疫内科で検討された。さらに，ステロイド剤の長期投与により血糖コントロールも不良であったため，糖尿病内科へ依頼することにした。

治療経過

上記方針で，メンテナンス・デブリードマンと毎日の洗浄とユーパスタ®軟膏の塗布による処置を施行した。内科的には，ガンマグロブリン大量療法の追加でPG周囲の炎症は治まり，周囲からの上皮化が始まった（図1）。
プレドニン®は漸減し，1カ月後よりネオーラル®50mg/日の内服を追加した。約3カ月で創は治癒し近医へ転院した（この時点でプレドニン®は15mg/日）。
しかし，1年後に右上肢にPGが突然再発してコントロール不良となり，敗血症のため死亡した（図2，3）。

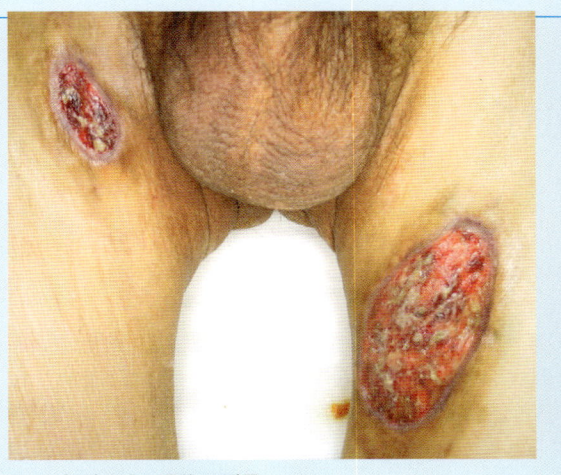

図1 初診から1週後の所見
壊死組織と膿苔は付着しているが，周囲から上皮化傾向を認める。

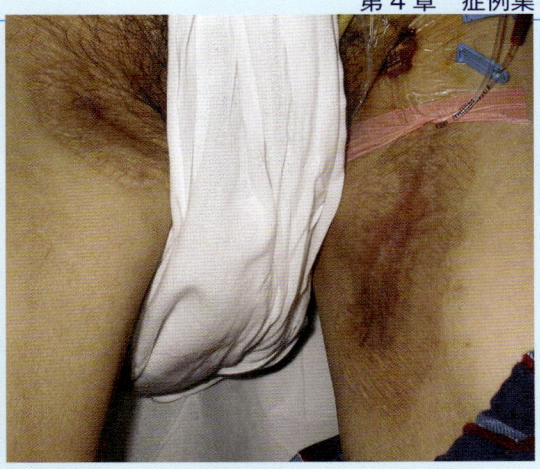

図2 創治癒後1年の状態

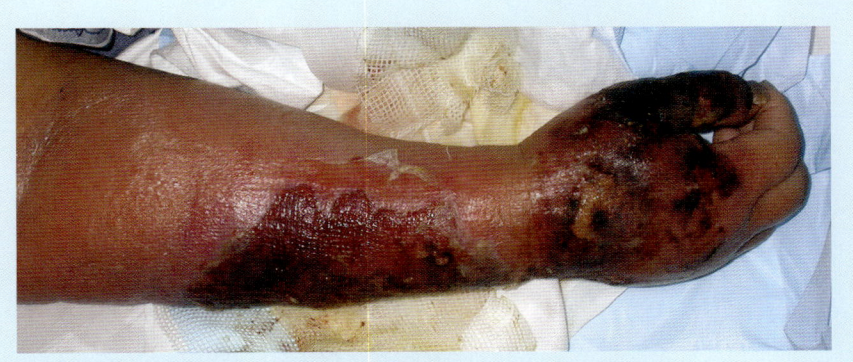

図3 右上肢に突然再発した壊疽性膿皮症（PG）

> **POINTS**
>
> ### PGは糖尿病に合併することのある非特異的炎症性疾患である
>
> PGは足部よりは大腿〜下腿部や上肢に発症する有痛性の壊疽性潰瘍である。一見，感染を伴っているように見えるが，培養は陰性であることが多く，穿掘性が特徴的である。皮膚生検は非特異的であるため特徴的な臨床像を網膜に焼き付けておきたい。免疫内科との連携が重要で，潰瘍の「顔」がよくなってくれば免疫抑制剤等の内科的治療が効果を発揮している証拠となる。

番外編

100 Werner syndrome（早老症候群）

■糖尿病・内分泌代謝内科／形成外科／老年内科／整形外科／義肢装具士　■治癒期間：不明
■Key Word：Werner syndrome　早老症候群　動脈硬化　アキレス腱　骨髄炎

Werner syndromeは，早老症候群の範疇に入る。10代頃から白内障，動脈硬化，強皮症様皮膚を呈し，常染色体劣性遺伝形式をとる先天性疾患である。特徴的な症状として鳥様顔貌と嗄声がある。近親婚が多い。日本人に圧倒的に多く発症する。35〜40歳で約70％が糖尿病を合併し[1]，インスリン感受性の低下を認める。動脈硬化から心筋梗塞を発症しやすく，皮膚潰瘍が足趾，足底，アキレス腱部に発症する[2]が，PADと強皮症様皮膚のため極めて難治である。足潰瘍は初めは治療に反応して治癒するが，しだいに難治となる。

症例

患者：63歳，女性
病歴：34歳時と37歳時に白内障に罹患した。37歳より甲状腺腫瘍と糖尿病（観察期間中HbA1c=8.4〜15.1％）のためインスリン療法を施行中である。55歳時に転倒して左アキレス腱部の潰瘍を発症して以来，他部位にも潰瘍が出現し，皮膚科と整形外科で治療したが難治性であり当科を受診した。60歳時，急性心筋梗塞のため，カテーテル治療を受けている。
現症：膝窩動脈は拍動を触れたが，両側足背動脈と後脛骨動脈は拍動を触れなかった。左足趾と踵部，アキレス腱部，外果，右第5趾外側に潰瘍があり，すべてが骨か関節内に到達していた（図1-a, b）。皮膚は強皮症様に硬く可動性がなかった。左踵部とアキレス腱部は滲出液が多く，異臭もあった。両足全体にアカツキ病を呈していた（図1-c）。

治療方針

潰瘍は，強皮症様皮膚とPAD，骨髄炎を合併しており，根治に至るのは困難と考えた。感染から急激に悪化すれば緊急切断術の施行もあり得ると判断し，週1回の外来で保存的治療を行い経過観察する方針をとった。また，潰瘍化して以来8年間全く足を洗浄せずアカツキ病となっていたため，毎日の洗浄を指導した。

①保存的治療
②洗浄

手術治療として足趾骨髄炎部の切除を提案したが，これ以上，歩行困難になることを危惧して拒否された。

治療経過

毎日の洗浄と，潰瘍面にはカデックス®軟膏，それ以外にはワセリン軟膏を塗布した。カデックス®軟膏の痛みを訴えたため，1週間後にユーパスタ®軟膏に変更した。以後，通院した3年6カ月の間，滲出液が多い部位にはユーパスタ®軟膏，少量部分にはゲンタシン®軟膏，潰瘍以外の部位にはワセリン軟膏の塗布を毎日継続した。

保存的治療開始後3週でアカツキ病は治癒し，周囲の皮膚は健常化した。滲出液の減少とともに疼痛の訴えも減じたが，通院中すべての潰瘍が完全に治癒することはなかった（図2）。

> **POINTS**
>
> **Werner syndromeの潰瘍は難治である**
>
> 発症当初の潰瘍は治癒させることは可能だが，骨髄炎や腱の感染を伴うようになると治癒が困難になってくる。フットケアを含めた保存的治療で悪化させないことが，疼痛緩和にも繋がる。

第4章 症例集

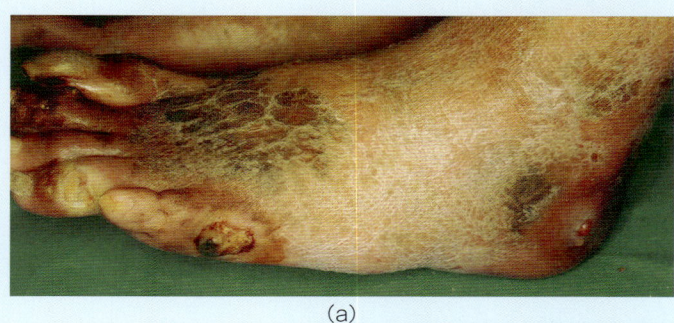

図1 初診時所見
(a) 左足側面像。第5中足骨が腐骨化し，踵部に骨に到達する瘻孔がある。
(b) アキレス腱は感染，壊死している。踵骨骨髄炎の瘻孔から多量の滲出液が認められた。
(c) 足全体がアカツキ病を呈している。

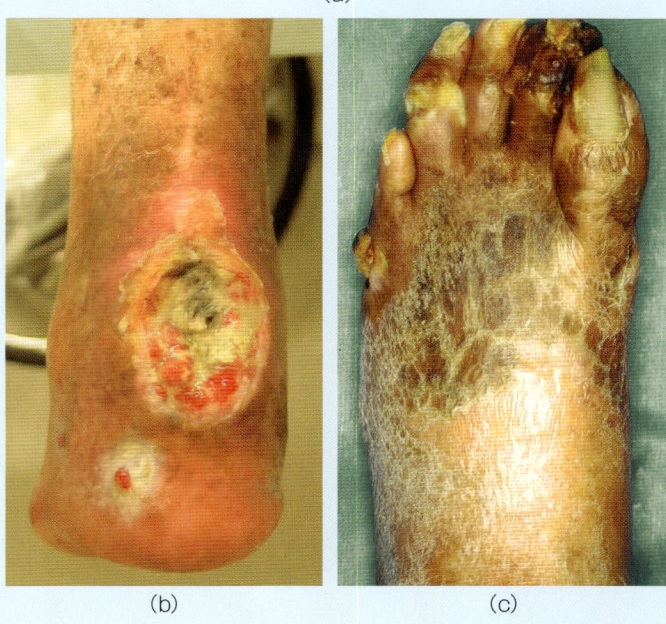

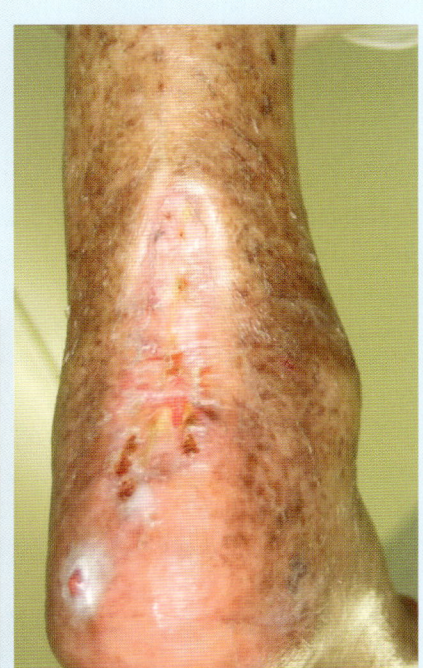

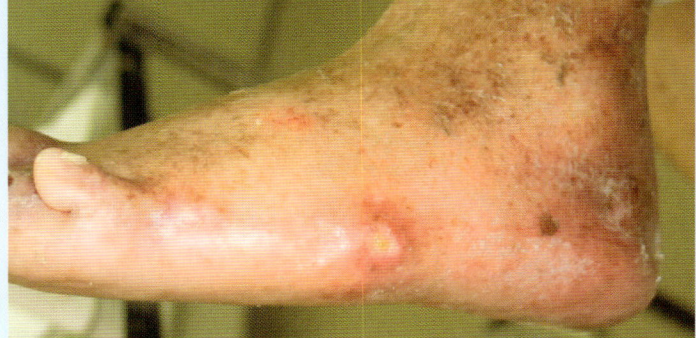

(a)

(b)　(c)

図2 治療開始後6カ月の所見
アキレス腱部と第5中足部潰瘍は治癒したが，踵骨骨髄炎は残存している。

参考文献1：ウェルナー症候群の診断・診療ガイドライン（2012年版）．http://www.m.chiba-u.ac.jp/class/clin-cellbiol/werner/index.html
参考文献2：寺師浩人ほか：Werner症候群のアキレス腱部難治性潰瘍の治療経験．皮膚臨床 36：749-751，1994

第5章

歩行の意義

　救肢という言葉がよく使用されますが，救肢が本来の目標ではないと思います。糖尿病に罹患し，Type Ⅰ～Ⅳの中のいずれかの潰瘍を持つように至り，治療が叶って下肢大切断をせずに救肢することは大切なことですが，本当の目標は「歩行を守る」ことだと考えています。逆に言えば，創傷治療のために患者の歩行を奪ってはならないと考えています。確かにある時期，創傷治療のために歩くことができない状況があったとしても，歩行できないようにする権利は医療者にはありません。歩行を維持させる義務が医療者にはあります。

　糖尿病の運動療法が三大治療（他は薬物療法，食事療法）の一角を為しています。基本的には歩行できなければ運動療法ができず，治療の一角を失います。またPADの運動療法もあります。心臓リハビリテーションも大切です。これらは歩行できなければ叶わないことになります。私たちのデータでは，足趾～TMAレベルの切断では歩行維持率がほぼ9割ですが，下腿切断レベルで1/3，大腿切断レベルでほぼ0（ゼロ）という結果です。私たちは，下肢大切断を施行し義足を装着すれば歩くことができるという母集団を見ていないことがわかります。糖尿病，透析，心臓疾患，脳血管疾患，高齢であるなどの理由により，下肢大切断になれば立ち上がることさえも困難となります。したがって，創治癒するのに少し時間がかかったとしても救肢を追求しようと考えています。

　もともと歩く距離が長い集団の方が，生命予後が良好であるという報告があります。残念ながら，救肢が生命予後を延長させるという確かなデータは未だありませんが，ヒトがホモサピエンスとして独立したことの大きな出来事に歩行を挙げる科学者がいます。歩行を守ることは人間の尊厳を守ることなのかもしれません。

　さらに，自身が見ることのできる身体の一部を失うことは想像を絶するものです。脚を失う

第 5 章　歩行の意義

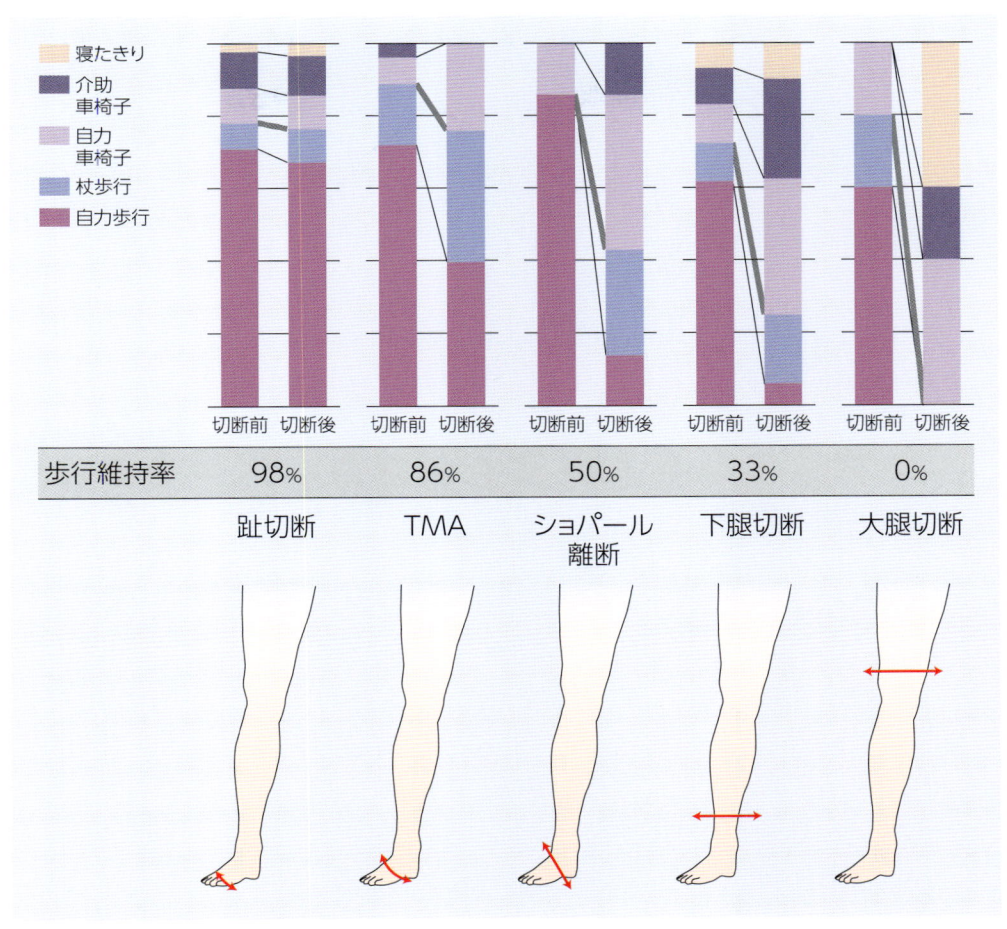

切断による歩行機能の変化
歩行維持率 ＝ 切断後歩行可能／切断前歩行可能
（辻依子ほか：重症下肢虚血患者における下肢切断レベルによる歩行機能への影響. 日形会誌　30：670-677. 2010より引用.
一部改変）

ことの喪失感は計り知れなく，内臓の一部が諸疾患で失われる喪失感とは比較にならないものです。下肢大切断がうつ病発症の原因となることもあります。わたしたちは，患者さんが心身ともに健康を維持してもらうためにも，「歩行を守る」ことの意義を見つめ模索していく義務があるのではないでしょうか。

著者紹介

神戸大学大学院医学研究科形成外科学　教授
寺師　浩人　てらし　ひろと　(Hiroto Terashi, M.D., Ph.D.)

1986 年 3 月	大分医科大学（現 大分大学）	医学部医学科	卒業
1986 年 6 月	大分医科大学附属病院	皮膚科形成外科診療班	研修医
1987 年 5 月	兵庫県立こども病院	形成外科	研修医
1988 年 5 月	大分医科大学附属病院	皮膚科形成外科診療班	医員
1989 年 5 月	大分医科大学附属病院	皮膚科形成外科診療班	助手
1993 年 3 月	健和会大手町病院	形成外科	
1994 年 7 月	大分医科大学附属病院	皮膚科形成外科診療班	助手
1997 年 4 月	アメリカ合衆国ミシガン大学医学部（至 1999 年 3 月）	形成外科 Visiting Research Investigator	
2001 年 3 月	大分医科大学附属病院	皮膚科形成外科診療班	講師
2001 年 6 月	神戸大学医学部附属病院	形成外科	助教授
2007 年 4 月	神戸大学大学院医学研究科	形成外科学	准教授
2012 年 5 月	同		教授
	現在に至る		

日本形成外科学会	専門医，皮膚腫瘍外科分野指導医
日本創傷外科学会	専門医
日本再生医療学会	再生医療認定医
日本褥瘡学会	認定師
日本下肢救済・足病学会	認定師
日本臨床毛髪学会	認定医

● 所属学会

日本形成外科学会	関西形成外科学会	日本下肢救済・足病学会
日本褥瘡学会	日本フットケア学会	日本創傷外科学会

日本形成外科手術手技学会／日本皮膚悪性腫瘍学会／日本臨床毛髪学会／日本再生医療学会／日本創傷・オストミー・失禁管理学会／日本創傷治癒学会／日本皮膚外科学会日本頭蓋顎顔面外科学会／日本美容外科学会／日本マイクロサージャリー学会／日本口蓋裂学会／日本乳房オンコプラスティックサージャリー学会／日本熱傷学会／日本血管外科学会／日本頭頸部癌学会／日本足の外科学会／日本皮膚科学会西部支部

● 著書

『足の創傷をいかに治すか―糖尿病フットケア・Limb Salvage へのチーム医療』
　　市岡滋・寺師浩人 編著　（克誠堂出版）

『創傷のすべて―傷をもつすべての人のために―』
　　市岡滋　監修　寺師浩人・安部正敏・溝口祐子編集　（克誠堂出版）　ほか多数

糖尿病性足潰瘍の 100 例
　　―あなたの患者さんはどの Type? ―

〈検印省略〉

2016 年 2 月 1 日　第 1 版第 1 刷発行

定　価（本体 12,000 円＋税）

著　者　　寺師浩人
発　行　者　　今井　良
発　行　所　　克誠堂出版株式会社
　　　　　〒 113-0033　東京都文京区本郷 3-23-5-202
　　　　　電話　03-3811-0995　　振替　00180-0-196804
　　　　　URL　http://www.kokuseido.co.jp

印刷・製本：株式会社シナノパブリッシングプレス
イラスト：シマ マスミ
デザイン・レイアウト：株式会社 MO デザイン室
　　　　　　　　　　佐野裕子・PAZZOT

ISBN 978-4-7719-0452-1 C3047　　￥12,000E
Printed in japan ©Hiroto Terashi, 2016

● 本書の複製権・翻訳権・上映権・譲渡権・公衆送信権（送信可能化権を含む）は克誠堂出版株式会社が保有します。

● 本書を無断で複製する行為（複写，スキャン，デジタルデータ化など）は，「私的使用のための複製」など著作権法上の限られた例外を除き禁じられています。大学，病院，診療所，企業などにおいて，業務上使用する目的（診療，研究活動を含む）で上記の行為を行うことは，その使用範囲が内部的であっても，私的使用には該当せず，違法です。また私的使用に該当する場合であっても，代行業者等の第三者に依頼して上記の行為を行うことは違法となります。

JCOPY〈㈳出版者著作権管理機構　委託出版物〉
本書の無断複写は著作権法上での例外を除き禁じられています。複写される場合は，そのつど事前に㈳出版者著作権管理機構（電話 03-3513-6969，Fax 03-3513-6979，e-mail：info@jcopy.or.jp）の許諾を得てください。